抗体名*	局在	正常組織	染色陽性を示す主な腫瘍	コメント
Chromogranin A	細胞質（顆粒状）	膵ラ氏島，他の内分泌細胞	カルチノイド腫瘍，他内分泌腫瘍	
Cyclin-D1	核	上皮，組織球，血管内皮	マントル細胞リンパ腫	
Cytokeratin 各種	細胞質	上皮細胞	癌，中皮腫，類上皮肉腫	
D2-40/podoplanin	細胞膜	リンパ管内皮細胞		
Desmin	細胞質	横紋筋，一部の平滑筋	筋原性腫瘍	消化管では粘膜筋板の同定に有用．
DOG1	細胞質，細胞膜		GIST	
E-cadherin	細胞膜	上皮細胞		乳腺小葉癌や低分化癌では陰性．
EGFR	細胞膜		腺癌の一部	わずかでも細胞膜に陽性所見が認められた場合は「陽性」．
EMA	細胞質，細胞膜	上皮細胞，傍神経細胞，他	癌，中皮腫，一部の肉腫，一部のリンパ腫，他	上皮への分化を見る．
Estrogen recepter (ER)	核	乳腺上皮細胞，子宮内膜組織	乳癌，婦人科系腫瘍，他	膵粘液性嚢胞腫瘍の卵巣様間質内に陽性細胞を見る．腸管子宮内膜症の生検診断に有用．
Factor Ⅷ	細胞質	内皮細胞，骨髄巨細胞	血管系腫瘍	
Glypican-3（GPC3）	細胞質，細胞膜		肝細胞癌	癌胎児性蛋白質．良性結節との鑑別．ただし障害肝で時に陽性．
hCG-β	細胞膜	栄養膜細胞	絨毛癌	
Hep-Par1	細胞質	肝細胞	肝細胞癌	胆管内乳頭状腫瘍でも陽性を示すことがある．
HMB45	細胞質	胎生期メラノサイト	悪性黒色腫，血管筋脂肪腫	
IMP3	細胞質		中皮腫，癌	臓器特異性や腫瘍特異性は高くない．
KIT（CD117）	細胞質，細胞膜	肥満細胞，Cajal の中間細胞，皮膚メラノサイト，ライディッヒ細胞，トロホブラスト，乳管上皮，中皮細胞	GIST の他，セミノーマ，成熟奇形腫，低分化癌などでも陽性となる	GIST と診断するための必須マーカー．
Ki-67（MIB-1）	核	G_0 期以外の細胞	G_0 期以外の腫瘍細胞	消化管粘膜の増殖細胞帯の分布の把握に有用．腫瘍の悪性度の指標として labeling index を算出することがある．
LCA（CD45）	細胞膜	ほとんどの白血球		汎用性の高いリンパ球のマーカー．
Maspin	細胞質，細胞膜		膵癌	
Melan A	細胞質	メラノサイト	悪性黒色腫，血管筋脂肪腫	
MUC 各種	細胞質，細胞膜	MUC1：胃底腺上皮表面 MUC2：小腸・大腸の杯細胞 MUC5AC：胃腺窩上皮細胞 MUC6：胃幽門腺上皮細胞，副細胞，十二指腸ブルンネル腺と胆嚢粘膜上皮	種々の消化器系腫瘍	MUC1 は膜型ムチンの代表で通常上皮の膜表面のみに存在するが，癌化すると細胞質に発現したり，過剰発現したりする．同じ臓器の場合，MUC2 を発現する腫瘍は MUC1 を発現するものより予後が良好であることが多いといわれている．
Neurofilament	細胞質	神経系細胞，副腎髄質	神経原性腫瘍	神経細胞への分化を見る．
NSE（neuron specific enolase）	細胞質	神経系細胞，神経内分泌細胞	神経原性腫瘍	特異性は高くない．
p53	核		多くの悪性細胞	一部の良性腫瘍でも陽性．
p63	核	筋上皮細胞，基底細胞，重層扁平上皮		筋上皮マーカー．
Pancreatic hormone 各種	細胞質	ホルモン産生細胞	ホルモン産生腫瘍	
Progesteron receptor (PR)	核	乳管上皮細胞，子宮内膜組織	乳癌，婦人科系腫瘍，膵 MCN の卵巣様間質，他	腸管子宮内膜症の生検診断に有用．
S100	核，細胞質	グリア・シュワン細胞，メラノサイト，軟骨細胞，筋上皮細胞，他	乳癌の一部，悪性黒色腫，シュワノーマ，ほか	
SSTR2	細胞膜	神経内分泌細胞	神経内分泌腫瘍	高分化な腫瘍で陽性率が高い．
Synaptophysin	細胞質	神経系細胞，神経内分泌細胞	カルチノイド腫瘍，膵ラ氏島腫瘍，ほか	
Vimentin	細胞質	多くの非上皮性細胞	平滑筋性腫瘍，GIST，中皮腫，悪性黒色腫，腎細胞癌	腎細胞癌の転移巣の検索に有用．

使用頻度の高い組織化学染色

	染色結果	用途，他
粘液を染める		
Alcian blue 染色	酸性粘液を青く染め出す（胞体は薄いピンク，核は淡赤色）．pH によって染め出される粘液の種類が変わってくる．	ヒアルロン酸を同定したい時にはヒアルロニダーゼ処理を行う．低分化な癌に対して行い，染まりが見られれば腺癌への分化があると判断できる．
PAS(periodic acid-Schiff) 染色	PAS はグリコーゲン，中性粘液，糖蛋白，糖脂質などを赤く染め出す．	この染色を diastase という酵素処理後に行う(D-PAS)とグリコーゲンは消化されてなくなるので通常の PAS 染色と比較することでグリコーゲンと粘液の区別を行うことができる．
膠原線維を染める		
Azan 染色	膠原線維を深青色に，筋組織を赤色に染める．	肝生検などで線維化の程度を知るのに役立つ．
Masson-trichrome 染色	膠原線維を青色に，筋線維を赤色に染める．	
van Gieson 染色	膠原線維を赤色に，筋組織を黄色に染める．	弾性線維染色との複合染色（エラスチカ・ワンギーソン）を行うことも多い．
弾性線維を染める		
Elastica 染色（Weigert 法）	弾性線維を暗青～黒色に染める．	多くは血管の弾性板を染め出すことに使われる．
Victoria blue	弾性線維を青色に染める．	
細網線維を染める		
鍍銀染色	細網線維を黒色に，膠原線維を褐色に染める．	肝生検ではルーチン化したい染色．
微生物を染める		
抗酸菌染色(Ziehl-Neelsen 染色)	結核菌などのマイコバクテリウムを赤く染め出す．	壊死の周辺や多核巨核細胞内などで見つかりやすい．結核疑いの症例に限らず，壊死巣を有する類上皮肉芽腫を組織標本内で認めたら，抗酸菌染色を必ず施行する．
PAS 染色	各種真菌を赤く染め出す．	肉芽腫を認めた場合は真菌感染も鑑別対象の１つに挙げて，PAS 染色および次のグロコット染色を行う．
Grocott 染色	各種真菌を黒に染め出す．	
脂肪を染める		
Oil red O 染色	各種脂質を濃赤～黄赤に染める．	脂肪は有機溶媒で溶出してしまうので，パラフィン包埋を行わず，固定後凍結して薄切したものを用いる．
Sudan Ⅲ 染色	各種脂質を赤～橙赤色に染める．	
Sudan black B 染色	各種脂質を暗青～黒色に染める．	
顆粒・沈着物を染める		
Grimelius 染色	神経内分泌顆粒(argentaffin, argyrophil 顆粒)を黒く染める．通常，胞体内に微細顆粒状に認められる．	ランゲルハンス島腫瘍など．多くの場合，免疫染色との併用もしくはそれに置き換えられている．
Berlin blue 染色	鉄(3 価鉄)を青く染める．	肝臓のヘモシデローシス．
Fontana-masson 染色	メラニン，内分泌顆粒(argentaffin, chromaffin 顆粒)を茶褐色に染める．	
Congo red 染色 DFS 染色	アミロイドを淡赤色に染める（核は青）．	偏光レンズで緑色に見えることを確認する必要がある．アミロイドの type を知るためには免疫染色が必要．
PAS 染色	グリコーゲンを赤色に染める．	

臨床に**活**かす
病理診断学 消化管・肝胆膵編
第3版

執筆

福嶋敬宜 自治医科大学教授・病理学／自治医科大学附属病院部長・病理診断部・病理診断科

二村　聡 福岡大学医学部准教授・病理学講座

医学書院

臨床に活かす病理診断学―消化管・肝胆膵編

発　行　2004 年 10 月 15 日　　第 1 版第 1 刷
　　　　2007 年 10 月 15 日　　第 1 版第 2 刷
　　　　2011 年 4 月 15 日　　第 2 版第 1 刷
　　　　2013 年 6 月 1 日　　第 2 版第 3 刷
　　　　2018 年 6 月 15 日　　第 3 版第 1 刷 ⓒ

著　者　福嶋敬宜・二村　聡

発行者　株式会社　医学書院
　　　　代表取締役　金原　俊
　　　　〒113-8719　東京都文京区本郷 1-28-23
　　　　電話　03-3817-5600（社内案内）

印刷・製本　横山印刷

本書の複製権・翻訳権・上映権・譲渡権・貸与権・公衆送信権（送信可能化権
を含む）は株式会社医学書院が保有します。

ISBN978-4-260-03553-8

本書を無断で複製する行為（複写，スキャン，デジタルデータ化など）は，「私
的使用のための複製」など著作権法上の限られた例外を除き禁じられています。
大学，病院，診療所，企業などにおいて，業務上使用する目的（診療，研究活
動を含む）で上記の行為を行うことは，その使用範囲が内部的であっても，私的
使用には該当せず，違法です。また私的使用に該当する場合であっても，代行
業者等の第三者に依頼して上記の行為を行うことは違法となります。

JCOPY 〈出版者著作権管理機構　委託出版物〉
本書の無断複製は著作権法上での例外を除き禁じられています。
複製される場合は，そのつど事前に，出版者著作権管理機構
（電話 03-3513-6969，FAX 03-3513-6979，info@jcopy.or.jp）の
許諾を得てください。

第3版 はじめに

みなさま，こんにちは．活かすプロジェクト，初版から14年弱，前版からほぼ7年の時を経て，渾身の力を籠めて第3版をお届けします．このご時世，教科書でもガイドラインでもマニュアルでもない医学書(つまり皆が常備しておかなければならない訳ではない本)が複数の改訂を重ねることは，実はかなり異例なこととお聞きし，少し驚きながら，うれしく思っています．

さて，2回目の改訂を行うことになり，著者二人で，話し合いました．まず，そもそもなぜ，改訂版を出すのか？　前版を今パラパラと見返してみても，それほど古臭い感じはしませんし，基本+αとしては，今でも十分活用できる内容だと考えていました．しかし，それは「パラパラと見返しても」という条件付きかも知れません．側注やコラムなどを含めて細かく読んでいくと，やはり7年の歳月が過ぎていることは実感させられました．これでは，真面目に読んでくださる読者の先生方に申し訳ない．読み返しているうちに，そういう思いが強まってきました．

そして，もう一つ．何のために私達が「臨床に活かす 病理診断学」を掲げて，この本を作ってきたかという「初心」に帰りました．それは，「臨床の現場に病理の情報をしっかり伝え，それを診療に十分に活用してほしい」という思いだったと思います．その思いは今も変わっていませんが，十数年の時を経て，著者二人には「自分たちを育ててくれた臨床家への恩返し」にも近い思いが加わっていることに気づきました．

そんな思いを，もう一人の著者である二村君は「中島みゆき」の「糸」の歌詞にある「縦の糸」と「横の糸」で表現してくれました．つまり，「縦の糸」は臨床家，「横の糸」は病理医だということらしいです．縦の糸と横の糸があってしっかりした布はできるのです．そして，それが「織りなす布は，いつか誰かの傷をかばうかもしれない」，「逢うべき糸に出逢えることを，人は仕合わせと呼びます」．なるほどですね．

さて，改訂のポイントを今回も簡単にまとめておきます．テーマは，「ゲノム，AI時代にも普遍な消化器病理診断学の基本」といったところでしょうか．

入門編，基礎編，応用編，資料編の枠組みはそのままですが，「特殊染色の基礎知識」を基礎編(1)にもってきて，抗体リストは直ぐに確認できるように，思い切って表紙裏に移動させました．適切な検体処理法，切り出し法などは本書の要といえますので，その基本は変えていませんが，ゲノム解析を想定した検体処理法などについても加えました．基礎編の各論事項の改訂は，今回の最大の目的であり，最新情報を盛り込みましたので，側注も含めかなり変わっています．用語集は，全ての用語についてその採否からもう一度検討し，今回は160用語を選び，文章も推敲を繰り返しました．コラムも，コーヒーブレイク的なものから最近のトピックスまで，

すべて改訂し内容も半分以上新しいものに変えました．そして，これらの改訂の過程で，文章自体もかなりスリム化され読みやすくなったと思っています．この結果，内容は充実しましたが，ページ数は前版とほぼ同じに抑えることができました．

今回も，消化器WHO分類（2019年発行予定）の改訂作業が，本書の執筆・編集作業に重なりましたが，2010年の大幅改訂に比べれば，その修正は限定的です．したがって，病理診断学の根本を扱う本書にあえて取り上げるべき事項はそれほどなく，その点については一部側注などでカバーする程度に留めました．

以上のような調整，編集方針に関する話し合いは第1回目の会議で，それを持ち帰って改訂・執筆作業を行い，完成した初校原稿をそれぞれ事前に読んできての第2回目の会議では，前回同様，原稿に対して一つひとつコメントを出し合っていきました．朝早くに集合したはずですが，結局いや当然のごとく作業終了は夜になりクタクタでした．ただ確かに疲れもしましたが，終了した時は，前回にも増した満足感と高揚感のようなものを執筆の二人だけでなく，医学書院編集部の志澤真理子氏にも感じていただいていたと思います．

そうして完成した改訂第3版ですが，我々の手を離れてしまってからは，本書を活かすも無視/放置するも，それは皆さまの心一つです．読んでみて思わぬ「納得」を得たり，消化器病理への興味が沸いたと感じてくれたりする人たちがいたらうれしく思いますが，一方で，物足りない所，分かりにくい記述，取り上げてほしかったのに説明のない項目もあるかもしれません．しかし，いずれの感想でも，ある程度は目を通してもらわないと感じてもらえないことだと思います．そういう意味では，どちらの方々にも感謝です．本書に関しても，直接にでも間接的にでも構いません，感想や意見をいただければ嬉しく思います．

最後に，この本の改訂に様々に尽力してくださいました医学書院の皆様や，著者を陰で支えてくださった身近な皆様方にお礼を申し上げます．ありがとうございました．

2018年6月

著者を代表して　福嶋敬宜

初版 はじめに

　『診療・研究に活かす病理診断学—消化管・肝胆膵編』は，主に消化器系の診療と研究に携わる臨床医に向けて書かれたものですが，特に

- ・病理研修を受ける臨床研修医
- ・消化器系の専門医を目指している人
- ・臨床病理カンファレンスでの病理医の説明にピンとこないことが多い人
- ・中堅の外科医でありながら病理検体の扱いなどの指導に自信がない人
- ・自分の病院の病理医とほとんど話をしたことがない人

などに読んでもらえればうれしく思います．もちろん，臨床医に限らず，病理検査に携わる臨床検査技師，一般病理医，そして臨床実習中の医学生など，実践的な消化器病理診断学の知識や手順などを短期間に習得したい人達にとっても最適のものであると自負しています．

　「病理学」とは，カラー・アトラスとにらめっこして，あとは所見を覚えれば終わり，と思っている人も少なくないようですが，実際の病院の中で実践されている「病理診断学」はかなり異なっています．そこでは，まず患者さんから切除された組織検体を肉眼的によく観察し，いかにポイントを押さえて組織標本とするかが重要です．これによって病変が初めてミクロのレベルで検討できるようになります．適切な組織標本を得るためには，病理検体を提出する臨床医が負うところも大きいといえます．検体が適切に固定されていないと後から復元することは難しいですし，病変のオリエンテーションをつけにくい検体は手術を行った当事者に説明してもらわなければうまく組織標本を作製できない場合もあるのです．また病理医が適正な病理診断を下すためには臨床医からもたらされる臨床情報（経過や画像所見ほか）が不可欠です（その理由は本書の中で述べています）．病理診断の結果を待っているその患者さんの担当医であれば，無関心でいられることではないはずですね．

　本書は病理学者が医学生や病理医のために書いた病理学の教科書ではなく，病院で他の臨床医とともに働く病理診断医の視点から書かれた病理診断学についての解説書といえます．このため通常の病理学の教科書では「当然のこと」「暗黙の前提」として省略されているような基本的なことも，実際の診療現場で必要と思われる事項には十分にスペースを割いたつもりです．臨床医から病理検査室への問い合わせが多い組織・細胞検体の提出法や病理学検査の依頼法については，施設による作法の違いもありますが，なるべく実践的な原則を中心に説明してあります．病理学の各論に相当する"【4】臓器・病変別　病理学的アプローチ"では，各臓器や病変を前にしたときの病理学的検索の手順や疾患の基礎知識とともに，関連学会や専門雑誌などでも話題になっているホットな最前線のテーマも「ここがホット」「耳より」など

で噛みくだいて分かりやすい解説を試みました．さらに，臨床研究でも基礎研究においても，病理の基礎知識が必要となる場面は少なくありませんので，この観点からも病理形態や病理診断学の活かし方などについて考えてみました．このほか，病理診断レポートを手にしたとき，研究会で，カンファレンスで「あれ何だったかな？」と思ったときにさっと参照して役立つ"【5】特殊染色の基礎知識"，"【8】病理診断関連用語125"，"【9】正常組織像アトラス"なども各自の使い方で大いに活用していただきたいと思います．

　臨床医向けの本と言いながら，病理学的検索手順に関する説明が若干多いという印象をもたれる方がいるかもしれません．しかし，これは本書から削除できない項目であり，むしろ本書の特徴であるとも考えています．病理医がどのように標本を検索していくかを知らなければ，病理検査を依頼するときに必要となる注意点はなかなか実際には分からないものです．それに何といっても，病理医の手の内（思考過程）を知ることは病理診断自体の理解に大いに役立つのです．手順1つひとつを覚える必要はありませんので，新米病理医が先輩病理医に指導されているのを横で"盗み聞き"するようなつもりで読んでみて下さい．新たな発見があるかもしれません．さらに，側注の中に随所に挿入されている病理医の本音，つぶやきもご参考までに．

　本書をたとえ短期間でも診療・研究の傍らに置いてその内容を習得した暁には，きっと「病理に強い臨床医（または医学生）」と自他共に認めるような成果が得られることを確信しています．患者さんには自信をもって病理診断の結果を説明することができるようになるでしょう．さらに病理用語やトピックスのポイントを知ることで研究会やカンファレンスでの討論にも自ずと参加できるようになるはずです．

　病理診断や病理所見は良性・悪性病変を問わず，診断・治療に直接的に影響します．なるべく多くの方々（特に臨床医）が病理情報を正しく理解し，診療や研究に役立てていただきたいと思うとともに，最終的に病理診断が患者さんにとって少しでも有益な情報になることを心から願っています．それが私たちが本書に託す願いでもあります．

　本書は医学書院医学雑誌部「消化器画像」編集室　土田一慧氏のご助言と励ましなしには誕生しなかったと断言できます．そして，どうしたら「臨床の先生方の本棚に置いてもらえる病理の本」になるかと考えつくし，丹念に仕上げて下さった書籍編集部　志澤真理子氏をはじめとする医学書院のみなさまにも心から感謝いたします．

　2004年9月

著者を代表して　福嶋敬宜

目次

入門編：これから始める病理診断　　　　　　　　　　福嶋　敬宜　1

1　病理診断の全体像 ……………………………………………………………2
- Q 1. 病理学的検索で何がわかりますか？　2
- Q 2. 病理診断の強みは何ですか？　3
- Q 3. 病理診断の弱点は何ですか？　4
- Q 4. 病理診断に用いられる特殊な検査法には何がありますか？　5
- Q 5. 病理医は少ないと聞きますが地域差もありますか？　6

2　病理検体・細胞検体の流れ …………………………………………………7
- Q 6. 病理部門での病理検体の流れについて教えてください．　7
- Q 7. 術中迅速検体の流れは，通常検体と何が異なりますか？　8
- Q 8. 細胞診検査の流れは，通常の病理検体と何が異なりますか？　9

3　病理検体の固定と提出 ………………………………………………………11
- Q 9. 病理検体の（ホルマリン）固定時に注意すべきことは何ですか？　11
- Q 10. ホルマリン固定による負の影響はありますか？　13
- Q 11. 通常のホルマリンと緩衝ホルマリンの違いは何ですか？　13
- Q 12. ホルマリン固定してはいけない検体はありますか？　13
- Q 13. 病理診断の申込書に書くべき臨床情報は？　14

4　肉眼観察と切り出し …………………………………………………………15
- Q 14. 病理検体の肉眼観察では何を見ればよいのですか？　15
- Q 15. 「切り出し」の注意点は何ですか？　15

5　病理組織診断から報告まで …………………………………………………16
- Q 16. 顕微鏡観察にコツはありますか？　16
- Q 17. 生検標本観察のポイントは何ですか？　18
- Q 18. 外科切除標本の検索事項は何ですか？　18

6　術中迅速病理診断 ……………………………………………………………10
- Q 19. 術中迅速病理診断と普通の病理診断は何が違うのですか？　19
- Q 20. 術中迅速検体提出時に病理医に伝えるべきことは何ですか？　20
- Q 21. 迅速病理検体の変性や細胞の脱落を防ぐ方法はありますか？　21

7　細胞診 …………………………………………………………………………21
- Q 22. 消化器疾患の診断で細胞診が有効なものは何ですか？　21
- Q 23. 胆汁・膵液細胞診の診断精度を上げる方法はありませんか？　22

8　報告書の読み方に関すること ………………………………………………23
- Q 24. 病理診断における「検体不良（insufficient material）」はどういう意味ですか？　23
- Q 25. 病理診断報告に使われる「see comments」「probably」「most likely」「suggestive of」「suspicious of」などはどういうニュアンスですか？　24
- Q 26. 病理組織診断報告書を見るとき，診断以外でチェックすべき項目は何ですか？　25
- Q 27. 病理組織診断報告書のコピーは患者に渡してもよいですか？　25

II 基礎編(1)：特殊染色の基礎知識
福嶋 敬宜 27

1 組織化学検査 ······28

1. 結合組織を染める　28
    1）膠原線維の染色　28
    2）弾性線維の染色　28
    3）細網線維の染色　29
2. 粘液を染める　30
3. 脂肪や沈着物・細胞内顆粒を染める　30
4. 組織内病原体を染める　32
5. 組織内無機物を染める　32
6. 細胞診で用いられる染色　32

2 免疫組織化学染色 ······34

3 染色法の選択と結果の解釈 ······36

III 基礎編(2)：臓器・病変別　病理学的アプローチ
39

1 食道 ······二村　聡　40

1. 食道検体の取り扱い　40
    1）生検検体　40
    2）内視鏡的切除検体　40
    3）外科切除検体　41
    4）切除検体の切り出し　42
2. 食道の非腫瘍性病変へのアプローチ　42
    1）総論的事項：臨床情報の重要性　42
    2）各論的事項　44
        (1)びらん・潰瘍を形成する非腫瘍性病変　44
        (2)その他の非腫瘍性病変　46
3. 食道の腫瘍性病変へのアプローチ　46
    1）総論的事項　46
        (1)臨床情報の重要性　46
        (2)不染帯の成り立ち　47
        (3)ヨード染色の意義　49
        (4)癌を強く疑わせる不染帯の肉眼的特徴　49
        (5)不染帯の組織診断とその要点　50
        (6)免疫染色の有用性　52
    2）各論的事項　52
        (1)食道癌の壁深達度　52
        (2)食道癌の脈管侵襲　53
        (3)食道癌の組織型　54

2 胃 ······二村　聡　56

1. 胃検体の取り扱い　56
    1）生検検体　56
    2）内視鏡的切除検体　56
    3）外科切除検体　57
    4）切除検体の切り出し　57
    5）術中迅速病理診断　58

2. 胃の非腫瘍性病変へのアプローチ 61
1) 総論的事項 61
2) 各論的事項 61
(1)過形成性ポリープ 62
(2)胃底腺ポリープ 63
(3)吻合部ポリープ状肥厚性胃炎 63
(4)炎症性類線維性ポリープ 63
(5)胃潰瘍 66
(6)急性胃炎 67
(7)慢性胃炎 68
(8)アニサキス症 71
(9)肉芽腫性胃炎 71
(10)移植片対宿主病 71

3. 胃の腫瘍性病変へのアプローチ 72
1) 総論的事項 72
2) 各論的事項 72
(1)胃腺腫 72
(2)胃癌 74
(3)消化管間質腫瘍 81
(4)平滑筋性腫瘍 81
(5)神経原性腫瘍 81
(6)リンパ腫 83

3 十二指腸・小腸（十二指腸乳頭部を除く）⋯⋯⋯⋯⋯⋯⋯⋯⋯⋯⋯ 二村　聡　85

はじめに 85
1. 十二指腸・小腸検体の取り扱い 85
1) 生検検体 85
2) 内視鏡的切除検体 85
3) 外科切除検体 85
4) 切除検体の切り出し 85
2. 十二指腸・小腸病変へのアプローチ 86
1) 臨床症候からみた十二指腸・小腸病変 86
(1)無症候性の群 86
(2)症候性の群 87
2) ポリープおよび腫瘍性病変 90
(1)ポリープを形成する病変 90
(2)リンパ腫 90
(3)原発性小腸癌 91
3) 回腸末端～回盲部に好発する非腫瘍性病変 91

4 大腸 ⋯⋯⋯⋯⋯⋯⋯⋯⋯⋯⋯⋯⋯⋯⋯⋯⋯⋯⋯⋯⋯⋯⋯⋯⋯⋯⋯⋯ 二村　聡　97

1. 大腸検体の取り扱い 97
1) 生検検体 97
2) 内視鏡的切除検体 97
3) 外科切除検体 97
4) 切除検体の切り出し 97
(1)内視鏡的切除検体の切り出し方法 97
(2)外科切除検体の切り出し方法 98
5) 写真撮影 100
6) その他 101
2. 大腸炎症性疾患へのアプローチ 101
1) 総論的事項：とくに生検組織診断の意義 101
2) 大腸の炎症性疾患 102
(1)潰瘍性大腸炎 102
(2)クローン病 105

(3)虚血性大腸炎　106
(4)閉塞性大腸炎　107
(5)特発性腸間膜静脈硬化症による虚血性大腸病変　107
(6)抗菌薬関連偽膜性大腸炎　107
(7)アメーバ赤痢（アメーバ性大腸炎）　108

3. 大腸ポリープへのアプローチ　109
1）総論的事項　109
2）非腫瘍性ポリープ　110
(1)過形成性ポリープ（化生性ポリープ）　110
(2)若年性ポリープ　111
(3)Peutz-Jeghers症候群に随伴する胃・腸管ポリープおよびPeutz-Jeghers型ポリープ
111
(4)Cronkhite-Canada症候群に随伴する胃・腸管ポリポーシス　112
(5)粘膜脱症候群　113
(6)その他　114
3）腫瘍性ポリープ　114
(1)大腸腺腫　114
(2)大腸鋸歯状腺腫　116

4. 大腸癌へのアプローチ　117
1）大腸早期癌　117
(1)大腸早期癌の肉眼型分類　117
(2)大腸粘膜下層浸潤癌における浸潤程度の評価　119
2）大腸進行癌　121
(1)大腸進行癌の肉眼型分類　121
3）大腸癌の組織型分類　122
(1)一般的事項　122
(2)生検組織における腺腫と高分化腺癌の鑑別の要点　122
(3)粘液癌の病理組織学的診断の要点　123
(4)内分泌細胞腫瘍の病理組織学的診断の要点　123

5　肝臓 ……………………………………………………………………… 福嶋　敬宜　125

1. 肝臓検体の取り扱い　125
1）生検検体　125
2）生検標本の検索における注意点と工夫　125
(1)標本提出時の注意（臨床サイド）　125
(2)標本数（病理サイド）　126
(3)特殊染色（病理サイド）　126
3）切除検体の取り扱い　126

2. 肝臓の非腫瘍性病変へのアプローチ　128
1）肝臓針生検（非腫瘍性病変）標本の観察手順　128
2）頻度の高い病変と組織学的評価　129
(1)ウイルス肝炎　129
(2)薬物性肝障害　131
(3)自己免疫性肝炎　132
(4)原発性胆汁性胆管炎　133
(5)原発性硬化性胆管炎　134
(6)アルコール性肝障害　135
(7)非アルコール性脂肪性肝疾患/非アルコール性脂肪肝炎　136
(8)IgG4関連疾患　136
(9)肝硬変　137
(10)肝移植後肝障害　137
(11)骨髄（幹細胞）移植後肝障害　139

3. 肝臓の腫瘍性病変へのアプローチ　139
　　1）悪性腫瘍　140
　　　　（1）肝細胞癌　140
　　　　（2）肝内胆管癌（胆管細胞癌）　143
　　　　（3）細胆管細胞癌　144
　　　　（4）混合型肝癌（肝細胞癌と胆管細胞癌の混合型）　145
　　　　（5）肝芽腫　145
　　　　（6）肝臓粘液性嚢胞腫瘍　145
　　　　（7）転移性肝癌　145
　　2）良性腫瘍および腫瘍様病変　146
　　　　（1）肝細胞癌の前駆病変および関連病変　146
　　　　（2）限局性結節性過形成　147
　　　　（3）胆管腺腫　148
　　　　（4）血管腫　148
　　　　（5）血管筋脂肪腫　148

6　胆道・十二指腸乳頭部 ･･･ 福嶋　敬宜　150

1. 胆道・十二指腸乳頭部検体の取り扱い　150
　　1）胆管鏡下生検検体　150
　　2）超音波内視鏡下吸引針生検・細胞診検体　150
　　3）胆管擦過・胆汁細胞診検体　150
　　4）内視鏡的 Vater 乳頭部切除検体　150
　　5）胆嚢摘除検体　150
　　6）胆管切除，肝門部切除検体　151
　　　　（1）術中迅速病理診断を含めたホルマリン固定前検体の検索　151
　　　　（2）ホルマリン固定後検体の検索　153
2. 胆道・十二指腸乳頭部病変へのアプローチ；非腫瘍性病変　153
　　1）先天性胆道拡張症　153
　　2）原発性硬化性胆管炎　153
　　3）IgG4 関連胆管炎　154
　　4）胆嚢コレステロールポリープ，コレステロール沈着　155
　　5）急性胆嚢炎　155
　　6）慢性胆嚢炎　155
　　7）黄色肉芽腫性胆嚢炎　156
　　8）腺筋腫症　156
　　9）乳頭部炎　157
3. 胆道・十二指腸乳頭部病変へのアプローチ；腫瘍性病変　157
　　1）遠位肝外胆管癌および肝門部領域胆管癌　157
　　2）胆嚢癌　159
　　3）Vater 乳頭部癌　160
　　4）胆道・乳頭部の神経内分泌腫瘍　160
　　　　（1）神経内分泌腫瘍　161
　　　　（2）神経内分泌癌　161
　　　　（3）腺内分泌細胞癌　161
　　　　（4）神経節細胞性傍神経節腫　162
　　5）良性腫瘍および前癌病変　162
　　　　（1）胆嚢腺腫　163
　　　　（2）Vater 乳頭部腺腫　163
　　　　（3）胆管内乳頭状腫瘍　163
　　　　（4）胆管上皮内腫瘍性病変　163

7 膵臓 ·· 福嶋　敬宜　165

1. 膵臓検体の取り扱い　165
1) 穿刺生検または穿刺吸引細胞診検体　165
2) 膵液・膵管ブラシ細胞診検体　165
3) 術中迅速病理検体　166
 (1) 膵切除断端検体　166
 (2) 腫瘍本体の検体　166
 (3) その他，リンパ節，肝内結節，腹膜結節　166
4) 手術切除検体　166
 (1) 膵頭十二指腸切除検体　166
 (2) 膵体尾部切除検体　168
 (3) その他の検体　170

2. 膵臓の結節状病変へのアプローチ　170
1) 浸潤性膵管癌　170
2) 膵神経内分泌腫瘍　173
 (1) 膵神経内分泌腫瘍　173
 (2) 神経内分泌癌（小細胞癌／大細胞神経内分泌癌）　175
3) Solid-pseudopapillary neoplasm（SPN）　176
4) 腺房細胞癌　176
5) 膵芽腫　177
6) 充実性漿液性腺腫　178
7) 転移性腫瘍　178
8) 自己免疫性膵炎　179

3. 膵臓の囊胞状病変へのアプローチ　181
1) 膵管内腫瘍　181
 (1) 膵管内乳頭粘液性腫瘍　181
 (2) 膵管内管状乳頭腫瘍　182
2) 膵粘液性囊胞腫瘍　183
3) 膵漿液性囊胞腫瘍　185
4) Solid-pseudopapillary neoplasm（SPN）　186
5) 副脾の類表皮囊胞　187
6) 充実性腫瘍の囊胞性変化　187

8 リンパ増殖性疾患 ··· 二村　聡　189

1. 消化器リンパ腫へのアプローチ　189
1) リンパ増殖性病変を疑ったときの基本的な検索手順　189
2) 生検組織診断における留意点　189
3) 消化管リンパ腫の概念　189
4) 消化管リンパ腫の病型　190

2. リンパ腫と反応性リンパ増殖性病変の鑑別　191
1) 鑑別の手がかり　191
 (1) 巨細胞の有無　191
 (2) 結節性構造の有無　192
 (3) 構成細胞の大きさと形態　193
2) MALT リンパ腫の病理像　194
3) 反応性リンパ増殖性病変の病理像　195

3. 消化管リンパ腫とほかの悪性腫瘍の鑑別　199
1) MALT リンパ腫と印環細胞癌との鑑別　199
2) MALT リンパ腫とリンパ球浸潤癌との鑑別　199
3) その他　201

応用編：病理を疾患研究に活かそう！　　203

1 病理を疾患研究に活かすポイント15 ……………………………… 福嶋　敬宜　204

- 1. 組織凍結保存のポイント　204
  - 1）すばやく凍結する　204
  - 2）検体は用途にあわせて取り分けて保存する　204
  - 3）見る眼を養っておく　204
- 2. パラフィンブロック検体を活かすポイント　205
  - 4）ホルマリンに長時間浸けすぎない　205
  - 5）必ずプレパラートをレビューしてからブロックを選ぶ　205
  - 6）ブロック削りはミクロトームで行う　205
- 3. 特殊（免疫組織化学を含む）染色を活かすポイント　206
  - 7）必ずコントロール（対照）をおく　206
  - 8）なるべく周囲組織が含まれる標本を　206
  - 9）染色結果の再現性を確認する　207
  - 10）条件設定は，最初が肝心　207
  - 11）陽性部の局在は重要，ただし先入観をもちすぎてもいけない　207
  - 12）必ずHE標本にかえる　207
- 4. 病理情報を活かすポイント　207
  - 13）診断名に振り回されない　207
  - 14）規約項目をそのまま結果として解析に用いない　208
  - 15）グループ分類，クラス分類は病変の段階ではない　208

2 学会発表・論文投稿に役立つ病理写真の見せ方 ……………………… 二村　聡　209

- 1. 病理写真呈示の大原則　209
- 2. 肉眼写真撮影の基本　209
- 3. 顕微鏡写真撮影の基本　213

資料編　　　　　　　　　　　　　　福嶋　敬宜, 二村　聡　217

1 病理診断関連用語160 ……………………………………………………… 218

- A. 病理・細胞検体に関する用語　218
- B. 標本作製に関する用語　219
- C. 病理診断報告に関する用語　221
- D. 病理診断分類に関する用語　223
- E. 肉眼所見に関する用語　224
- F. 組織所見（総論）に関する用語　227
- G. 組織所見（組織パターン）に関する用語　233
- H. 細胞診に関する用語　236

2 正常組織像アトラス …………………………………………………………… 239

索引 ……………………………………………………………………………………… 250
著者紹介 ………………………………………………………………………………… 265

Coffee Break
1 グレーゾーンをどこに置く？ ………………………………… 4
2 離島医療圏における病理診断学の役割 ………………………… 6
3 目指そう！ 3D 的思考 ……………………………………… 17
4 術中迅速病理診断の舞台裏 ………………………………… 20
5 マクロとミクロ視点 ………………………………………… 26
6 病理でアクティブ・ラーニング ……………………………… 31
7 自分の「枠」を広げる努力 …………………………………… 38
8 異形成と上皮内腫瘍 ………………………………………… 51
9 胃炎とその分類 ……………………………………………… 68
10 見込み診断 …………………………………………………… 180
11 デキる臨床医はマネジメントがうまい ……………………… 200
12 日々の病理診断での学び …………………………………… 205
13 デジタル病理で何が変わる？ ……………………………… 206
14 消化器 WHO 分類にまつわるよもやま話 ………………… 208

耳より
1 ヨード不染帯または濃染帯となる良性の食道粘膜病変 … 55
2 胃ポリープの肉眼分類 ……………………………………… 65
3 低異型度癌と超高分化腺癌の概念 ………………………… 84
4 腸結核と黒丸の分類 ………………………………………… 95
5 肉芽腫の定義と診断学的意義 ……………………………… 96
6 大腸癌発育先進部における簇出の臨床的意義 ………… 124
7 生検での膵腫瘍診断―顕微鏡観察のポイント ………… 169
8 PanIN (パニン) のその後 ………………………………… 175

ここが HOT
1 消化器癌の個別化医療 ……………………………………… 35
2 大腸の Cold polypectomy 検体の組織学的特徴 ……… 99
3 胆管内乳頭状腫瘍 (IPNB) のゆくえ ……………………… 164
4 癌の化学療法・放射線療法後の病理組織学的評価 …… 177
5 PL (神経叢浸潤) とは何か？ ……………………………… 183
6 ADM と AFL ………………………………………………… 188

臨床-病理ブリッジング
1 消化器切除検体の病理診断過程 ……………………………… 60
2 臨床-病理の良好な連携が仕事を楽しくする！ ………… 149

これが定石
1 肉眼写真におけるスケールの位置 ………………………… 212
2 写真撮影における交点の利用 ……………………………… 215

入門編

これから始める病理診断

　病理・細胞診断では，患者の診療方針決定のために，主に組織や細胞形態に基づく情報が病理診断報告書にまとめて提供している．病理・細胞診断だけでは患者には何もしてあげることができないが，そこに，その診断や病理所見を理解し方針を立て行動に移してくれる臨床担当医が存在すれば，病理・細胞診断は俄然活きてくる．したがって，病理診断は第一に患者のためにあるが，その報告書は主に臨床担当医に情報を提供するために作成されているといえる．

　ここではまず，この病理診断をどのように診療に活かしていけばよいかを知るために，しばしば病理医に投げかけられる質問について説明していきたい．

1 病理診断の全体像

Q1 病理学的検索で何がわかりますか？

A 組織に形態的な変化が現れる疾患であれば，その病気の種類や細分類，病勢などがわかります（図I-1）.

　人体に生じる病変は，病理総論的には，腫瘍，炎症，循環障害，免疫・代謝異常，奇形などに分けられるが，病理診断はそれらのすべてが守備範囲である．このなかで，消化器系臨床の現場で病理診断に求められることの多くは，その病変が腫瘍性であるか非腫瘍性であるのか，そして腫瘍性病変の場合なら，それが良性なのか悪性なのかという判断である．外科的切除の適否が問題となる場合は，とくにこれが問われることになる．手術時や手術後にも病理学的検索は行われるが，これについては別項で述べる．

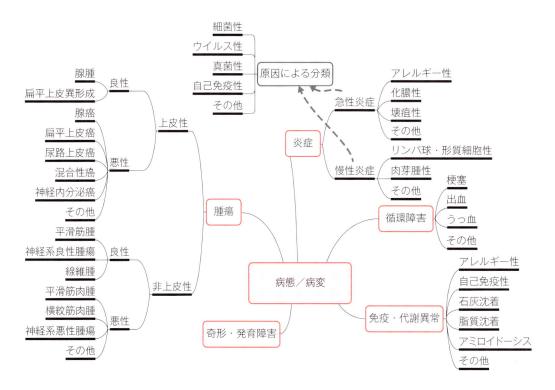

図I-1　病理学的検索でわかること

炎症性病変は，成因や病態によっても組織像が異なる．アレルギーや寄生虫による病変に好酸球の浸潤が多いのはよく知られている．自己免疫の関与が疑われる慢性炎症では，形質細胞やリンパ球の浸潤が目立つことが多い．粘膜を破壊するような強い好中球浸潤があったり漿膜面にフィブリンの析出があったりすれば，確かに急性炎症とわかる．

炎症の原因が微生物の感染と考えられる場合は，推定される病原体(細菌，真菌，ウイルス)に合わせて特殊染色(グラム染色，抗酸菌染色，グロコット染色など)を使い分けることで，その原因をある程度絞り込むことができる．さらに，免疫組織化学や *in situ* ハイブリダイゼーション(*in situ* hybridization；ISH)で原因ウイルスを同定することも可能な場合がある．

循環障害は機能性の病態であるが，その結果として現れる組織変化(梗塞，うっ血，など)を顕微鏡下に捉えることで病変の進行程度や原因の推定なども可能となる．

代謝異常は細胞内部の機能に関する病態であり，光学顕微鏡ではその異常を直接見ることはできない．しかし，代謝性疾患も多くの場合，組織・細胞の2次的変化や異常沈着物(脂質，鉄，アミロイドなど)として肉眼や顕微鏡下で観察しうる．

Q_2 病理診断の強みは何ですか？

A 肉眼レベル(内視鏡，放射線画像も含む)ではわからない顕微鏡レベルの構成組織・細胞の変化を捉えて診断を下せることです．また当該組織上で特定の構造物を染め出したり，各種蛋白質発現の有無や局在などを見ることもできます．さらに，経済性，簡便さも強みと言えるでしょう．

器質的疾患では，種々の程度に組織・細胞レベルの変化が生じている．腫瘍では異常細胞が増え，炎症性病変では炎症／免疫細胞(顆粒球，リンパ球，組織球など)の出現を捉えることができるのは前述のとおりである．これらの多くは，ある程度のトレーニングを受けた病理医であれば，一瞬で判別できる場合も少なくない．

病理診断は，ヘマトキシリン・エオシン(hematoxylin-eosin；HE)染色における組織・細胞像をその基本とするが，各種染色でその組織の性状や機能の一端を窺い知ることができる．

Q3 病理診断の弱点は何ですか？

A 検体依存的であること，病態の動きや生理機能の変化を捉えることには弱いこと，そして形態学を基盤とした診断方法なので主観的な要素を完全には排除できないことです．

病理医が検索し評価できることは，患者の身体から採取され病理検索用に提出された検体内にしかない．したがって，病変が存在してもそこに含まれていなければ*1，的確な診断にたどり着くことはできない．また，検体採取の際に挫滅したり，適切な固定が行われなかった検体では，組織像はその修飾を受けてしまい，場合によっては診断不能や誤診にもつながりかねない．

病理像が"ある時点"での，その組織の"一断面"の像を捉えているにすぎないということも，常に念頭においておくべきことである．これ自体は画像所見や臨床所見と同様であるが，それほど頻回に組織を採取することは困難であり，経時的な病態の変化を把握することには弱い*2．

診断に主観的要素が含まれることは，医学全般においていえることであり，病理診断だけのことではない．しかし，その結果下された病理診断の影響*3を考えると，施設間や病理医間の診断の食い違いを少なくするような努力やダブルチェック体制の確立などが必要である．もちろん，1人の病理医のなかでも「ブレない」基準と評価法を習得していくことが大切なのはいうまでもない．

*1 サンプリングエラーという．

*2 ただし，慢性肝障害，消化管異型上皮や炎症性腸疾患の活動性など，中長期的な推移は検討できる．

*3 重みといってもよい．

☕ Coffee Break 1　グレーゾーンをどこに置く？

臨床家のなかには，病理に検体を出しさえすれば白黒つけてくれると勘違いしている人もいるようです．もちろん，病理では，放射線画像や内視鏡だけでは見えないミクロレベルの所見を拾えますので，「白黒」に近づくことができる場合が少なくないのも事実です．しかし，いくら顕微鏡で見ても，そこに答えが書かれているわけではありませんし，ヒトの病気を相手にしているからにはグレーなことはつきものです．熟練の内視鏡医でも内視鏡での診断に迷う症例があり，放射線専門医が見てもCTやMRIで診断が詰められない場合があるのと同じように，病理医にも白黒つけられない場合は珍しいことではありません．病理診断がグレーな回答にならざるを得ない原因をざっと箇条書きにすると，

1. 採取された組織・細胞量の少なさ
2. 検体のアーチファクト
3. 異なる病態における像のオーバーラップ
4. 上皮内腫瘍性病変のような生物学的な中間的病変
5. きわめて稀な病変である場合

などでしょうか．もちろん，これらは，診断者の知識や経験などにも大きく影響されます．また，やっかいなのは上記因子が複合する場合であり，そのような場合はお手上げのこともあります．このグレーゾーンをどう認識し，どこに置き，依頼者（臨床家）にどう伝えるか，それは病理医に委ねられていると思いますが，最終的にはその患者を医療者がどう導く（経過を見るか，再検するか，治療開始かなど）のが最良か，ということに集約されます．

（福嶋）

Q4 病理診断に用いられる特殊な検査法には何がありますか？

A 肉眼観察と光学顕微鏡での観察を基本とし，組織/細胞標本をさまざまに染め分ける組織化学染色，免疫組織化学染色，*in situ* ハイブリダイゼーション，それに電子顕微鏡検査などがあります．また，病理検体を用いた遺伝子検索を行う病理検査室も増えてきています（図I-2）．

病理診断は，肉眼観察に始まり，標本作製後は顕微鏡でHE染色標本を見て，所見を読み取り，疑う病変によっては質的診断や鑑別の補助診断のために組織化学，免疫組織化学，電子顕微鏡による検索を行うことがある．最近では，組織化学より免疫組織化学を好む病理医も多くなってきたが，弾性線維，細網線維を染め出す染色，粘液染色，細菌や真菌などを染め出す組織化学のキレ味もなかなかのものである．

ゲノム研究から発展してきた最近のプレシジョン・メディシン[*4]の影響もあり，治療前にさまざまな分子の発現具合や遺伝子異常の検索が求められるようになってきつつある．たとえば消化器では，*RAS*遺伝子（*KRAS/NRAS*遺伝子）変異を有する大腸癌患者は，抗EGFR抗体薬投与により利益（延命効果・腫瘍縮小）の得られない可能性が高いため，治療前に検索する必要がある．

*4 精密医療と訳される．個別化医療の進化形とも言える．

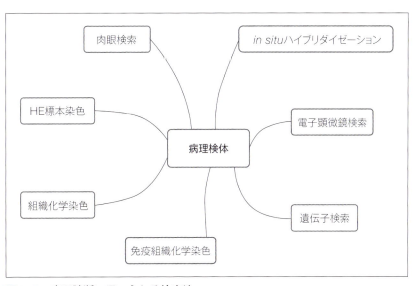

図I-2　病理診断に用いられる検査法

Q5 病理医は少ないと聞きますが地域差もありますか？

A かなりあると思われます．ただし，それ以前に，日本国内には病理医が十分にいる地域はないとも言えます．

　日本病理学会は，従来，わが国の医師免許を有し日本病理学会が認定する研修施設で4年以上病理学研修を行い所定の研修内容を終了した後，日本病理学会が実施する専門医試験（筆記試験・実技試験）に合格し，日本病理学会専門医制度運営委員会で審議，認定された者に対し「認定病理専門医」という資格を与えてきた．ただし，これからは新専門医制度によって，初期研修後3年間の病理診断研修で，専門医の受験資格が得られるようになる．

　これは病理診断業務をある程度責任をもって行うことのできる最低基準と考えられているが，このような専門医は2017年10月1日現在2,405名にとどまっている．しかもこの病理専門医の多くは大都市の病院・大学に集中しており，東京都，大阪府，神奈川県の上位3都府県で全国の30％（上位5都道府県で40％）を占めている．一方で病理医の数が20人に満たない県は11県ある．もちろん東京都でも，その人口を考えれば大した数でないし，大都市内でも施設間格差が結構大きい．

☕ Coffee Break 2　離島医療圏における病理診断学の役割

　僻地医療に包含される離島医療では，人材確保や技能面研鑽の困難さといった負の問題点ばかりが強調されてきました．これはあくまで離島医療の一側面であって，全体像ではありません．離島医療圏で働く臨床医との診療連携のなかで強く感じることは，全人的・地域的な視点をもった臨床医が多いということです．八方を海で囲まれた離島で暮らす人々の生活事情（たとえば，林業や漁業の繁忙期など）にも配慮しつつ診療に従事している臨床医の姿を見るたびに，初心にかえっています．

　さて，離島医療圏に常駐する病理医はごく少数（ゼロに近い）です．そのため，術中迅速診断もままならず，遠隔病理システムを導入している施設もあります．このようなシステムのない地域では，たとえば胃切除ならば，事前に切除線の決定（臨床医のいう，negative biopsy）を入念に行います．それでも，予想以上に粘膜内または胃壁内に腫瘍が拡がっていることがありますが，そこは勘を頼りに外科医は切除線を決めます．「触感は大切だ」というベテランの外科医の一言には重みがあります．外科検体は，船便や空輸で関連施設の病理診断部門または外注検査機関（いわゆる登録衛生検査所）に届けられ，同所で検体を切り出し，標本作製し，最終診断が下されます．離島という地理的要因も加わって，ともすれば検体や報告書だけの味気ないやりとりになってしまいがちです．もし，定期的に臨床病理カンファレンスなどを開催し，個々の症例について意見交換できる場があればたいへん理想的です．こうした双方の理解と歩み寄りが，離島医療の質の向上や若手医師の研鑽につながると考えられます．大規模施設ではできない，つまり地域病院ゆえにできることを積極的に模索したいものです．

　病理診断学は地味ですが実地診療に大いに役立ちます．病理医が普遍的に活躍できる場（"居場所"）はまだまだたくさん残っているような気がします．

（二村）

2 病理検体・細胞検体の流れ

Q6 病理部門での病理検体の流れについて教えてください．

A 生検であるか，外科切除検体であるかで少し異なりますが，基本的には，肉眼での検体観察・処理，切り出し，標本作製，顕微鏡診断のプロセスを経て報告されています(図Ⅰ-3)．

(1) 検体受付

病理検体(標本)と検査申込書が病理部門に届くと，必要事項のチェックの後コンピュータに入力(もしくはバーコード入力)され，病理部門内での標本番号がつけられる．

(2) 検体処理・写真撮影

手術摘出検体はホルマリン固定を行う前にも肉眼観察や写真撮影を行う[*5]．生検標本は症例による．ホルマリン固定前の組織標本を一部採取して，ゲノム研究用に保存する場合がある．

[*5] ただし，施設によって異なる．

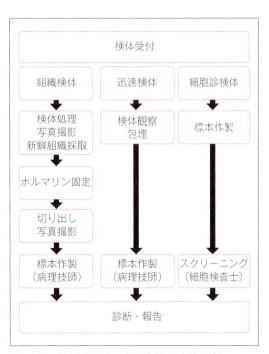

図Ⅰ-3 病理部門での病理検体・診断の流れ

(3) ホルマリン固定後の写真撮影・切り出し

固定後の検体について再度観察して所見を記載し，写真撮影（切り出し図としては弱拡大像を，必要に応じてクローズアップ写真を撮る）などを行った後で，組織標本観察用標本の作製のための切り出しを行う．生検検体では受付検体の確認・記載と必要に応じた入割，カセットへの詰め込み作業などが主体となる．

(4) 組織プレパラート標本の作製[*6]

*6 この過程は病理部門の技師（臨床検査技師）の業務である．

切り出された組織片には，プレパラート標本作製までにいくつかの処理が施される．アルコールで水分を取り除き，パラフィンを浸透させ，馴染んだところで固まらせ，組織片を含んだパラフィンブロックとする．このブロックをミクロトームで3～5μmの厚さで薄切し，水に浮かべて，スライドガラスでそれを拾い上げ，乾燥させれば「未染プレパラート標本」となる．これに各種染色を施してカバーガラスをかぶせれば顕微鏡観察用のプレパラート標本の出来上がりである．

(5) 顕微鏡観察・診断および報告

病理医はプレパラート標本を顕微鏡で観察して診断を下す．病理診断報告に際しては，ダブルチェック体制を採用している施設が多い．診断の過程では，その病変に有用と思われる特殊染色がオーダーされたり，切り出し不十分の場合は「追加切り出し」がなされたりして，過不足のない病変の評価が行われる．

術中迅速検体の流れは，通常検体と何が異なりますか？

 切り出し，標本作製方法と結果の報告方法などが異なります．

腫瘍に対する外科手術の最大の目的は病変部を完全に取り除くことにある．このため，たとえば，切除断端部に腫瘍が認められるか否かの評価，リンパ節に転移があるか否か，腹膜結節が癌の播種転移か否か，などさまざまな目的で検体が術中迅速診断のために提出される．

(1) 検体受付

「迅速診断」が必要な検体でも，検体を受け付けないことには病理部門での流れは始まらない．また，事前に迅速検体の提出予告を病理医にしておくことは重要である．

(2) 検体の観察・切り出し・包埋

検体を前にすると病理医は臓器や検査目的の確認を行い，検索の必要な部

位を適切に評価できるように（必要に応じて入割など行い），専用のゲル状物質（OCTコンパウンドなど）内に包埋して急激に凍結させる．

(3) 標本作製

凍結状態の組織を，クリオスタット*7 で薄切しプレパラートに張り付け，数十秒ずつ染色液に浸して染色し，組織プレパラート標本を作製する．通常2, 3枚の標本を作製する．検体受付から標本作製まで10〜15分程度である．

*7 冷凍庫内に薄切装置のついたような機器．

(3) 顕微鏡観察・診断

場合によっては，組織標本と同時に細胞捺印標本を作製して観察することが有効なこともある．観察面が不十分なときは，深切り標本を作製し情報を増やす．関連する生検既往標本などがある場合には，それらとの比較を行う場合もある．

(4) 手術室への報告

検査目的にあわせて，診断結果を報告する．診断結果の報告はインターフォンまたは電話で行われることが多い．その後，口頭で伝えた所見や診断の内容を記載した迅速病理組織診断報告書も作成し，手術中に議論となった事項も記録として残す．

Q8 細胞診検査の流れは，通常の病理検体と何が異なりますか？

A 細胞の収集，標本作製（細胞の塗抹・固定・染色），異常所見のスクリーニングと診断などのプロセスが異なります．

(1) 細胞の収集・塗抹・固定（図Ⅰ-4）

細胞の採取法には洗浄法（→腹腔洗浄液など），濾過法（→胆管ブラシ，膵管ブラシなど），捺印（スタンプ）法（→採取したリンパ節や腫瘍割面など），穿刺吸引法（→腫瘍，囊胞など）および体液採取（→腹水，膵液，胆汁など）があり，その用途に応じて選択される．細胞の固定には，95％エタノールで行う湿固定法と，急速に乾燥させて行う乾燥固定法とがある．

なお，検体によっては固定までの過程を細胞採取の現場で行う場合がある．

(2) 細胞の染色

湿固定を行った通常の標本にはパパニコロー（Papanicolaou）染色が施される．乾燥固定標本にはギムザ（Giemsa）染色を行う．

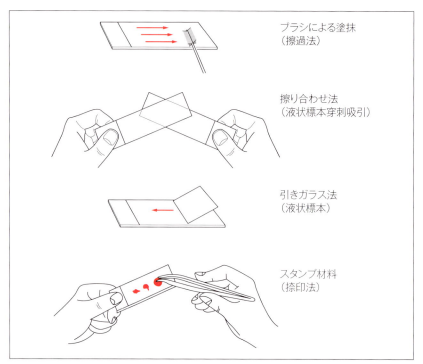

図 I-4　細胞の塗抹方法

(3) 細胞検査士によるスクリーニング

　細胞検査士が標本を隅から隅まで見落としなく観察し，異常な細胞が見られた場合，インクなどで標本上にマークしていく．

(4) 病理医による細胞診断

　病理医または細胞診専門医/指導医が細胞検査士によってマークされた標本をレビューし，細胞診断報告書を作成する．診断過程で細胞検査士と病理医が供覧顕微鏡などを見ながらディスカッションしてから最終判定/診断を決定している施設もある．スクリーニングの結果，異常細胞が見られない標本も病理医または細胞診専門医がレビューするかそのまま報告するかは，施設によって対応が異なる．

3 病理検体の固定と提出

Q9 病理検体の(ホルマリン)固定時に注意すべきことは何ですか?

A まず固定の目的を理解したうえで,摘出された検体をなるべくすばやく十分な量のホルマリンに浸すことです.

適切な病理診断を得るためには,適切な標本処理と,組織にホルマリンを浸透させ固定する必要があるが,それには以下のような目的がある.

1. 組織の自家融解を防ぐ.
2. 細菌などの繁殖を防ぐ.
3. 薄切しやすいように組織を硬化させる.
4. 染色性を高める.
5. 組織構成を保存する.

組織が身体から摘出されると自家融解が始まる.その程度は時間とともに強くなり,酵素などの多い臓器では早いうちからより強い融解傾向が見られる.いったん融解した組織は,その時点でホルマリンに浸けて固定しても,その部位が復元されることはない.また,固定不十分なところは染色性が悪くなり,寝ぼけたような標本になる.

固定液の量は組織検体の容積の少なくとも10倍(理想的には15〜20倍)が必要とされる(図Ⅰ-5).小さな手術検体や脂肪組織のついたリンパ節を小さな容器に押し込んでしまうと中心部は固定不良になってしまう.

固定をせずに常温で放置すると,細菌が繁殖し腐ってしまう[*8].

組織標本のための切り出しを行うためには,ある程度組織が硬くなっていなければうまく切り出すことができない.さらに,組織標本を作製するには3〜5μmの厚さで均一に薄切する必要があり,最初の固定が重要である.

いったんホルマリンで検体を固定した後では,組織を無理に曲げたり伸ばしたりすると折れたり裂けてしまったりする.このため,ホルマリンに浸ける前に固定後のことまで考えて組織を張り付ける必要がある.

[*8] 夜遅くに終了した手術のあとでつい忘れてしまった検体や,生理食塩水に浸けて提出されたリンパ節などは稀ならず見受けられる.

1. 検体がとれたらなるべくすばやく固定する
2. 検体容積の15～20倍量のホルマリンで固定する

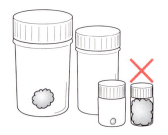

適切な固定容器を選び，容器内に詰め込みすぎない．

3. 大きな検体は，ホルマリンの浸透度（1mm/時程度）を考えて割を入れておく

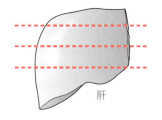
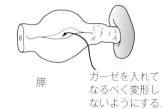

囊胞性病変の場合は，内容液を排出させたら，ホルマリンを（ガーゼと一緒に）入れておくとよい．

ガーゼを入れてなるべく変形しないようにする．

4. 固定後を想定して張り付けを行う

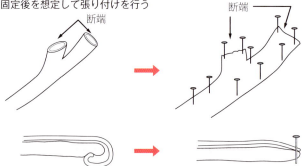

管腔を開いたら，断端をしっかりピンで固定する．

筋層を引っ張り出して，粘膜と一緒に固定する．

5. 毎回なるべく同じ手順で検体処理し固定する

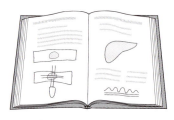

マニュアルを作っておくとよい．

図 I-5　適切な検体処理方法

Q10 ホルマリン固定による負の影響はありますか？

A 脂肪やグリコーゲンの融失，組織の小型化(縮小)，蛋白質構造の変化，DNA，RNA の断片化などがあります.

脂肪やグリコーゲンは，ホルマリンによって融失してしまうため，標本上は明るく抜けてしまう．一方，胞体が明るい細胞を見た場合は，脂肪またはグリコーゲンが充満していた細胞であったと推測することができる．蛋白質や核酸の変化は通常の標本観察においてはほとんど影響ないが，免疫組織化学や分子病理学的検索の際には障害となる場合がある.

Q11 通常のホルマリンと緩衝ホルマリンの違いは何ですか？

A 通常のホルマリンにリン酸ナトリウムを加えて中和したものを緩衝ホルマリンといいます.

ホルマリンは 40% のホルムアルデヒド溶液のことで，組織固定液として最も一般的である．ホルマリンは酸素に触れると組織固定力の弱いギ酸に変化する．また血液色素と反応して茶色の顆粒(酸化ヘマチン)を形成する．さらに，長期間の放置によってパラホルムアルデヒドに変化し，組織固定が障害される．このようなことを防ぐため，リン酸ナトリウムを加えて中和しpH 7.4 程度にしたものを，リン酸(中性)緩衝ホルマリンという．病理検体をゲノム研究に供する場合などには，10% リン酸(中性)緩衝ホルマリンが推奨されている.

Q12 ホルマリン固定してはいけない検体はありますか？

A (非固定)生組織での検索やほかの方法で固定をすべき検体があります.

リンパ腫を筆頭に非上皮性腫瘍が疑われる場合は，新鮮検体を表面マーカーや染色体転座の検索に供することがある．また，その後の検索のために凍結保存をする場合もある．電子顕微鏡による検索が必要な場合は，専用固定液を用いる．感染症が疑われるときは，固定前の検体の一部を微生物検査室に回す場合がある．これら以外にも，迷ったときには病理検査室に電話して病理医か技師に聞くとよい．リンパ節の取り扱いは血液腫瘍内科医も慣れている.

各分野(とくに腫瘍学)で治療薬のコンパニオン診断薬[*9] が同時に開発さ

*9 特定の医薬品の有効性や安全性を高めるために，その使用対象患者に適するかどうかなどをあらかじめ検査する目的で使用される診断薬のこと.

14 　1 入門編　これから始める病理診断

れ，その免疫染色や遺伝子検索の結果が治療の適否に使用されるようになってきている．したがってその対象検体については，各々に合った固定法や保存方法で行う必要がある．

Q13　病理診断の申込書に書くべき臨床情報は？

A 病理所見の整合性を検討できる事項です．何を病理学的に明らかにしてほしいかを整理し，たとえばその患者を他科の医師に紹介するときにどのように説明するかを考えれば，自ずと提供すべき臨床情報がわかってくると思います(表I-1)．

　病理検体を提出する理由を書くのは常識であるが，実際には，何も書かれていない申込書も決して稀ではない(名誉のために書いておくが筆者の現所属施設では少ない)．一般に，消化管生検の場合は内視鏡所見が，肝機能異常に対する生検の場合はそれに関連する血液生化学データなどが，腫瘍生検の場合は画像所見などが書かれていてしかるべきであろう．手術切除検体では，術式や切除範囲を図示し，たとえば，切除断端が問題になる部位はとくに図にマークするなど，検索を行う第三者に注意を促すことも必要である．
　病理診断のプロセスは，所見の認知・収集→各所見の重み付け→統合→診断基準との照合→診断などである．最初の「所見」には，組織像のほか，肉眼所見・臨床所見・画像所見もさまざまな程度で含まれる．なぜそうかというと，人間の目と脳では，組織所見を完全に客観的なデータとして抽出し，評価することができないからである．したがって，それを臨床情報で補ったり

表I-1　**病理診断の申込書に書くべきこと**

○ 生検・内視鏡手術検体など
1. 経過と臨床診断
2. 病変の所見(内視鏡所見など)
3. 検体の採取部位
 ・既往検体があればそれとの位置関係や所見の異同
4. 採取法
 断端の評価が必要なものなのか否か

○ 手術検体
1. 経過と臨床診断
2. 病変の(術前/術中)所見
3. 術式
 ・何がどのように摘出されているか
 ・郭清され提出されたリンパ節検体の番号・個数
4. 検体のオリエンテーション(図示または検体に糸などで目印を)
 ・消化管なら口側，肛門側の別
 ・重要な構造物(胆管，切除端，合併切除臓器部など)

裏付けたりすることが，より適切な診断を行うためには必要なのである．たとえば「腺癌」の診断基準は，胃病変のそれと膵病変のそれとでは当然異なる．病理医は「組織構築と細胞・核所見」だけで診断しているように思われがちであるが，あくまで胃や膵臓という前提や画像，内視鏡像などの情報があっての総合診断なのである．

4 肉眼観察と切り出し

Q14 病理検体の肉眼観察では何を見ればよいのですか？

A 腫瘍，非腫瘍病変にかかわらず，部位，サイズ，表面や割面の性状と色調，そして周囲との境界の性状などです．

　病理学的に確認される病変の大きさは，切除された一時点のものである．つまり，その大きさ（仮に径5cmとしよう）になるまでに1か月かかったか，10年かかったかでは意味合いが異なる．また，非上皮性腫瘍であれば，大きさが大きいほど悪性度も高い傾向にあるが，上皮性腫瘍の場合は大きさと悪性度はあまり相関しない．このように単なる1つの所見にすぎない腫瘍サイズも，割面の性状（充実性か，壊死性か，出血性か，その他）や周囲との境界部（明瞭か，不整・不明瞭か，など）の所見を組み合わせると，そこから読み取れることも変わってくる．

　肉眼像から考えられる病変の種類や性質などをあげてみたので参考にしてほしい（表 I -2）．

Q15 「切り出し」の注意点は何ですか？

A 病変のオリエンテーションと性状を把握し，何を顕微鏡レベルで評価すべきかを考えたうえで，過不足なく組織を切り出すことです．

　適切な病理組織標本を作製するためには肉眼観察力が必要である．そして，この肉眼観察力を上げるにはどうしたらよいかというと，組織像を常にイメージすること，そのためには肉眼像と組織像との対応をコツコツと行うことである．これによって，肉眼像から組織所見をある程度読めるようになってくる．

16　**I** 入門編　これから始める病理診断

表 I-2　病変の肉眼所見から考えられること

肉眼所見	考えられること	例
色と表面の性状		
緑色	胆汁	高〜中分化型肝細胞癌
黄色・クリーム色	脂質沈着，内分泌顆粒	黄色肉芽腫性胆囊炎
		カルチノイド腫瘍
黒色	メラニン	悪性黒色腫
赤色・黒色	血液	肝細胞癌，絨毛癌
白色	線維組織	潰瘍瘢痕
割面に光沢のある灰白色腫瘍	間葉系細胞からなる．壊死が少ない	非上皮性腫瘍(肉腫やリンパ腫など)
割面に光沢のない灰白色腫瘍	上皮性細胞腫瘍．壊死を伴う可能性	腺癌
割面に光沢のない白色腫瘍	上皮系．角化細胞の可能性	扁平上皮癌
境界の性状		
境界明瞭・膨張性発育	良性腫瘍・低悪性腫瘍	GIST*，膵神経内分泌腫瘍
境界線が不整または不明瞭	悪性腫瘍・炎症	膵管癌，偽腫瘍
その他		
壊死を伴った病変	腫瘍の場合，悪性．一部炎症性(膿瘍化)	転移性腫瘍 肝膿瘍

*消化管間質腫瘍：gastrointestinal stromal tumors

　画像(CT，US など)で捉えられる変化は少なくとも現段階では肉眼レベルの変化である．したがって，画像所見に反映されたものが何なのかを考えることは，病理診断にも画像診断にもその精度向上のために役立つはずである．

　また，腫瘍の大きさ・拡がり・数，リンパ節の数，断端までの距離などを知るには肉眼観察が欠かせない*10．

＊10　このような事項はプレパラート標本だけを見ていてもらちがあかないことが多い．

　さらに術中迅速病理診断時や研究用の組織保存に際しても，何の目的でどこを採取すべきかを考えれば，自ずとしっかりした肉眼観察力が必要になる．

5　病理組織診断から報告まで

Q16　顕微鏡観察にコツはありますか？

A スキャンと検証を繰り返しながら全体の状況を把握していくこと，そして「その目」で見ていくことなどです．

＊11　低倍率：通常 2〜4 倍対物レンズ．

　病理診断申込書で症例の概要や検査の目的を把握したら，組織プレパラート標本を顕微鏡にセットし，弱拡大*11 で標本全体をスキャンするのが最初のポイントである．病理標本を見るときのコツといってもよい．弱拡大で病

変が見つかったら，どのような種類の病変かを大体把握する．増えている細胞は何か，炎症細胞か，腫瘍細胞なのか？ そして，その病変と背景組織の関係を見る．病変の主座がどこにあるかということが重要だからである．次に，ようやくレンズを換えて強拡大で見る．ここで最初に行うことは自分の弱拡大の印象が正しかったかの確認である．もちろん弱拡大では十分に観察できない細胞内や核質の像も見る．病原体などの微生物の観察も多くは強拡大でしか捉えられない．

また，「その目」で見ることもコツといえるだろう．1枚の組織標本には，無限に近い所見が詰まっている．たとえば，同じ高分化（型）腺癌に見えても，よく見ると細胞内の粘液含有量が違ったり，腺管の大きさや大小不同，腺管の密度，腫瘍内に存在する炎症細胞浸潤の程度や種類，局在が違ったり，……．その程度もさまざまである．実際にはこれを人間の目で見て，これまでの経験や知識に基づいて無意識に「ある所見」を浮き上がらせて病像を理解しようとしていると考えられる．そのときに必要なのが「その目」なのだ．

雑誌や学会などで何か病理組織学上の新たな所見が報告されると，その後，その所見に関する同様の報告が相次ぐことがある．これは，それまでのその病変のなかに存在しなかったものが見つかったというわけではなく，多くの場合，誰も「その目」で見ていなかっただけのことである．あらゆる分野で同じことがいえるだろう．

◎ Coffee Break 3　目指そう！　3D 的思考

3D 的思考とは，点から線を，線から面を，面から立体を想像できるイメージ力のこと，とここでは定義（大げさ！）します．いまの病理の世界のほとんどは2次元の世界で成り立っています．顕微鏡像がそうだから仕方のないところだと思いますが，だからと言って思考まで2次元というのはいただけません．顕微鏡を覗きながら，これが立体的に観察できると面白いなあと思ったことのある人もいるかもしれませんが，それをある程度可能にする方法の1つはデジタルパソロジーの応用です．たくさんのデジタル画像を PC 上で重ね合わせると，確かに立体的な様子もある程度見えます．もう1つの方法は，共焦点顕微鏡や特殊な光を用いて，ある厚さを見通してしまうというものです．いずれも病理標本への応用はまだまだ試行段階ですが，科学技術は，いったん切り込めば，その先は驚

くほどのスピードで進化していくのが常ですので，実際の診療現場に入ってくるのもそう遠くはないでしょう．3D（放射線）画像診断が普通にある時代ですから，いずれそうなるに違いありません．楽しみですね．

しかし，ここで忘れてならないのは，人の頭の 3D 的思考力です．点から線を，線から面を，面から立体を，想像しながら標本を見てみてください．3D 像だけでなく標本を見ながら病態をイメージできたときって，とてもワクワクするものです．これはいくら 3D 画像を作っても，それをイメージする力がなければ見えないものだと思います．人間の脳は，時にいい加減なこともあるけれど，やはり，素晴らしいと思います．技術が発達すればするほど，そんな気持ちも強くなります．　　　　　　　　　（福嶋）

Q17　生検標本観察のポイントは何ですか？

A 腫瘍が疑われているのであれば，まず腫瘍が含まれているのか否か，良性か悪性か，どの組織型に分類されるものか，さらに可能性のある分子標的薬の適応などを適切に評価することです．非腫瘍性病変の場合は，観察の順番を決めておくことです．

　腫瘍は，遺伝子関連の異常によって生じた「正常からの逸脱組織」であり，その結果は組織・細胞形態の異常としても捉えることができる．この遺伝子異常の程度や種類にはさまざまなものがあるので，その結果として表れる組織変化にもバリエーションがあることは当然のことであろう．

　ヒトに発生する腫瘍は，大きく上皮性腫瘍と非上皮性腫瘍に分類することができる．上皮性悪性腫瘍では，その分化度が悪性度を決定する大きな因子となるが，ほかにも予後因子となるさまざまな組織所見が観察される．核の異型度，脈管侵襲の程度，胞巣周囲への浸潤様式などは，多くの臓器の癌取扱い規約にも採用されている代表的なものである．間葉系腫瘍では腫瘍増殖能が重要であり，核分裂像の頻度や Ki-67 での評価法がしばしば使われる．

　胃癌の約 15% の症例に膜型チロシンキナーゼである *HER2* 遺伝子の発現過剰および遺伝子増幅が認められることが知られてきており，その分子標的薬であるトラスツズマブ（ハーセプチン®）が標準治療となっている．この *HER2* 蛋白の発現に対しては免疫組織化学検査が，*HER2* 遺伝子の増幅については *in situ* hybridization（ISH）法が行われ評価されている．今後もこのような標的分子は増えてくると予測される．

Q18　外科切除標本の検索事項は何ですか？

A 腫瘍の種類，悪性度，局所進展度・進展様式，切離端における腫瘍の有無（切除術検体の場合），放射線・化学療法の治療効果判定などが一般的な評価項目ですが，腫瘍の種類や検体の種類によっても多少異なります．

　外科手術療法の究極の目的は病変部の完全摘出であり，このため切除断端部の評価が重要となる．

　癌の進展範囲の病理学的評価は，手術摘出標本上では 3 次元的に行われる．消化管病変であれば，粘膜面に平行する横（水平）の拡がりと，腸管内腔への外向性発育および腸管壁を貫く（垂直方向の）壁深達度である．肝臓や膵臓などの充実臓器の場合，腫瘍の大きさは 3 径で示されるが，隣接する臓器や組織に進展がある場合は，それぞれへの浸潤の程度で評価する．

一般に，癌の進展範囲は高分化（型）癌では比較的明瞭な境界をつくることが多いので肉眼でも把握しやすいが，分化度が低いものやその浸潤形態によっては組織学的評価が必須となる．食道癌の拡がりを見るために施行されるヨード散布はたいへん有用であるが，ヨード不染帯がすべて癌とは限らないため最終的な判断は組織学的評価に委ねられる．

放射線や化学療法後に外科切除される症例も多くなってきている．この組織学的な治療効果の評価も病理に課せられる．腫瘍が治療に反応した場合は，細胞の変性・壊死→核の腫大濃染→細胞の崩壊→肉芽組織による置換→線維化のような経過をとって組織が変化していくと考えられている．これらの経時的な変化を理解しておけば，現在その病変がどの状態にあるのかを，ある程度判断することができる．また全体の腫瘍組織のなかで，そのような変化がどの程度（%）生じているのかもおおよそ把握できるだろう．

6 術中迅速病理診断

Q19 術中迅速病理診断と普通の病理診断は何が違うのですか？

A 「時間」と「標本の質」，それに病理検査技師・病理診断医の「精神的状態」が違います．

通常の検体は，ホルマリンで固定してパラフィンで固めて薄切して標本を作製するが，術中迅速病理診断では，検体をゲル状物質（OCT コンパウント）と一緒に液体窒素などで急速凍結させて冷凍庫（クリオスタット，約 −20℃）の中で薄切し標本を作製する．症例や検体の個数にも大きく影響されるが，この間，検体到着から 15 分ほどである*12．このように，通常とは異なった方法で標本を作製するため，通常の組織スライド標本に比べてかなり質が落ちる．標本の質に影響するものは，凍結前の検体の状態（乾燥・挫滅は致命的），クリオスタットと凍結組織の微妙な温度調整や薄切スピード，スライドガラスへの張り付け，染色などの各段階に少しずつある．標本の質が落ちると，通常はさほど診断の難しくない病変であっても，判別が難しくなる場合があるが，それらを含めての報告が術中迅速病理診断といえる．

*12　Q6, 7 も参照．

このような短時間に，決して質のよくない標本で，外科手術方針の重大な判断を行うための答えが求められるので，診断者である病理医にも標本を作製する技師にも，たいへんなストレスがかかる．

通常と同じレベルの病理診断が術中にできるというわけではないので，その使い方には注意が必要である．

Q20 術中迅速検体提出時に病理医に伝えるべきことは何ですか？

A 経過・臨床診断と術中迅速病理診断の目的，標本のオリエンテーションを伝えてください．

　術中迅速病理診断を依頼する外科医のなかには，組織が病理検査室に届けばすぐに標本が作製され，診断されると勘違いしている人もいるようだ．しかし，時には病理部門に検体が到着してから標本作製に取りかかれるまでに10〜30分もかかってしまうこともある．その最大の原因は，外科医から，検体の「どこ」の「何」を見てほしいのかの説明がないことにある．組織標本についての必要最小限の情報は伝えてもらわなければ病理医には手が出せない．とくに小さな組織では，標本作製時にその向きなどを誤ると後では取り返しがつかなくなってしまう．

　また，術中迅速病理診断を依頼するからには，その結果に対応した方針をあらかじめもっていなければならない．もしそうでなければ，術中迅速病理診断ではなく，はじめから通常病理診断用として提出すべきである．

◎ Coffee Break 4 　術中迅速病理診断の舞台裏

「結果はまだなのか，病理に確認しろ！」

筆者が外科をローテート研修していた頃に，手術中指導医によく言われた言葉です．術中迅速病理診断の結果を待つときの外科医の心境は，症例によってもさまざまでしょうが，いずれにしても「待つ」ことは長く感じられるものです．

一方，病理部門では検体が到着すると，担当の病理医が呼ばれ，また技師もほかの業務をいったん中止して迅速診断用の標本作製に取り組みます．慌ただしい時間の始まりです．定時の手術だと，大体，同じような時間に検体が届くことが多く，バッティングすることも珍しいことではありません．しかし，同時並行で標本を作製できるほどの設備や人材を備えた病理検査室はあまりありません（筆者所属施設では，同時並行して行うことが稀にあります）．なので，標本作製を担当する技師は焦りまくり，病理医

は，手術室・患者と標本を間違えないようにしながら，切り出しや鏡検を行います．ただここで「微妙な」病変や「難しい」病変などがあると，周りにいる病理医も総動員して検討したり，教科書，アトラスを参照したりと，それはそれは慌ただしいことになったりします．

でも，手術室に伝える言葉は「シンプル」が原則．外科医としても手術中にグダグダ病理所見を聞かされても困るでしょうし，大事なことが伝わらなくては始まりません．「断端はネガティブです」「リンパ節に転移はありません」「一部に異型細胞がありますが，悪性所見はないと判断します」．

もちろん，それでもディスカッションの必要なときは，それなりにじっくり話し合うこともあります．

すべては，麻酔下の患者のために．　　（福嶋）

Q21 迅速病理検体の変性や細胞の脱落を防ぐ方法はありますか？

A 組織採取時の挫滅を最小限にし，検体が乾燥しないように運搬・提出を迅速にすることです．

　切除直後から組織には乾燥や自家融解が始まる．このため良質の標本を作製するためには，迅速な運搬と提出が要求される．病理検査室に運搬するときには組織の乾燥を最小限にするため生理食塩水を浸したガーゼで緩く包む．乾いたガーゼで包むと組織がガーゼにくっついてしまい，それを剥がすときに組織が挫滅したり，破壊されたりしてしまうことがあるので絶対避けなければならない．たとえば(胆管や消化管などの)粘膜面を観察する際，付着した血液を取り除こうとする場合も，乾いたガーゼを使用するのは厳禁と考えたい．生理食塩水で濡らしたガーゼでポンポンと軽く叩くようにするのがよい．

7 細胞診

Q22 消化器疾患の診断で細胞診が有効なものは何ですか？

A とくに，腹膜癌腫症が疑われるときの腹水・腹膜洗浄細胞診，膵管・胆道癌が疑われるときの胆汁・膵液細胞診，膵管・胆管ブラシ細胞診もしくは腫瘍に対する穿刺吸引細胞診などがあげられます．

　「細胞診はスクリーニング，確定診断は病理組織で」という考えは今でも根強く存在する．これは全くの間違いということではないが正しくもない．穿刺吸引細胞診の多くは確定診断になりうるし，細胞診には，組織診に真似のできない細胞診ならではの強みもある(図 I-6)．たとえば，囊胞病変で生検ができない場合，内容物の穿刺吸引細胞診で確定診断がつくことがある．同じように腹膜洗浄細胞診も液状検体を扱うことができる利点を活用している．

　胆膵系腫瘍へのアプローチの際，胆汁・膵液が採取されたり，内視鏡的に腫瘍への穿刺吸引細胞診が行われ，診断精度の向上に寄与している．

　細胞診の特徴は，組織標本が組織のある断面しか見られないのに対して，

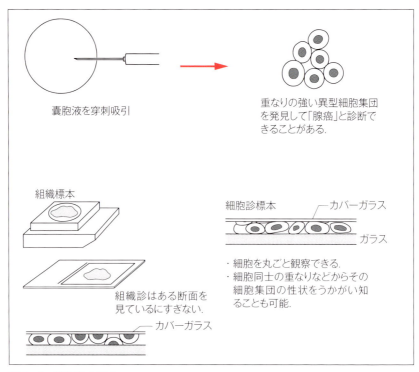

図I-6 細胞診の強み

細胞が丸ごと入っているという特徴がある．このため細胞同士の結合性などもわかりやすい．また，核の微細な変化も細胞診標本では捉えやすい．

Q23 胆汁・膵液細胞診の診断精度を上げる方法はありませんか？

A 検体採取・提出方法の工夫と適切な情報提供が重要です．

　胆汁・膵液細胞診を難しくしている要因は，とくに少ない細胞数と胆汁・膵液による細胞の変性にある．とくに閉塞機転で見つかった胆管病変などはその上流に過形成や異型上皮を見ることも多く，このような細胞に変性が加わると癌細胞との鑑別はさらに難しくなる．

　検体の提出に際しては，なるべくPTCD（経皮経肝胆道ドレナージ）チューブ挿入時やERCP（内視鏡的逆行性胆管膵管造影）時や胆管・膵管壁の擦過後の胆汁・膵液などを採取したり，標本を繰り返し採取して情報量を増やしたりすることなどが一般に有用である．

　胆汁・膵液検体の取り扱いについては，「胆道・十二指腸乳頭部」（→150頁），「膵臓」（→165頁）も参照してほしいが，氷の入ったカップなどに試験管を入れ自家融解を最小限にする努力や，粘液を含む場合は検体をスピッツ

試験管に入れたあとに冷えた生理食塩水を入れ，スポイトでパンピングを行って粘液成分を切ったりするなどの工夫も診断精度（標本の質）向上に有効な場合がある．

8 報告書の読み方に関すること

Q24 病理診断における「検体不良(insufficient material)」はどういう意味ですか？

A 組織検体の量と質の問題があります．

　「細胞診は，悪い細胞が1個でもあればわかる」，などと思っている人もいるようだし，そういうケースを完全に否定するわけではないが，普通はそんなに甘いものではない．腫瘍性変化ではなくても，時に細胞は大型化することがあるし，何らかのアーチファクトで引き伸ばされるように大きく見えることもある．そういう細胞をたくさん見てきた人は，1個（極端な例のイメージとして1個としているが，要は少数ということ）で，確定的な診断をすることはまずない．

　質の問題とは，標本で見える組織や細胞へのアーチファクトの程度のことで，組織標本であれば，組織の固定が不十分で像に歪みができたり，組織自体が自家融解で像がぼんやり不明瞭な状態になってしまったりすることがあげられる．よく見られるのが胆嚢粘膜が胆汁ですっかりただれたようになっていることである．また，ポリープ切除時の焼灼による組織変性が強い場合は，断端評価はもちろん，ポリープの質的評価すらできない場合がある．

　細胞診標本では，染色前の標本の乾燥も大きな影響を及ぼす．

Q25 病理診断報告に使われる「see comments」「probably」「most likely」「suggestive of」「suspicious of」などはどういうニュアンスですか？

A 基本的に読み手に注意を促す言葉であり，所見文内にそれぞれの意味や理由が書かれているはずです．

(1) see description（または see comments, see note）

特殊な病変や診断の難しい病変，過去の治療との関連など，とくに強調して伝えたいことについての注意喚起で使われることが多い．

(2) probably, most likely……

いずれも，まずその診断が考えられるが，情報が少ない場合，いくつか合致しない所見がある場合に，暫定的な意味合いでつけられることが多いと思われる．暫定的というのは，必ずしもその検体に対する「中間報告」の意味ではなく，その検体では確定することが難しく「そこまでしか言えない」というようなニュアンスである．

(3) suggestive of, suspicious of……

確定的な診断であれば，もちろんこのような用語をつけることはないので，ついている場合は確からしさがやや低いと考えられる場合である．明確には言えないが，確定診断を100%とした場合，だいたい suggestive of（60〜80%），suspicious of（40〜60%）くらいの意味で使われることが多いのではないかと思う[*13]．

*13 ここにも主観が表れる．

(4) insufficient/inadequate material

標本の質や量が不十分であるために病理診断自体が困難な場合に使われる．

(5) no evidence of……

「少なくともこの標本のなかには，それとはっきり診断できる所見はない」という意味だが，出された組織のすべてを観察することができない（ある断面しか見ていないという意味）病理診断ではこう書かざるをえないことも少なくなく，若干逃げの意味を含んでいるともいえる．

Q26 病理組織診断報告書を見るとき，診断以外でチェックすべき項目は何ですか？

A 目的の患者の検体に関する病理情報で間違いないか，臨床所見との整合性があるかなどです．

　最初に病理組織診断報告書をチェックした臨床担当医が気づかなかった間違いは，患者に異変が起こってから気づかれるか，また病変によっては，その後ずっと間違われたまま経過観察となってしまったり，誤った治療が繰り返されてしまったりするという事態も起こりうる．病理診断内容も診療端末で伝えられることが多くなっているので，紙の報告書では考えられない見落としや，報告自体の見落とし（「未読」のまま放置されてしまう）など，より注意が必要になってきている．
　病理医は病理組織診断申込書に基づいて標本を検索していくが，申込書に書かれていない（臨床経過上指摘されていない）病変であっても検索の過程で新たに見つかれば，その場合ももちろん組織標本を作製し診断を行う．反対に，申込書に記載されている病変が標本内に見つからない場合も稀にある．このような場合の可能性としては，①手術切除範囲内に含まれていなかった，②標本の紛失（ホルマリン槽のなかに落ちていたりすることがある），③実際にはなかった（申込書は術前に書かれていた），④実際には存在するが肉眼的に認識できない（固定不良などが原因となることがある）などがある．
　ある病院で，早期胃癌（m癌）の症例の病理診断欄に「n1」とミスタイプされた病理組織診断報告書が出てしまい，それを見た臨床医は，そのままそれを信じて術後化学療法を施行してしまったことがあったらしい．この場合，もちろんミスタイプした病理医が最も悪いわけだが，臨床担当医も，m癌でn1を見た場合，病理医側に本当なのかと問い合わせるべきだったと思われる．しかも，所見欄のほうには「リンパ節転移なし」と記載されていたという．

Q27 病理組織診断報告書のコピーは患者に渡してもよいですか？

A 構いません．ただし，病理組織診断報告書は，多くの場合臨床担当医に向けて書かれていますので，内容の理解のためには担当医が補助する必要があるでしょう．

　インフォームド・コンセントや患者の知る権利が重要視されるようになり，病理組織診断報告書自体を見たいとの要求も以前より増えてきたと考えられる．患者が自分の病気（患部）のことをより理解し，それによって納得して治

療に向かうことができるのであれば，それは患者のためにも治療を行う医師のためにもよいことであろう．このため，患者が要求する前に，病理組織診断報告書を見せながら説明している医師も増えてきているようである．用語の説明など，ぜひとも適切な補助を行いながら，病理診断の説明をしていただきたい．

　最近は，「病理診断科」を標榜し「病理（説明）外来」を開設して，病理医が患者の病理診断について患者に直接説明するという施設も増えてきている．

☕ Coffee Break 5　マクロとミクロ視点

　他で3D的思考について書きましたが（→ 17頁），ここではマクロとミクロ視点について考えてみます．

　皆さんは，ブリューゲルという画家一族をご存知ですか？　もしご存知ない方も「バベルの塔」と言えば少なくとも聞いたことはあるのではないでしょうか？　2017年には"奇跡の来日"を果たし，展示した美術館は連日，大盛況だったようです．このバベルの塔を語るときに，そのすごさとして言われるのが壮大さと緻密さであり，一言で言えば「マクロとミクロの視点」なのです．

　大きなお城のような巨大な建物（物理的にはありえない建造物らしい）は建築中ですが，その絵画を大きくクローズアップしていくと，多くのまさにそのバベルの塔の建設にかかわっている人たちが，細かく，克明に描かれています．このマクロの壮大さとミクロの緻密さには本当に圧倒されます．「神は細部に宿る」とも言いますが，ブリューゲルがこの巨大な建物とその中にいる多数の人間たちを1枚の絵に入れ込んだのはなぜなのでしょうか……．

　これには専門家でもいくつかの捉え方があるようですが，まあ，それはさておき，人体のマクロとミクロには，一点の矛盾もありません．ミクロ像の集まりがマクロ像を作り上げているのです．異常なマクロ像を為すミクロ像はいかなるものなのか？　病理の基本はここから始まります．また，ミクロ像からマクロ像や放射線画像を想像するのも病理医の楽しみと言えるかもしれませんね．

（福嶋）

基礎編（1）

特殊染色の基礎知識

　病理組織診断に際しては，原則すべての標本にヘマトキシリン・エオシン（HE）染色が施される．HE染色は簡便性，安定性などに優れており，病理医は，まずHE標本を見て，所見を読み取り病理診断を下している．

　そして，必要に応じてそれを補助する意味で，適切に選択された組織化学，免疫組織化学染色も施行される．とくに，免疫組織化学染色の発展は目覚ましく，病変に応じて発現するさまざまな蛋白質を可視化することができる．

　一方で，免疫組織化学，分子生物学的な解析から，疾患・病変の亜分類も増えており，それらと治療効果との関連などにも関心がもたれるようになった．たとえば，リンパ増殖性病変の確定診断は，免疫組織化学なしでは難しくなってきているともいえる．ただし，目的のない染色によって何かがわかるわけではないし，組織像を無視して染色結果を優先させることがないことは理解しておく必要がある．

1 組織化学検査

　組織化学検査は，有機化学・無機化学反応を利用した組織染色法であり，これに対する用語として抗原抗体反応を用いた免疫組織化学検査がある．組織化学染色は，コスト面や染色性に優れており，病理組織学的検索において欠かすことのできないものである．本項では，消化器病理の領域で使われる頻度の高い染色について解説し，染色例を提示する．

1. 結合組織を染める(図Ⅱ-1〜3)

　結合組織は組織の間隙を埋める役割を果たし，線維，線維芽細胞，基質によって構成される．線維性結合組織は性質，染色性などから膠原線維，弾性線維，細網線維に分類される．

1) 膠原線維の染色

　線維性結合組織のなかで膠原線維は，傷害された組織の修復過程において顕著に増加する．潰瘍瘢痕，慢性肝炎などの線維化の程度を明瞭化するうえで，膠原線維の染色は有用である．膠原線維を染め分ける染色にはアザン(Azan)染色(図Ⅱ-1)，マッソン・トリクローム(Masson trichrome)染色，ワンギーソン(van Gieson)染色などがある．

2) 弾性線維の染色

　弾性線維は細長い単線維よりなり，線維束は形成しない．血管，腱，皮膚などの伸縮性を要求される組織に多く分布する．弾性線維の染色が腫瘍の静

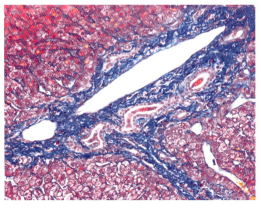

図Ⅱ-1　Azan(アザン)染色
門脈域の線維性拡大および線維の伸びだしを伴った肝組織．膠原線維が青く染色されている．

脈侵襲を見いだすのに威力を発揮することはよく知られている．ワイゲルトのレゾルシン‐フクシン(resorcin-fuchsin)染色，ビクトリアブルー(Victoria blue)染色，オルセイン(orcein)染色などがある．レゾルシン‐フクシン染色に膠原線維の染色であるワンギーソン染色の重染色を行ったエラスチカ・ワンギーソン(elastica van Gieson；EVG)染色(図Ⅱ-2)や，膠原線維を染めるマッソン・トリクローム染色と組み合わせたエラスチカ・マッソン(elastica Masson)染色がよく用いられる．

3) 細網線維の染色

細網線維は膠原線維の一亜型であるコラーゲン type Ⅲ であり，銀に対する親和性が高いことから好銀線維とも呼ばれている．細網線維を染色する鍍銀染色(図Ⅱ-3)によって，組織構築や細胞と線維の関係が明瞭となる．また，通常の鍍銀染色では染めることのできない細線維(コラーゲン type Ⅳ)の染色にはPAM(periodic acid methenamine-silver)染色があり，腎糸球体基底膜の染色法として広く用いられている．

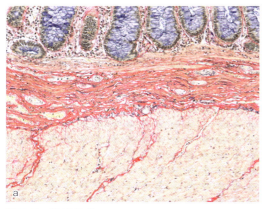
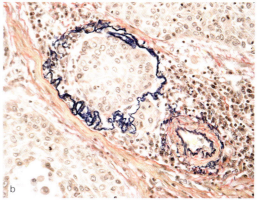

図Ⅱ-2　EVG 染色
a：腸管の粘膜筋板や固有筋層の平滑筋線維束(黄)，粘膜筋板下の線維組織(赤)を認める．
b：血管に含まれる弾性線維が黒色となる．動脈血管および伴走する静脈の同定が容易になり，静脈内侵襲像を見いだしやすくなる．

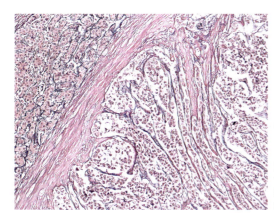

図Ⅱ-3　鍍銀染色
細胞間にある細網線維(黒)が染色されることで，肝細胞の構築の乱れ(図右側)が明瞭となっている．癌では胞巣を取り囲み，肉腫では個々の細胞を取り囲むように細網線維が見られるので，癌と肉腫の鑑別に用いられることもある．

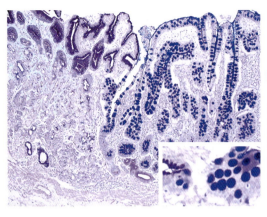

図Ⅱ-4 PASとアルシアンブルー染色

腸上皮化生を伴った胃粘膜．胃固有腺の含有する粘液は，PAS反応陽性となって赤紫色（図左側）に染色され，腸上皮化生を伴った杯細胞に含まれる粘液は青紫色（図右側）に染色されている．アルシアンブルー染色のみでは，杯細胞に含まれる粘液は青染される．

2. 粘液を染める（図Ⅱ-4）

　粘液の染色には，PAS（periodic acid-Schiff）反応，アルシアンブルー（alcian blue）染色（図Ⅱ-4），ムチカルミン染色などがよく用いられる．いずれも粘液内に含まれる糖蛋白質に対する反応を用いたものであるが，これらによって染色されるものすべてが粘液というわけではないので，十分な理解が必要である．

　PAS反応は，グリコーゲン，糖脂質なども検出する．PAS反応陽性物質のなかからグリコーゲンを証明するためには，ジアスターゼやアミラーゼなどの酵素による消化を行ったPAS染色が行われる．グリコーゲンは肝臓や筋肉などさまざまな組織細胞に含有されており，PAS反応陽性を示すが，これが粘液でないことは，酵素による消化によって陰性化することでわかる．

　一方，アルシアンブルー染色は酸性ムコ物質に対する反応を用いたものである．酸性ムコ物質は，粘液細胞の分泌するムチン，刷子縁に多く存在するほか，間質組織の構成成分であるプロテオグリカンを有する結合組織，軟骨，臍帯，滑膜などにも存在する．

3. 脂肪や沈着物・細胞内顆粒を染める（図Ⅱ-5, 6）

　脂質は化学的には単純脂質（中性脂肪）と複合脂質（リン脂質，糖脂質）に分類され，人体に含まれる脂質の大部分は中性脂肪である．中性脂肪を染色するものとしてズダンⅢ（SudanⅢ）染色，オイルレッドO（oil red O）染色，中性脂肪および複合脂質を染色するものにはズダンブラックB（Sudan black B）染色，ナイルブルー（Nile blue）染色などがある．通常のパラフィン包埋では，標本作製過程において多くの有機溶媒を使用するために脂肪が溶出してしまうので，脂肪染色では未固定あるいはホルマリン固定した組織を凍結後，薄切し，標本を作製する．

　種々の原因によって細胞外に沈着するアミロイドの染色にはコンゴーレッ

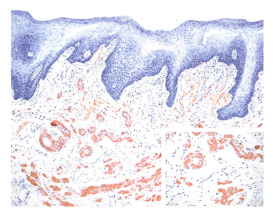

図Ⅱ-5　コンゴーレッド染色
血管壁や間質に沈着するアミロイドは橙赤色に染色されている．

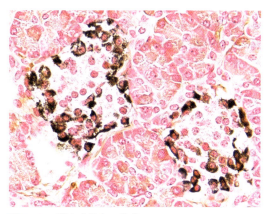

図Ⅱ-6　グリメリウス染色
ランゲルハンス島細胞内の神経内分泌顆粒が染色され，黒〜茶褐色の細顆粒状の陽性反応を認める．

ド(Congo red)染色(図Ⅱ-5)，ダイレクトファーストスカーレット(direct fast scarlet；DFS)染色が用いられ，陽性物質は赤染する．赤染した部分が偏光顕微鏡下で緑色複屈折を示せばアミロイドであると判定できる．

グリメリウス(Grimelius)染色(図Ⅱ-6)は膵ランゲルハンス島α細胞の染色のための染色法として報告されたが，α細胞以外にも細胞内神経内分泌顆粒を染め出す．

フォンタナ・マッソン(Fontana-Masson)染色はメラニン顆粒のほかに，神経内分泌顆粒も染め出す．現在ではクロモグラニンAやシナプトフィジンなどの神経分泌顆粒そのものに関係する蛋白質を免疫組織化学によって検索することが多い．

☕ Coffee Break 6　病理でアクティブ・ラーニング

　最近，教育の現場では「アクティブ・ラーニング」という言葉を聞くことが多くなりました．これは，小中高等学校でのほうがその熱は断然に高いわけですが，大学教員も少しは見習うべきだろうと思い，「病理でアクティブ・ラーニング」について考えてみました．

　病理医は，何かというと「適切な病理診断を下すためには適切な臨床情報が必要である！」と強調しますし，本書でも随所に書かれており嘘ではありませんが，たまにはこんな実習や研修での取り組みはいかがでしょう？　年齢も性別も臓器も臨床情報も何もなしで，1枚もしくはそれに関連したHE標本を渡します．そこから，得られた情報だけを頼りに，ここに至るストーリーを作って発表してもらうのです．

　腫瘍でもよいのですが，非腫瘍性病変だとより効果的です．臓器はすぐわかるとして，正常構築に変化はないか？　炎症細胞浸潤の種類，程度に何か特徴がないか？　線維化は？　ところで何歳くらいの人だろう？　男・女？……いろいろなことをイメージしながら，純粋に組織標本から引き出せる情報を頭フル回転で取り出し，それらを結びつけて1つのストーリーにしてみる．対象者が自ら考えたり調べたりし始めたら，すなわち，それはアクティブラーニングと言えるでしょう．これ，病理医同士でやってみても意外に新たな発見につながるかもしれませんよ．

(福嶋)

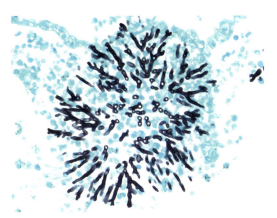

図Ⅱ-7　グロコット染色
カンジダ症．菌体は黒色に染色されている．アスペルギルスでは，Y字分岐や菌体の隔壁を認め，カンジダやムーコルなどほかの真菌との鑑別が容易となる．

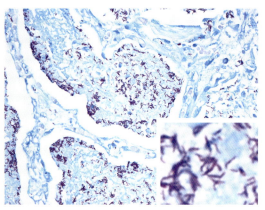

図Ⅱ-8　抗酸菌染色
肺結核症例．乾酪壊死巣が淡い青色に染め出され，そのなかに赤紫色に染色された結核菌(桿菌)を多数認める．

4. 組織内病原体を染める(図Ⅱ-7, 8)

　病原体の同定には培養やPCRが用いられることも多いが，組織学的に確認することも重要である．真菌の確認には，PASやグロコット(Grocott)染色(図Ⅱ-7)が用いられる．菌糸などの形態からアスペルギルス，カンジダ，ムーコル，クリプトコッカスなどの識別はある程度可能である．細菌の染色にはPASやグラム(Gram)染色がある．胃粘膜のヘリコバクター・ピロリ(*Helicobacter pylori*)の染色にはギムザ染色やワルチン・スタリー(Warthin-Starry)染色がある．これらはピロリ菌の同定を容易にするが，HE染色でも注意深く観察すれば，確認できる．近年再び増加傾向にある結核に関しては，抗酸菌染色〔チール・ニールゼン(Ziehl-Neelsen)染色〕(図Ⅱ-8)を行い，乾酪壊死部を重点的に観察し，赤紫染する小さな菌体を検索する．ただし，切片内では確認できないことも少なくない．組織内の弾性線維を染色するのに用いられるビクトリアブルー染色やオルセイン染色はB型肝炎ウイルスの同定に用いられることもある．

5. 組織内無機物を染める(図Ⅱ-9)

　組織内に沈着する鉄を染色したときにはベルリンブルー(Berlin blue)染色(図Ⅱ-9)，石灰化などのカルシウムの沈着を証明したいときにはコッサ(Kossa)鍍銀法を用いる．

6. 細胞診で用いられる染色(図Ⅱ-10, 11)

　細胞診によく用いられる染色法としてはパパニコロー(Papanicolaou)染色(図Ⅱ-10)とギムザ染色(図Ⅱ-11)がある．パパニコロー染色は，組織標

1 組織化学検査　33

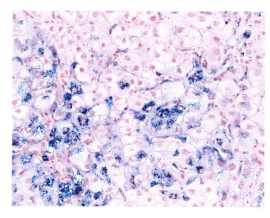

図Ⅱ-9　ベルリンブルー(鉄)染色
肝臓に沈着する鉄，ヘモジデリンが濃青色に染色されている．

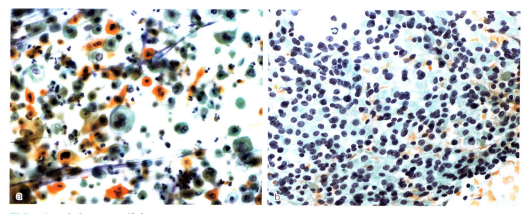

図Ⅱ-10　パパニコロー染色
a：膵臓腺扁平上皮癌(穿刺吸引細胞診)．扁平上皮細胞への分化傾向を示す細胞はオレンジGに好染する．
b：膵臓神経内分泌腫瘍(穿刺吸引細胞診)．本法は湿潤固定によって染色される．固定前に細胞が乾燥すると染色性が低下し，観察が困難となるため，検体の取り扱いには注意が必要．

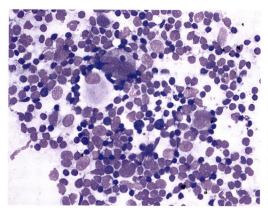

図Ⅱ-11　ギムザ染色
リンパ節捺印標本．血液塗抹標本の染色としてもよく知られている．核の大きさ，染色性，細胞質内顆粒の有無などによって，血液系細胞の鑑別が可能となる．本例はホジキンリンパ腫例．消化管においては粘液の有無も判定可能となる．

本でのHE染色に相当するルーチン染色法である．パパニコロー染色は，湿潤固定し，全体として青や緑色調の仕上がりとなる．ギムザ染色は乾燥固定によって標本作製が行われ，紫色主体の染色像を呈する．細胞診標本においても固定は非常に重要であり，検体の取り扱いには十分な注意が必要である．

2 免疫組織化学染色 (図Ⅱ-12〜16)

　免疫組織化学染色とは，特定の抗原（antigen）に結合する抗体（antibody）との抗原抗体反応を利用して，目的とする抗原物質の存在や局在を可視化する組織化学染色法である．これには，抗体に特定の酵素を標識して可視化する酵素抗体法と，抗体に蛍光色素を標識しておき蛍光発色させて観察する蛍光抗体法がある．酵素抗体法は一般に"免疫染色"や"免染"などとも呼称され，種々の疾患における鑑別・診断補助目的として日常診療に用いられている．

　免疫組織化学染色を実際の病理診断に応用するときは，以下の2点に注意する必要がある．

1. 陽性コントロールおよび陰性コントロールを同時に染めること．
2. 細胞内局在性を含む抗体の特異性を確認すること．

　さまざまな実験や検査と同様にコントロールをおくことは大切であり，組織標本においてもこれらを基準に観察する必要がある．たとえば，染まっていないから「陰性」とは必ずしも言えず，肝心の抗体が失活していたということもありうる．反対に目的の組織が染まっていたとしても，染まるはずのないほかの組織も同じように染まっているのであれば，それは非特異的な染色を考える必要があるだろう．

　「局在」とは細胞のどこが陽性になっているのかということであり，たとえば膜蛋白質は細胞膜に局在し，DNA結合蛋白質は核内に陽性像を呈する．核，細胞質，細胞膜のいずれが染色されているかを観察することで，抗体の特異性を確認することにもなる（図Ⅱ-12）．

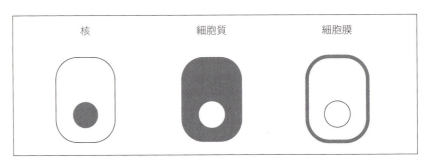

図Ⅱ-12　免疫組織化学の評価
免疫染色標本を観察するときには，陽性部位がどこであるかに注意する．細胞質内の陽性像にはびまん性のものから顆粒状，線維状など細分類可能であるが，大きく「核」「細胞質」「細胞膜」の3パターンに分けて把握しておけばよい．

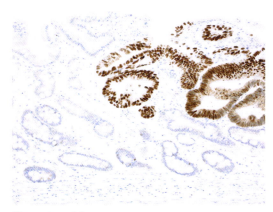

図Ⅱ-13　p53
「核」に陽性．胃癌症例で，腫瘍細胞の核が陽性となっている．

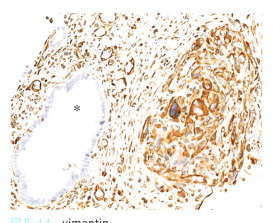

図Ⅱ-14　vimentin
「細胞質」に陽性．癌肉腫症例で肉腫様腫瘍細胞および周辺の間葉系細胞の細胞質が陽性を示している．腺管上皮は陰性を示す（＊）．

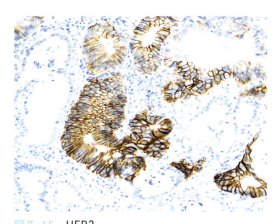

図Ⅱ-15　HER2
「細胞膜」に陽性．胃癌腫瘍細胞の細胞膜に陽性となっている．

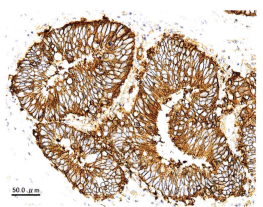

図Ⅱ-16　EGFR
腫瘍細胞（大腸高分化腺癌）の細胞膜全周にわたりEGFR蛋白を発現している．

> ### ここがHOT　1　消化器癌の個別化医療
>
> 　医療のどの分野でも「個別化医療」に向かって進んでいるようです．随分以前から中村祐輔先生（内閣府戦略的イノベーション創造プログラム・ディレクター）は「テーラーメイドメディシン」という言葉で，遺伝子異常やその発現具合に合ったがん治療を行うことを提唱されていましたが，最近では「プレシジョン・メディシン（精密医療）」などと言われ，まさにそれが現実になってきました．乳癌のHER2が有名ですが，近年は肺癌に対して，EGFR, ALK, ROS1そしてPD-L1などの分子診断で適切な治療を選択するということが身近に行われるようになってきました．
> 　こうした分子標的薬の投与の適否を判断するのに欠かせないのが，コンパニオン診断薬．厚生労働省によれば，効果がより期待される患者を特定する，特定の副作用が発現するおそれの高い患者を特定する，用法・用量の最適化または投与中止の判断を適切に実施する，といった目的で使用されるものとされています．
> 　消化器領域では，病理部門で評価が必要なものはまだHER2（胃癌），RAS（大腸癌）などに限られていますが，今後増えてくることは間違いないでしょう．また，その際，いかに定量的に評価するかということも課題となっていましたが，ナノ粒子を用いた蛍光免疫組織化学など，定量化にも道が拓けてきています．　　　　　（福嶋）

3 染色法の選択と結果の解釈

特殊染色および免疫組織化学には数多くの種類があり，それぞれ目的に応じた染色方法を選ぶ必要がある．ここでは，消化器病変の診断に役立つ抗体の選択と原発不明癌の原発巣推定に役立つ免疫染色について解説する．

● **生検標本の診断時の染色法の選択**（表Ⅱ-1）

生検の特徴は，一般に検体が小さいことである．したがって，染色可能な枚数には限りがあるため，まず，組織形態をよく観察し，そこから考えられる診断の可能性や染色の目的などを十分に考えたうえで染色法を選択する必要がある．

消化器臓器に限らないが，リンパ腫またはそれを疑うときは，現在は免疫染色なしでの確定診断は難しくなってきている．また，決め打ち的な選択は，かえって無駄を出すことになりかねないため，あらかじめ想定される病変ごとの大まかな染色セットを作っておくとよい．以上のようなことから，リンパ増殖性疾患については別の表（表Ⅲ-17 → 198頁）とした．

● **原発不明癌の診断に役立つ免疫染色**

原発不明癌の診療における病理診断も目的は，その組織型の決定と原発巣の推定であり，それが患者に対する治療を決定づけることにもつながることがあるため，その意義は大きい*1．

● **サイトケラチン抗体免疫組織化学**

サイトケラチンは上皮系マーカーとして知られているが，分子量や生化学的分析によって20種類ほどのサブタイプがある．一般的には，皮膚の重層扁平上皮などに見られる高分子ケラチン（CK1〜6，9〜16）と腺上皮などの非扁平上皮に見られる低分子ケラチン（CK7，8，17〜20）がある．これらの発現は，由来する組織によって傾向があるため，原発臓器が不明の癌について，これらサイトケラチンの発現パターンから原発巣をある程度推定することが可能となる．原発不明癌の鑑別によく用いられる CK7，CK20 の組み合わせによる発現パターンを表として示す（表Ⅱ-2）．

1) AE1/AE3（CK1〜8/10/14/15/16/19）

サイトケラチンのカクテル抗体であり，ほぼすべての上皮細胞と癌で陽性となる．"pancytokeratin"とも呼ばれ，上皮性腫瘍の同定に用いられる．例外として，肝細胞には陰性である．

2) CAM5.2（CK7/8/18）

低分子ケラチンに対する抗体．消化管や胆道系円柱上皮などの腺上皮系に陽性となり，重層扁平上皮には陰性である．

*1 少し古い研究だが，原発不明癌で多発転移巣を有した患者で，病理学的に原発巣の同定をし得たものが20％で，そこで同定された原発巣に準じた治療を受けた患者群は，原発不明癌として経験的（一般的）な治療を受けた患者群よりも有意に予後が良かったという報告がある（J Clin Oncol，1995）．

表Ⅱ-1　消化器病変に関する染色法の選択

種々の病変など	有用な染色	コメントおよび診断プロセス
各種臓器に共通の考え方		
◎癌と肉腫の鑑別	Cytokeratin Vimentin S100 鍍銀	上皮系マーカー 間葉系マーカー S100 陽性のときは悪性黒色腫の検索を行う. 個々の細胞を囲むように細網線維が見られるか(肉腫に多い), 胞巣を囲むか(癌に多い)を観察する.
◎原発不明癌の原発巣推定	CK7,CK20	別表(表Ⅱ-2)参照.
◎悪性黒色腫の検索	Melan A, HMB45	
◎リンパ腫の同定	LCA(CD45)	リンパ球系マーカーの確認. κ鎖, λ鎖の軽鎖制限の有無. T, B 細胞性の判定. 多彩な炎症細胞が見られれば, 炎症性変化であることが多い. 別表(表Ⅲ-17 → 198 頁)も参照.
◎神経内分泌腫瘍の検索	Chromogranin A, Synaptophysin, CD56, Grimelius 染色	
◎脈管侵襲の判定	弾性線維染色 CD31, D2-40	血管の弾性線維を染め出す. CD31 は血管内皮, D2-40 はリンパ管内皮を染め出す.
◎感染症が疑われた場合	PAS, Gram, Grocott	
◎肉芽腫の検索	CD68	肉芽腫を形成するマクロファージに陽性となる.
消化管病変		
◎腺腫, 腺癌と反応性変化で迷ったら	Ki-67, p53	陽性細胞の分布や陽性細胞率が参考になることがある.
◎低分化な癌の同定, 組織型判定	PAS-Alb, p63	腺癌細胞は PAS-Alb に染色される粘液を有する. 扁平上皮は p63 に陽性となる.
◎食道に泡沫様細胞がみられるとき	PAS, S100, CD68	PAS, S100 陽性なら顆粒細胞腫, CD68 陽性なら組織球の集簇
◎粘膜下に紡錘形細胞腫瘍があるとき	KIT, CD34, αSMA, S100	KIT, CD34 陽性であれば GIST. 平滑筋腫は αSMA 陽性, 神経鞘腫は S100 陽性となる.
◎ヘリコバクターの判定	Giemsa, Warthin-Starry 染色	
◎サイトメガロウイルス, EB ウイルス	CMV, EBER	EBER は in situ hybridization
◎粘液形質の判定	各種 MUC	MUC5AC, MUC6 は胃型, MUC2 は腸型
肝臓 - 胆道病変		
◎肝細胞癌と胆管細胞癌の判定	AFP, HepPar1, CK7, CK19, CA19-9 Alb, PAS	AFP, HepPar1 は肝細胞陽性. CK7,CK19,CA19-9 は胆管細胞性に陽性 胆管細胞に含まれる粘液を染め出す.
◎肝細胞癌の分化度判定	鍍銀	索状構造の厚さ, 構築の乱れを確認する.
◎血管筋脂肪腫が疑われたら	HMB-45, Melan A, αSMA	血管, 平滑筋細胞, 脂肪細胞が種々の割合で混在する腫瘍
◎非腫瘍肝に対して	鍍銀, EVG, Azan, PAS, d-PAS	
膵臓病変		
◎膵神経内分泌腫瘍の診断	神経内分泌マーカー, インスリンなどの各種ホルモンマーカー, Ki-67	鑑別を要する solid-pseudopapillary tumor は CD10 陽性, β-catenin 核内集積, 腺房細胞癌は trypsin, BCL-10 陽性.
◎粘液嚢胞性腫瘍 (MCN) の検索	ER, PgR, α-inhibin	卵巣様間質を確認する.
◎腺房細胞癌が疑われたら	trypsin, BCL-10	
◎自己免疫性膵炎が疑われたら	IgG4, IgG, EVG	IgG4/IgG を見る. 閉塞性静脈炎は EVG で検出する.

38　Ⅱ 基礎編（1）　特殊染色の基礎知識

表Ⅱ-2　CK7/CK20 の発現パターン

	CK7（＋）	CK7（－）
CK20（＋）	粘液性卵巣癌 胆道・膵臓腺癌 尿路上皮癌など	大腸癌 小腸癌 メルケル細胞癌など
CK20（－）	乳癌 肺癌 子宮内膜癌 漿液性卵巣癌など	肝細胞癌 前立腺癌 腎細胞癌 扁平上皮癌など

3）34 β E12（CK1/5/10/14）

高分子ケラチンに対する抗体．扁平上皮系に陽性となる．前立腺では基底細胞に陽性となるが，前立腺癌では基底細胞が欠落するので陽性像が認められなくなる．前立腺癌では上皮の二相性の消失によって，陽性像は確認できなくなる．

4）CK5/6

扁平上皮，筋上皮，移行上皮，中皮細胞などで発現する．腺癌細胞に陰性であることから，腺癌と低分化型扁平上皮癌の鑑別に用いられることがある．また，乳腺の乳管内病変における筋上皮細胞の有無の確認目的に使われることも多い．

5）CK7

腺上皮に広く陽性となるが，大腸上皮では陰性となる．消化管以外の多くの腺癌，中皮腫，尿路上皮癌に陽性となる．

6）CK20

正常の消化管上皮，尿路上皮およびそれらの腫瘍細胞に陽性となる．

◎ Coffee Break　7　　自分の「枠」を広げる努力

臨床医としてある程度経験のある人を，大学院研究のため，または研修のために一定期間病理部門で受け入れることがあります．そういう人たちを観察していると，やはり病理所見の飲み込みも単なる新人君たちとは違うようです．何が違うか？ それは，やはり症例に対する関心や臨床的ポイントの押さえ方などではないかと思います．

筆者の勤務する病理診断部に来た消化器内科医や外科医は，場合によっては自分が受け持ち，執刀した患者の検体について，肉眼観察・切り出しから顕微鏡観察を行い，病理所見を書き出し，診断原案をつくるというところまでやってくれます．"画像⇔肉眼⇔組織所見"の重要性はいまさら言うまでもありませんが，"臨床所見⇔画像/内視鏡所見⇔手術所見⇔肉眼所見⇔顕微鏡所見⇔診断"の総括はまさに理想の研修といえるでしょう．一般に，臨床医は臨床・画像所見に，病理医は病理所見に埋没しがちですが，患者の病態をトータルに評価する力は，自分の枠を少しでも広げる，もしくは破る努力によってしか養われないような気がします．いまさら他科での研修を行えない年頃（筆者も含む）の人たちも，フットワークを意識し自分の枠を広げる努力をしましょう．　　　　　　　　　　　　　（福嶋）

基礎編（2）

臓器・病変別　病理学的アプローチ

　病変に関する知見は日々増加し更新され続けている．すべてフォローしようと思えば分量は膨大となる．そのなかから，これだけは（臨床医も）知っておいたほうがよい，もしくは知っておいてほしいという病理関連所見について，臓器・病変別にアプローチしていく．実際の診療の場では，なるべく多くの疾患，病変を知っておくことに越したことはないが，疾患名を網羅することが本書の役割ではないので，一般的な診療での遭遇度，重要度を考えて厳選した内容にした．

　たとえば，消化管腫瘍などでは，疾患の鑑別が必要なこともももちろん少なくはないが，とくに上皮性腫瘍の場合なら異型度，進行度（壁深達度など）をどのように評価するかということがより重要であることが多い．一方，肝臓や膵臓などの充実臓器では同じような肉眼像でも全く性質の異なる病変のこともあり，最初に鑑別疾患をあげる必要があると考えた．また，リンパ増殖性疾患は，検体処理の時点から他病変と若干異なる注意点があり，また鑑別疾患も多いが，その概要は消化器を専門とする臨床医でもある程度知っておく必要があるだろう．

1 食道

1. 食道検体の取り扱い

1) 生検検体

　食道に限らず消化管粘膜の生検検体は原則として、すぐに固定液に浸漬する[*1]．検体を濾紙に張り付けて、その濾紙ごと固定液に浸してもよい．いずれの場合も生検検体をピンセットで乱暴に摘むと、組織が挫滅するので愛護的に扱おう[*2]．

　理想的な生検組織標本は、粘膜面に対して垂直に薄切された標本をいう．一方、粘膜面に対して水平ないしは斜めに薄切された生検組織は粘膜全層（最表層から粘膜深部）を評価できないので病理組織学的検索には適さない[*3]．

2) 内視鏡的切除検体

　新鮮検体の粘膜面の観察が終わったらヨード液（ルゴール液 Lugol's iodine）を塗って、ヨード不染帯（以下、不染帯）の有無と拡がりを把握する[*4]．次に発泡スチロール、ゴム板またはコルク板の上でステンレスの虫ピン[*5]を用いて検体を張り付ける．通常、粘膜面を表にして皺が寄らない程度に伸展させる（図Ⅲ-1）．また、過度に伸展すると辺縁の粘膜がちぎれたり、病変部に亀裂が入ったりするので注意しよう．切除断端に病変部が近接している場合、同部粘膜にピンを刺す必要はない．多分割切除検体は、それぞれの

[*1] すばやく固定液に浸漬しよう．

[*2] 挫滅が強いと生検組織の質的評価は困難となる．

[*3] もちろん、これは病理診断部門内の問題．

[*4] ヨード液は内視鏡検査室で使用するものと同じであり、正式名称はヨウ素ヨウ化カリウム溶液である．薬剤部からこまめに調達し、暗所に保管しておこう．

[*5] 釘は腐蝕するので駄目．

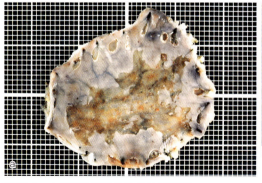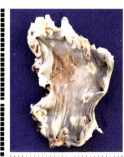

図Ⅲ-1　内視鏡的切除検体の伸展固定
　a：表在癌(pT1a-MM)．適度に伸展し固定した例．
　b：表在癌(pT1a-LPM)．伸展が不十分なまま固定した例．

検体および病変の位置関係がわかるように張り付け，努めてスケッチを残しておこう[*6]．

*6 スケッチは「要点をおさえていること」が最も大切．

3) 外科切除検体

全周性の病変を除き，病変部をむやみに分断しないように心掛けよう．亜全周性の潰瘍性病変は食道内腔に人差し指を挿入し，手探りで周堤隆起が途切れた箇所を狙ってハサミで切離すればよい．一方，早期癌・表在癌の場合は内視鏡画像を参考にしながら，病変部内の最も平坦な部分(壁深達度が最も浅いと推定される部分)または長軸方向の拡がりが最も短い部分を狙って展開すればよい．その際，手探りではなく可能な限り病変部を直視下において展開したほうがよい．そのための手順を以下に紹介する．

まず，遠位側切除断端から食道内腔に挿入した長めの組織鉗子で，近位側切除断端の食道壁をしっかりと掴み，遠位側にたぐり寄せると粘膜面が翻転する[*7]．翻転した状態で粘膜面にヨード液を塗布して病変の位置と拡がりを確認すれば適切に展開できる．また，切除した食道に胃の一部が付いていないときは，どちらか一方に糸を付けておくと近位・遠位側切除断端が容易に区別できる．

*7 粘膜の翻転は早期癌または表在癌に限定しよう．

切除した食道を固定板に張り付ける際，長軸の長さは生体に近い状態(20～25 cm)に，短軸の長さは十分な送気下における内視鏡観察での周長に近い状態(5～6 cm)に伸展するとよい．そのようにすると食道全体が長方形になる(図Ⅲ-2a)．もちろん，線維化により内腔が狭窄している例を無理に伸展させる必要はない．張り付けの際，粘膜層と固有筋層の位置がずれないように1～2 cm間隔でピンを刺していく．使用するピンの数が少なく伸展が不十分だと粘膜面に不自然な皺が寄ったり，辺縁の粘膜がくびれたりする(図Ⅲ-2b)．食道の固定に要する日数は胃・腸管と同様，1～3日でよい．

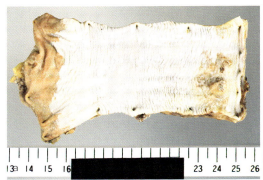 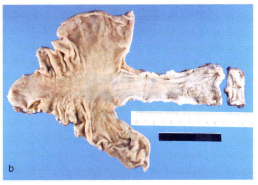

図Ⅲ-2　外科切除検体の伸展固定
a：進行癌(pT2)．短軸方向および長軸方向に適度に伸展させている．粘膜面には輪状のヒダ(畳目模様)が観察される．
b：表在癌(pT1b-SM2)．ピンの数が少なく短軸方向の伸展が不十分である．その結果，粘膜面に不自然な皺が寄っている．

4) 切除検体の切り出し

　病変の種類を問わず肉眼写真を撮る．その際，ヨード液を塗る前の写真を忘れずに撮っておこう．それは，粘膜面の性状の説明にはヨード液を塗る前の写真が必要だからである．

　固定後の食道検体を十分に水洗せずにヨード液を塗ると，新鮮検体に比べて明らかに染色性が低下する．その結果，非腫瘍部と腫瘍部との色調のコントラストが悪くなる．最低でも30分間以上，検体を水洗したのちにヨード染色を行うように努めたい．ヨード染色は霧吹きを用いてもよいし，刷毛を用いてもよいし，検体をそのままヨード液に浸してもよい．

　不染帯の位置と範囲を確認したら，いよいよ病変部に割を入れる．その後，入割(切り出し)線が確認できる写真を忘れずに撮影しよう．切り出し幅は外科切除検体では5 mm，内視鏡的粘膜切除検体は3 mm前後を目安とすればよい．いずれの場合も得られた切片の全割面が観察できる組織標本を作製(標本化ともいう)することが重要である．

*8　正確には病理部門の諸事情．

　食道癌の外科切除検体は，施設の方針*8により標本化する範囲が異なる(図Ⅲ-3)．たとえば，壁深達度が最も深い部分(最深部)を含む最大割面と切除断端のみが標本化されていることもあれば，食道胃接合部を含めて食道がほぼすべて標本化されていることもある．いずれにせよ，腫瘍の組織型，分化度，壁深達度，脈管侵襲の有無，切除断端は同じ精度で評価されることが望ましい．切り出し個数が増えれば標本枚数も当然増えるが，大小の不染帯が多発する食道(通称，まだら食道)はすべて切り出して丁寧に検索したほうがよい．それは多発する不染帯のなかに小さな癌巣が混在していることが少なくないからである．

　一方，食道癌の内視鏡的切除検体は，すべて標本化することが大原則である(図Ⅲ-4)．それは，病理組織学的検索結果に基づき次の治療方針(追加外科切除に踏み切るか否かなど)を決めるからである．検体の一部だけを標本化して病理診断を下すなど厳禁(もってのほか)である．なお，多分割切除検体は施行医と一緒に，真の粘膜切除断端や最深部を確認しながら入割したほうがよいが，それが無理ならば，病理診断申込書のスケッチを頼るしかない*9．

*9　病理診断申込書にわかりやすくオリエンテーションが記載・描画されていると，切り出しの際に大いに役立つ．誰が読んでも理解できるように工夫しよう．

2. 食道の非腫瘍性病変へのアプローチ

1) 総論的事項：臨床情報の重要性

　食道の非腫瘍性病変には胃食道逆流症に随伴する炎症(逆流性食道炎)，バレット上皮，感染症，異所性組織，薬剤性粘膜傷害などが含まれる．これらは良性病変であるから高度狭窄例を除き外科切除の対象になることはほとんどない．また，食道良性病変の組織診断は，病変の発生部位や粘膜性状のほか，臨床症候や服薬歴などを参考にしてようやく正しい診断にたどり着くこともある．要するに生検診断に臨床情報は欠かせないのである．

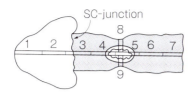

a. 単発進行癌の場合
いわゆる十文字入割を行うか，b. のように入割して，必ず，最深部を含む切片を標本化する．

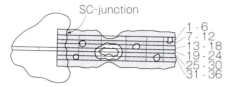

b. 単発進行癌周囲にヨード不染帯が多発している場合
図のように入割して，得られた切片をすべて標本化する．

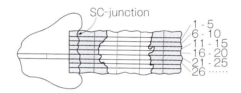

c. 表層拡大型食道癌の場合
図のように入割して，得られた切片をすべて標本化する．

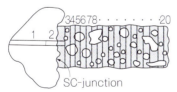

d. まだら食道の場合
図のように短軸に平行に入割してもよい．

図Ⅲ-3 外科切除検体の切り出し方法

　臨床医が食道病変の生検診断に求める究極は，当該病変が「悪性か否か」であるが，生検診断には盲点がある．生検組織は病変の一部にすぎないので，組織切片内に悪性所見が認められないからといって当該病変が悪性ではないと断言できない．たとえば，びらんを伴った癌組織の表層部が生検されると，単に食道炎と組織診断されてしまう可能性[*10]もある．びらんを伴う食

[*10] 正確には危険性．

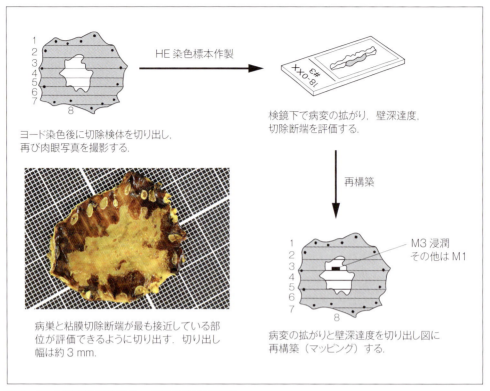

図Ⅲ-4　内視鏡的切除検体の病理学的検索過程

道癌はしばしば深部浸潤しており，これを非腫瘍性病変として経過観察することは臨床的に看過できない．疑問が生じたら些細なことでも臨床医と病理医は連絡し合い，疑問を解決する必要がある．互いに過信・盲従は慎むべきである．

2）各論的事項

さきに述べたように生検組織診断を進めるうえで病変の粘膜性状のほか，発生部位，分布状況を把握することは重要である．たとえば，凹凸が目立つのか，平坦なのか，隆起しているのか．色調は白いのか，赤みが強いのか，黄色いのか，どす黒いのか，びらん・潰瘍を伴っているのか，下咽頭や食道胃接合部との位置関係はどうなっているのか，単発か，多発か，びまん性かなどである．以下に非腫瘍性病変の診断過程を概説する．

(1) びらん・潰瘍を形成する非腫瘍性病変

びらんや潰瘍を形成する病変は悪性腫瘍とは限らない．たとえば，胃食道逆流症に随伴する粘膜傷害のほか，扁平上皮細胞や上皮下間質細胞へのウイルス感染，カンジダの侵入によっても食道粘膜は種々の程度に脱落し，びらん・潰瘍を形成する[*11]．上皮細胞や間質細胞（たとえば血管内皮細胞や線維

*11　癌性のびらん・潰瘍は生検診断の前に内視鏡的に診断してもらいたい．なかには単に食道潰瘍としか病理診断申込書に記載しない臨床医もいる．内視鏡施行医は癌を強く疑う潰瘍なのかそうでないのかくらいは明記すべきだろう．

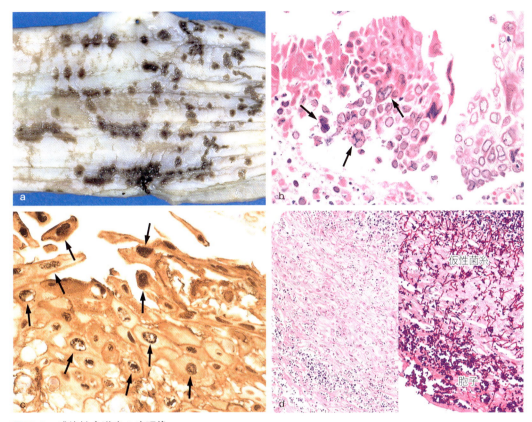

図Ⅲ-5　感染性食道炎の病理像
a：単純ヘルペスウイルス食道炎の肉眼像．食道粘膜に出血を伴う境界鮮明なびらん・潰瘍が多発している．
b：単純ヘルペスウイルス食道炎の組織像．変性扁平上皮細胞の核内にスリガラス状の封入体を見る．一部の上皮細胞は多核化（→）している．
c：免疫染色（抗単純ヘルペスウイルス抗体）．核内封入体が陽性となっている（→）．
d：カンジダ食道炎の組織像．HE染色標本（左）では重層扁平上皮内に多数の小円形または菌糸状構造を認める．円形の胞子と腸詰様形態を呈する仮性菌糸はいずれもPAS反応陽性（右）．

芽細胞）に核内封入体を形成した細胞を確認できれば単純ヘルペスウイルス（図Ⅲ-5a〜c）やサイトメガロウイルスの感染巣である可能性が高いし，滲出物や扁平上皮のなかにPAS反応陽性の真菌要素が観察されるとカンジダ感染巣の可能性が高い（図Ⅲ-5d）[*12]．

その他，炎症細胞浸潤に伴って上皮細胞や間質細胞（血管内皮細胞や線維芽細胞）の核が種々の程度に腫大する．これは反応性の核腫大であり，いずれも消化液の逆流に関連していることが多く，食道胃接合部付近に発生しやすい．したがって，病変部の発生部位，肉眼所見，胃食道逆流症の有無などの臨床情報を勘案して診断したほうがよい．次に，上皮細胞の核腫大が目立つ場合，腫瘍性病変か否かを鑑別しなければならない．その際，上皮層の表層分化（層状分化，または分化勾配）の有無を確認しよう（図Ⅲ-6）．もし表層分化が明瞭ならば，反応性異型上皮の可能性を第一に疑いたい．腫瘍との

[*12] 感染性食道炎疑診例では，びらん・潰瘍の中心部の組織とその同縁上皮の両者を生検したほうがよい．

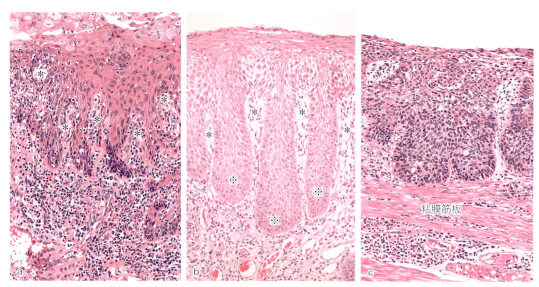

図Ⅲ-6 反応性異型上皮と粘膜内扁平上皮癌の組織像

a, b：食道炎．いずれも上皮層の傍基底細胞の核は腫大し，細胞間浮腫も目立つ．粘膜固有層乳頭（＊）は上方に伸び，結果的に上皮突起（※）が下方に伸長している．写真 a のように急性期の場合は上皮細胞間にも炎症細胞浸潤が目立つ．一方，炎症がしばらく持続すると写真 b のように傍基底細胞の過形成を示し，上皮突起の先端が棍棒状に太くなることがある．いずれも層状分化・表層分化は保持されている．

c：粘膜内扁平上皮癌(pT1a-MM)．上皮層全体にわたり核密度が高く，もはや核配列の極性は保たれていない．上皮層における層状分化・表層分化は完全に消失しており，写真 a, b とは対照的である．

病理組織学的鑑別点を表Ⅲ-1 にまとめた．一応の目安にしていただきたい．ここでは炎症に随伴して上皮細胞や間質細胞の核が腫大するという事実を知っておこう．

(2) その他の非腫瘍性病変

ヨード染色前の病変部の色調も病理診断の際，参考になる．たとえば，白色調であれば扁平上皮乳頭腫，錯角化・過角化，糖原性過形成（糖原性棘細胞症），類表皮化（epidermization），角化の著明な扁平上皮癌のほかカンジダ感染巣があげられる[*13]．また，黄白色調は異所性脂腺，黄色腫，脂肪腫が，黒色斑〜茶褐色斑はメラノーシスがあげられる．そのほか，厚くて白っぽい滲出物が膿原性肉芽腫（分葉状毛細血管腫）の発見動機となることもある．

*13 糖原性過形成（糖原性棘細胞症）はヨード染色で濃染する代表的な良性病変である．臨床医の間では和名よりも glycogenic acanthosis が浸透しているようだが，病理診断申込書に"GA"という略語を唐突に記載しても多くの病理医は「GA ?」と思うだろう．臨床医も病理医も略語の乱用は慎みたい．

3. 食道の腫瘍性病変へのアプローチ

1) 総論的事項

(1) 臨床情報の重要性

食道の腫瘍性病変のうち，日常診療で遭遇する組織型は平滑筋腫と扁平上皮癌が多い．臨床的に問題となるのは，やはり扁平上皮癌である．稀ならず口腔癌や咽・喉頭癌患者に同時性または異時性に食道癌が発生するので，消

表Ⅲ-1 反応性異型上皮と粘膜内扁平上皮癌との病理組織学的鑑別点

着目すべき所見	反応性異型上皮	粘膜内扁平上皮癌
上皮層の厚さ	炎症が持続すると肥厚	さまざま
細胞(核)の密度	再生上皮では高い	高い
核の性状・配列	時に明瞭な核小体 核は楕円形で大小不同なし 核は極性を保ち整然と配列	核小体は明瞭 類円形腫大核から紡錘形核まで 無秩序な核配列 稀に核分裂像や奇怪核出現
層状分化(分化勾配)	保持される	乱れたり消失したりする
フロント(増殖前線)形成	なし	あり
上皮下乳頭の侵入	しばしば目立つ	あまり目立たない
上皮突起の伸長	さまざま	さまざま
非特異的炎症細胞浸潤	しばしば目立つ 種々の程度に好酸球も混在	さまざま
毛細血管の拡張や増生	しばしば目立つ	さまざま

化器内科と耳鼻咽喉科の双方から生検組織診断を依頼される．食道癌は非浸潤癌であれば根治が望めるので，臨床医は小さな早期癌を拾い上げる努力を惜しまない．そして，彼らは内視鏡的に指摘した小さな不染帯を生検し，その質的診断(腫瘍か否か)を病理医に迫るのである．

そこで病理診断に必要な臨床情報について整理してみよう．たとえば「不染帯から一個生検」という記載と，「不染帯が多発する食道．早期癌を疑わせる 10 mm 以上の不染帯から2個生検．1つは不染帯の内側，もう1つは辺縁から生検」という記載から得られる情報の質は全く異なる．前者は不染帯の数も大きさも不明である．一方，後者からは早期癌だと思うがいかがだろうかというメッセージが伝わってくる．診療に必要な情報は互いに提供し，そして共有しよう[14]．

(2) 不染帯の成り立ち

健常な食道粘膜上皮はグリコーゲン(糖原)を豊富に含む非角化型の扁平上皮から構成されるので，ヨード液を塗ると茶褐色または黒褐色に発色する(図Ⅲ-7a)[15]．ところが，病的な扁平上皮はグリコーゲン含有量が減るのでヨード液との反応が不良となり染色性が低下する．染色性が低下した領域は黄桃色を呈し，これを「ヨード不染帯」または「ルゴール不染帯」と呼んでいる(図Ⅲ-7b)[16]．また，健常な食道粘膜と不染帯の中間的な染色性を呈する場合は淡染帯と呼ぶこともある．そのほか，粘膜全域にわたり淡染帯と不染帯が入り混じったり，大小の不染帯が多発したりした食道は，肉眼的に鹿の子模様を呈し，「まだら食道」または「まだら不染」というニックネームがつけられている(図Ⅲ-7c, d)[17]．なお，まだら食道の厳密な定義はないので，多分に感覚的な表現ともいえるが，臨床の現場ではよく用いられている．まだら食道には小さな粘膜内癌や異型扁平上皮増殖巣〔以前，異形成(dysplasia)と

[14] 情報が不足すると正しい診断にたどり着かないことがある．やはり病理医も臨床医も面倒がらずに情報を提供すべきであろう．

[15] ヨード液を塗布する行為を「ヨード染色」という．

[16] 不染帯のほか，「不染域」，「不染部」，「非染部」と呼ばれることもある．また，不染帯は unstained area by Lugol's iodine や Lugol-voiding lesion と英訳されている．

[17] 漢字では「斑食道」または「斑不染」と表記する．

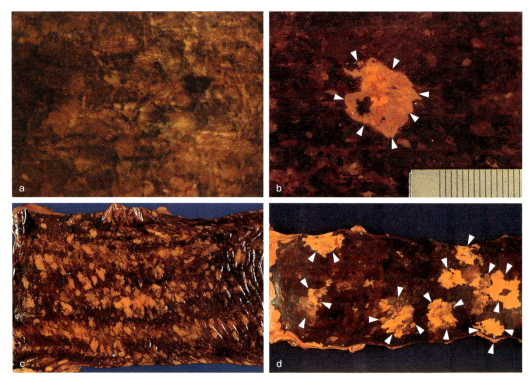

図Ⅲ-7 健常または病的な食道粘膜におけるヨード染色反応
a：健常な食道粘膜（60歳代・男性）．粘膜表面は茶褐色調に発色する．
b：表在癌（pT1a-LPM）．辺縁の一部が棘状を示す境界鮮明な不染帯（△）を認める．
c, d：まだら食道．c では数mmの小さな不染帯が多発し，淡染帯と入り混じってまだら模様を呈している．これらの多くは炎症細胞浸潤や傍基底細胞過形成に起因するものであった．一方，d では c に比べて大きな不染帯が多発し，まだら模様を呈している（△）．大きな不染帯はいずれも壁深達度 pT1a-LPM の扁平上皮癌であった．

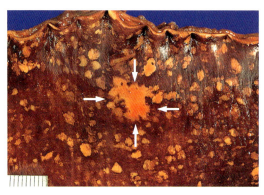

図Ⅲ-8 まだら食道に潜む粘膜内癌

数mmの小さな不染帯・淡染帯が多発したまだら食道のなかに，辺縁が不整な径10mmの不染帯（→）を認める．同不染帯は壁深達度 pT1a-EP の扁平上皮癌であった．背景粘膜の不染帯・淡染帯は傍基底細胞過形成や異型扁平上皮増殖巣であった．

呼ばれていたもの］が多発していることがある．一種の field cancerization と考えられている．まだら食道では，どこに粘膜癌が潜んでいるのかわからないが，比較的大きな不染帯を狙って生検することは癌の早期発見につながる（図Ⅲ-8）．また，まだら食道症例は咽・喉頭や胃に同時性または異時性に癌が多発することもある．これらは臨床的に重要な事項と思われる．

　不染帯は病的な扁平上皮からなる病変の存在を反映する肉眼的所見であ

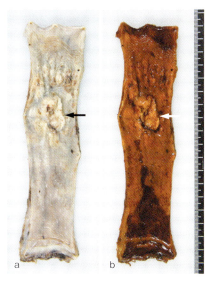

図Ⅲ-9 癌の範囲診断に寄与する
　　　ヨード染色

a, b：表層拡大型病変．a ではなだらかに立ち上がる広基性隆起性病変(0-Is)，その近傍に丈の低い粗糙な粘膜隆起(0-IIa)，そして周囲に拡がる平坦な粘膜病変(0-IIb)が観察される．平坦な病変の範囲は不鮮明である．一方，b に示すようにヨード染色を行うと長軸方向に 140 mm 以上も拡がる境界鮮明な不染帯を示し，表層拡大型病変であることが明らかとなる．Is 部分の壁深達度が最も深く，pT1b-SM3(←)であった．

る．したがって，癌ばかりではなく種々の良性病変も不染帯となることを再認識しておこう．

(3) ヨード染色の意義

　ヨード染色を行うと病変部の位置，数，上皮内における進展範囲(大きさ)，そして辺縁の性状を把握できる．とくに早期癌・表在癌の存在診断と範囲診断に寄与し，なかでも表層拡大型症例の範囲診断には有用である(図Ⅲ-9)．

　一方，ヨード染色は癌の壁深達度推定にはほとんど役立たない．したがって，壁深達度推定はヨード液を"塗る前"に行うのが鉄則である．食道切除検体の病理学的検索におけるヨード染色の意義は以下の4点に要約できる．

● ヨード染色の臨床病理学的意義
　1. 切除検体での病変の同定
　2. 表層拡大型表在癌の粘膜切除断端の肉眼的評価
　3. 主癌巣の粘膜内側方進展の有無の検索
　4. 内視鏡検査で指摘されていない副癌巣の発見

(4) 癌を強く疑わせる不染帯の肉眼的特徴

　粘膜癌のヨード染色所見としては，径 10 mm 以上，不整形，棘状(ギザギザ)の辺縁などがあげられる(図Ⅲ-10a)[*18]．前述した「まだら食道」も注意すべき肉眼所見である(図Ⅲ-10b)．

　一方，径 5 mm 未満，辺縁が整，円くて小さな不染帯は良性病変の可能性が高い．

*18 最近は 5 mm 未満の小さな上皮内癌や上皮内腫瘍も内視鏡的に正確に拾い上げられている．

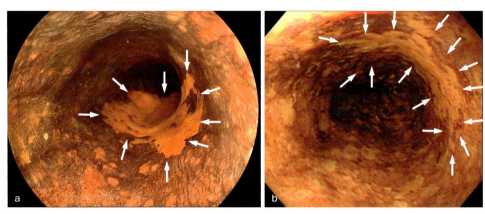

図Ⅲ-10　癌を疑わせる不染帯の辺縁性状
a：表在癌（pT1a-LPM）．3時〜9時方向に約半周性の不染帯を認める．その辺縁は不整で棘状（→）である．内部に凹凸はなく，表面平坦型病変と診断される．
b：表在癌（pT1a-LPM）．無数の淡染帯・不染帯を認め，まだら状を呈している．12時〜3時方向に10 mmを超える辺縁不整な不染帯（→）を認める．

不染帯を見つけた際に注目すべき点は以下の4点に要約できる．

○ **不染帯を発見した際に注目すべき点**
1. 大きさ：10 mm以上か？
2. 数：単発性か？　多発性か？
3. 辺縁：棘状か？　円形か？
4. ヨード染色結果：まだら状か？　非まだら状か？

(5) 不染帯の組織診断とその要点

いうまでもなく不染帯の生検組織診断結果は，治療方針を決定するうえで重要な判断材料となる．そのため不染帯の質的診断は重要である．不染帯となる小病変のうち扁平上皮癌（とくに上皮内癌）との鑑別に苦慮するものは，「反応性の異型扁平上皮」や「異型扁平上皮増殖巣」である．小さな生検組織片でこれらを鑑別するのは容易ではないが，いくつかの糸口がある．ただし，これらは粘膜面に垂直に薄切された生検組織に限り適用できる．斜め〜水平に薄切された場合や上皮全層が含まれていない場合には適用できない[19]．まず，上皮内癌と診断するための病理組織学的な根拠を整理してみよう．

*19　深く生検すると病変内部に瘢痕を生じ，これが内視鏡治療に支障をきたすので浅く生検する臨床医も多い．そのためか病理診断に苦慮する場面が多くなってきた．今後もこの状況は続くだろう．

○ **上皮内癌の病理組織学的診断根拠**
1. 核密度の高い領域の存在
2. 核配列の乱れ
3. 異型上皮細胞の領域的かつ無秩序な増殖
4. 表層部にも異型上皮細胞が分布
5. 既存扁平上皮との間に形成された明瞭な境界（フロント形成）

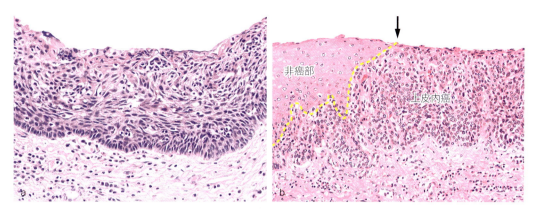

図Ⅲ-11　上皮内に限局する扁平上皮癌（pT1a-EP）の組織像

a：扁平上皮癌（pT1a-EP）．紡錘形または類円形の核を有する異型扁平上皮細胞が配列の極性を失って上皮全層性に増殖している．その結果，層状分化は認められない．表層部でも核・細胞密度が高い点に注目してほしい．

b：扁平上皮癌（pT1a-EP）．核密度の高い領域（上皮内癌）と非癌部の扁平上皮層との間に明瞭な境界線（黄色破線）を引くことができる．この境界線は oblique line と呼ばれており，フロント（増殖前線）とほぼ同義である．また，不染帯の辺縁はちょうど矢印（↓）の部分と一致する．

　以上の組織所見がすべて揃うこともあれば，一部の所見が目立つこともある．なかでも 4. と 5. の所見は重要である（図Ⅲ-11）．4. は層状分化（分化勾配）の消失を意味しており，癌を強く疑う根拠となる．5. を確認するためには不染帯の辺縁から生検する必要がある．通常，反応性異型扁平上皮は層状分化が概ね保持され，フロント形成がないかあっても不明瞭である．

☕ Coffee Break 8　異形成と上皮内腫瘍

　これまで私たちは「ただちに癌とは診断できない上皮内病変」に対して異形成（dysplasia）という用語をしばしば使用してきました．たいへん便利な術語だと言う意見もある一方で，病変の本態（全くの良性なのか，準悪性なのか）がよくわからないとも言われていました．いずれも至極当然のことと受け取れます．近年，異形成は上皮内腫瘍であると国際的に認知されるようになりました．そのため食道の領域では異形成は治療対象になると考える立場もありますが，その臨床的取り扱い（しばらく経過観察するのか，積極的に内視鏡治療するのか）に関するコンセンサスはまだ得られていません．『食道癌取扱い規約（第 11 版）』（2015 年）によると，上皮内腫瘍は「上皮の構造ならびに細胞の異型から腫瘍と判定される上皮内病変のうち，癌を除いたもの」と再定義されています．臨床医（ひいては患者）を混乱させないことが最も重要ですから，生検診断においては，① 明らかな癌なのか，② 直ちに癌とは診断できない異型上皮増殖巣なのか，③ 非腫瘍性病変なのか，を正確に判断し，適切な用語を使って報告すべきでしょう．このように書くことは容易ですが，いざ生検診断となるとかなり苦戦を強いられそうです（これは本音です）．この上皮内腫瘍の本態を巡る興味や議論は尽きないかもしれませんが，明らかな癌を見逃さないことが最も大切です．　　　（二村）

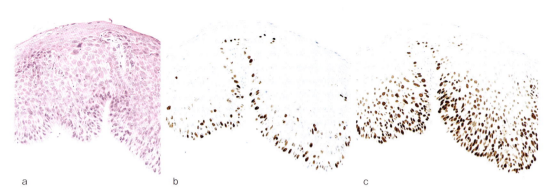

図Ⅲ-12　上皮内腫瘍性病変の病理診断における免疫染色の有用性
a：食道生検組織（長径10mmの単発不染帯）．粘膜面に対して垂直に薄切されている．上皮層の基底部から表層部近傍まで類円形腫大核をもつ異型扁平上皮細胞が増殖している．核の配列極性の乱れは軽度であるが，癌の可能性を強く疑う．
b：免疫染色（抗Ki-67抗体）．基底層から傍基底層にかけて陽性細胞が密集し，同部に増殖細胞帯を形成している．
c：免疫染色（抗p53抗体）．増殖細胞帯の範囲を凌駕してp53蛋白異常集積細胞がびまん性に分布している．この所見と病理組織学的所見を勘案して扁平上皮癌と診断した．

(6) 免疫染色の有用性

　HE染色標本で癌か否かの判定に苦慮する上皮内病変の病理診断には免疫染色がときおり役立つ．たとえば，Ki-67発現細胞の密集領域（これを増殖細胞帯という）にほぼ一致してp53発現細胞が分布する場合，腫瘍（癌）の可能性が高い（図Ⅲ-12）[*20]．なお，免疫染色ではp53発現が確認されない腫瘍（癌）も存在するので，p53陰性所見は腫瘍を否定する根拠にならない．免疫染色結果を参考にしながら，病理組織学的所見と内視鏡画像所見を勘案して癌か否かを判断する姿勢を身につけたい[*21]．

2) 各論的事項

　食道には扁平上皮癌のほかに癌肉腫や悪性黒色腫などの特殊な悪性腫瘍も発生するが，その発生頻度は著しく低い．リンパ増殖性疾患はさらに稀である．本項では発生頻度が圧倒的に高い扁平上皮癌を中心に解説する．

(1) 食道癌の壁深達度

　食道癌では粘膜癌および粘膜下層浸潤癌の壁深達度を亜分類している．とくに粘膜癌の亜分類は食道癌に特徴的である．粘膜癌を上皮内癌（pT1a-EP），粘膜固有層浸潤癌（pT1a-LPM），粘膜筋板浸潤癌（pT1a-MM）の3つに亜分類する．それぞれが旧分類のM1, M2, M3に対応する．次に固有筋層が確認できる外科切除検体では粘膜下層浸潤癌（pT1b）を最深部の位置によりSM1, SM2, SM3に亜分類している（図Ⅲ-13）[*22]．
　一方，内視鏡的切除検体では粘膜下層浸潤癌の壁深達度をSM1とSM2に大別する[*23]．粘膜筋板下端から最深部（癌組織が最も深く浸潤している部

[*20] 免疫染色標本ではKi-67とp53はいずれも核内に発現する．

[*21] 食道では傍基底細胞やリンパ組織の胚中心構成リンパ球が抗Ki-67抗体の陽性コントロールとなる．まず陽性コントロールを確認した後，増殖細胞帯の分布状況を観察するとよい．もし，切片内に陽性細胞が1つも確認されない場合，染色方法に問題があると判断してよい．

[*22] 食道では粘膜内に限局する癌に対してのみ早期癌の名称が与えられている．ちなみに粘膜下層まで浸潤すると表在癌と呼ばれる．

[*23] 粘膜癌の壁深達度亜分類の表記法は，外科切除検体も内視鏡的切除検体も同じ．

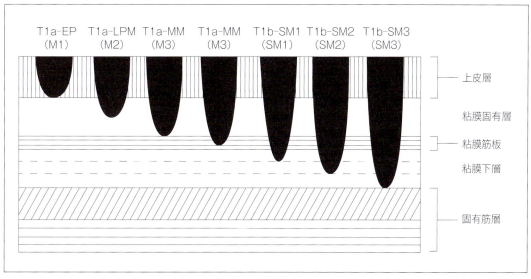

図Ⅲ-13　食道表在癌の壁深達度亜分類

T1a-EP：上皮内癌 carcinoma in situ に相当するもの．
T1a-LPM：M1とM3以外の粘膜内癌．
T1a-MM：癌浸潤巣が粘膜筋板に接したり，あるいは浸潤したりするもの．
T1b-SM1：粘膜下層の浅層1/3に浸潤するもの(注)．
T1b-SM2：粘膜下層の中層1/3に浸潤するもの．
T1b-SM3：粘膜下層の深層1/3に浸潤するもの．
(注)内視鏡的切除検体では粘膜筋板下縁から200μm以内の粘膜下層に浸潤するものをSM1，200μmを超えるものをSM2と表記する．

位)までの垂直浸潤距離が200μm未満の場合はSM1，200μmを超える場合はSM2と表記する．204μmや193μmという数値に固執する必要はない．大切なことは顕微鏡的にようやく指摘できる程度の少量浸潤なのか，大量浸潤しているのかを正しく見極めることである．また，たとえ粘膜下層の導管内に癌が進展していても導管外間質への明らかな浸潤がない限り壁深達度はpT1aである．そして，連続浸潤部の最深部よりも深い部位に脈管侵襲が存在する場合，慣習的に脈管侵襲の部位を壁深達度として扱う．たとえば連続浸潤部の最深部は粘膜固有層であっても，粘膜下層に明らかな脈管侵襲が確認されれば壁深達度はpT1bと判定する．

(2) 食道癌の脈管侵襲

　一目で判断できる場合を除き，特殊染色を併用して脈管侵襲の有無を検討したほうがよい．静脈侵襲は弾性線維染色(エラスチカ・ワンギーソン染色やビクトリアブルー・HE重染色)を，リンパ管侵襲は抗リンパ管内皮細胞抗体を用いた免疫染色で評価する．また，原発巣から離れた切除断端近傍に脈管侵襲が見つかることもあるので丁寧に検鏡しよう．

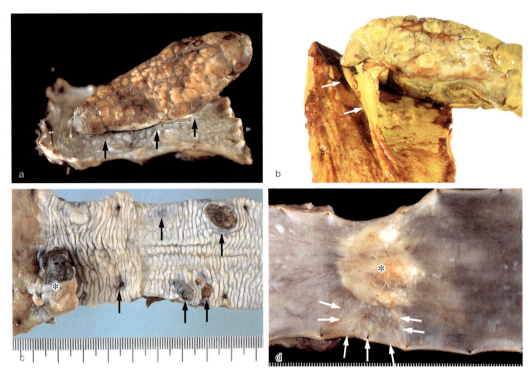

図Ⅲ-14　特殊型食道悪性腫瘍の肉眼像

a, b：癌肉腫(pT1b-SM3)．内腔に大きく突出した隆起性病変(0-Ip)で，表面は多少ゴツゴツしている．その基部は腫瘤に対して狭く，立ち上がりが急峻で，くびれている(→)．写真 b では腫瘤の基部・裾野に 0-IIc＋IIa の扁平上皮癌が連続している．

c：食道原発悪性黒色腫．0-Ip を示す主病変(＊)は腹部食道に存在し，その近位側には壁内転移巣(→)が多発している．病変は種々の程度に黒色を呈し，くすんでいる．転移巣の多くは逆行性浸潤により粘膜面に露出している．癌肉腫と同様，主病変の立ち上がりは急峻である．

d：類基底細胞扁平上皮癌(pT1b-SM3)．立ち上がりがなだらかなドーム状隆起(＊)を形成している．隆起表面の大部分は既存の上皮層に被覆され，いわゆる上皮下腫瘤の様相を呈し，張りつめた感がある．その裾野には 0-IIc の扁平上皮癌(→)が連続している．

(3) 食道癌の組織型

　日本人の食道悪性腫瘍の大部分(90％以上)が扁平上皮癌である．したがって扁平上皮癌を除くほかの組織型はいわば特殊型であり，それらに遭遇する頻度はきわめて低い．だが，そのなかには内分泌細胞癌などきわめて悪性度の高い腫瘍も含まれており，生検組織や切除検体の検索過程で特殊型腫瘍を確実に拾い上げることが重要である．特殊型腫瘍のなかには特徴的な肉眼像を呈するものもあるので，これを参考にして病理診断を進めるとよい．たとえば，有茎性ポリープ(肉眼型は 0-Ip や 1 型に相当)の場合は癌肉腫(図Ⅲ-14a,b)や悪性黒色腫(図Ⅲ-14c)が，無茎性隆起(肉眼型は 0-Is や 1 型に相当)の場合は類基底細胞扁平上皮癌(図Ⅲ-14d)が推定される．また，癌性潰瘍の一部に高度の出血や壊死を伴った領域や偏心性の不整形隆起があれば扁平上皮癌とは異なる組織型(たとえば内分泌細胞癌など)が併存している可能性もあるので，そのような部分から生検することは有意義である．もし，1 つの病変から複数個の組織を採取するのであれば，肉眼的な形態や色調が異なる部分から生検することが望ましい．

| 食道　55

⑥耳より　1　ヨード不染帯または濃染帯となる良性の食道粘膜病変

　ヨード不染帯（以下，不染帯）は非特異的な所見です．すなわち，不染帯となるものすべてが悪性腫瘍とは限りません．事実，上皮内炎症細胞浸潤，びらん（上皮欠損），上皮再生，上皮萎縮，(傍)基底細胞過形成，円柱上皮島，異所性組織（胃底腺や皮脂腺），錯角化・過角化，扁平上皮乳頭腫などは不染帯として認識されます．一方，ヨード濃染帯となる小病変は糖原性過形成（糖原性棘細胞症）に限定されます．これらの特徴を表にまとめてみました．　　　　　　　　（二村）

表　ヨード不染帯または濃染帯となる良性の食道粘膜病変

各病型	ヨード反応	肉眼・組織所見	その他
炎症・びらん（上皮再生）	淡染〜不染	単発からまだら状のものまでさまざま．炎症の程度により多彩な組織像を示す．上皮間および間質の非特異的炎症細胞浸潤．慢性化すると傍基底細胞増生や上皮突起肥大・伸長を伴う．	下部食道では逆流性食道炎に併発し，中・上部食道では単発または散在性に発生する．全周性潰瘍を形成する進行癌の近位側粘膜にも発生することがある．
上皮萎縮	淡染〜不染	特徴的な所見に乏しい．上皮層（とくに有棘細胞層）が菲薄化する．	しばしば炎症巣に随伴する．
円柱上皮島	不染	5 mm 前後の境界明瞭な円形陥凹．表面に露出した食道噴門腺（類似）組織からなる．	食道遠位部に好発．
異所性胃粘膜	不染	10 mm 前後の境界明瞭な円形陥凹．主に腺窩上皮と胃底腺組織から構成される．	食道入口部直下に好発．多発例もある．
異所性皮脂腺	淡染〜不染	5 mm 前後の黄白色調の顆粒状隆起．脂肪滴に富む泡沫状細胞質と小さな円い核をもつ細胞（脂腺細胞）が粘膜固有層に島状に集簇する．導管あり．	食道黄色腫と鑑別を要する．黄色腫には導管はない．多発例もある．
錯角化・過角化	不染	丈の低い白色調の隆起．角化層が肥厚した状態．	角化層に核が残存する場合とそうでない場合とがある．前者を錯角化，後者を過角化と呼ぶ．
扁平上皮乳頭腫	淡染〜不染	表面顆粒状の凹凸を示す白色隆起．異型を欠く扁平上皮が固有間質を軸にして乳頭状に増殖．上皮の層状分化は保持される．	典型例は桑実状隆起を呈するが，稀に丈の低い扁平隆起もある．
糖原性棘細胞症（糖原性過形成）	濃染	境界明瞭かつ表面平滑な類円形白色隆起．糖原に富む淡明な細胞質と小さな核をもつ有棘細胞の過形成巣．PAS 反応陽性．	通常，多発する．Cowden 病に併発する．

2 胃

1. 胃検体の取り扱い

1) 生検検体

生検組織片は速やかにホルマリンに浸漬する*1. 極小の組織片は検体瓶の蓋に付着して組織が乾燥することがあるので, 組織片を濾紙に付着させて濾紙ごとホルマリンに浸そう. なお, *Helicobacter pylori*(*H. pylori*)の検索を目的としている場合は生検検体を濾紙に付着させないほうがよいとする意見もある. また, 癌の切除範囲設定のために数箇所から生検した場合, 部位ごとに検体瓶を用意し, それぞれに番号を付して固定する*2.

2) 内視鏡的切除検体

最も重要なポイントはすばやく検体をホルマリンに浸すこと. これに尽きる. 切除後の胃粘膜は予想以上に自己(自家)融解が進むのでホルマリン固定を最優先すべきである.

第二のポイントは切除検体を適切に伸展して張り付けること. この張り付け作業を甘くみてはいけない. 検体の粘膜面をオモテにして, 術前検査所見を可能な限り再現した張り付けを心掛けよう. 切除検体を過伸展させたり, ほとんど伸展せずに張り付けたりすると, 術前画像における肉眼形態と乖離しやすい. 消化性潰瘍が併存していない, 浅い 0-IIc の粘膜内癌を過度に伸展させると固定後はまるで 0-IIb のように見える. また新鮮検体では粘膜切除断端の粘膜部分が内側にめくり込みやすいので, 縮んだ粘膜を愛護的にたぐり寄せて台板に張り付けよう. その他, 有茎性病変では検体を張り付けた発泡スチロールをひっくり返してホルマリンに浮遊させると, 病変部が懸垂する(ぶらさがる)ので固定後は見栄えがよい.

第三のポイントはオリエンテーションを明確にすること. 誰が見ても理解できるようにスケッチしておくとよい. また, 印刷した肉眼写真上に油性ペンで直接書きこんでもよい. そうすれば病変の組織学的な再構築図と比較できるし, 術前内視鏡写真とも比較できる.

最後に, 新鮮検体の肉眼写真撮影は短時間で済ませて, 固定後にじっくりと撮影したほうがよい. また, ホルマリンに浸して30分〜2時間ほど経過した半固定状態の検体は粘膜(小区)模様の観察に適しており必要に応じて撮影するとよい.

*1 1つ例外がある. リンパ腫のフローサイトメトリーや分子生物学的検索のために採取した組織片は, ホルマリンに浸けてはならない. 生理食塩水で湿らせたガーゼで優しく包み検査室に提出するのが原則である.

*2 これらは一種の作法なので屁理屈を言わずに励行したい.

3) 外科切除検体

　通常，大彎に沿って切り開くが，病変の占居部位によっては小彎や前壁または後壁で切り開くこともある．びまん浸潤型胃癌を除き，限局性の病変をうっかり分断しないよう注意したい．小さな病変はなおさらである．次にリンパ節を適切に処理し，肉眼写真撮影，形態計測（病変の大きさ，切除断端までの距離の計測）と続く．内視鏡的切除検体と同様，自己融解を最小限にするために一連の作業を手際よく進めよう．なお，写真撮影の際，粘膜面に付着した粘液や血液は，乾燥したガーゼで擦り取るのではなく，生理食塩水やホルマリンで湿らせたティッシュペーパーを粘膜面にそっと押しつけて吸い取るのがコツである．粘膜は愛護的に取り扱いたい．

　写真撮影と形態計測が終わったら，粘膜面をオモテにして適度に伸展しながら胃を台板に張り付ける．なお，びまん浸潤型胃癌はたいへん硬く，これを無理に伸展すると胃壁が裂けることもあるので注意しよう．その他，合併切除された膵臓は胃に付けたまま固定してもよい．膵切除断端に露出した膵管や血管（静脈）からホルマリンを注入すると膵実質の自己融解をある程度抑えることができる．また，脾臓は門部の血管（静脈）からホルマリンを注入すると良好に固定される．

　外科切除検体も内視鏡的切除検体と同様，必要に応じて半固定状態で写真撮影するとよい．完全に固定された胃の粘膜は赤みが褪せて日本人の肌色を呈し，胃粘膜特有の顆粒状模様[*3]の観察に最適である．粘膜面の観察が済んだら漿膜面も観察し，指で触る習慣を身につけよう．たとえば，進行胃癌で病変部の漿膜面がザラザラしている領域は癌組織が漿膜面に露呈していることが多い．同部の切片は最深部（腫瘍の壁深達度が最も深い部分）を評価するために絶対に必要となる．また，消化性潰瘍瘢痕を随伴する胃癌は線維化のため病変部の漿膜側が白っぽくなり硬く触れることもある．

*3　これを胃小区 (gastric area) という．「アレア」と呼んでいる．

4) 切除検体の切り出し

　内視鏡的切除検体は切り出したすべての切片を標本化することが大原則である．そして病変部と切除断端の距離が最も短い部分を正確に検索できるように入割する[*4]．入割の間隔（幅）は 2.0〜3.0 mm が適当である．再構築図を作成（通称，マッピング）できるように割線入りの肉眼写真も忘れずに撮ろう（図Ⅲ-15）．

*4　そのためには病変部と非病変部の境界を把握しておく必要がある．

　一方，外科切除検体は施設により切り出し方法や標本作製範囲・個数はさまざまであるが，腫瘍の最深部および切除断端を適正に評価するために必要な切片は確実に標本化したい（図Ⅲ-16）．粘膜内を広く進展する表層拡大型病変をすべて標本化するとブロック数が多くなるという理由から敬遠されることも予想されるが，癌が多巣状（multifocal）に粘膜下層に浸潤していることもあるので病変全体を標本化することが望ましい．切り出しの手間を惜しむあまり，病変の一部しか標本化せず，結果的に壁深達度を浅く評価するようなことはあってはならない．

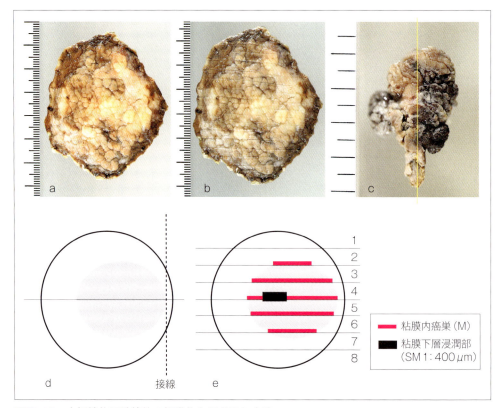

図Ⅲ-15 内視鏡的切除検体の標準的な切り出し方

a：検体の肉眼写真（入割前）．入割前に肉眼写真を撮る．
b：検体の肉眼写真（入割後）．入割後も肉眼写真を撮る．この写真上に腫瘍の粘膜内側方進展範囲や壁深達度を色分けして書き込む作業をマッピングと呼ぶ．
c：有茎性病変の切り出し．茎の中心軸から少しずらして長軸方向に割（黄色線）を入れて，最大割面切片を得るように努める．茎のど真ん中には割を入れない．
d：最初の割の入れ方．水平（粘膜切離）断端に最も近接している病変に接線（図中破線）を想定し，この接線に対して垂直に最初の割を入れる．この割線に平行に約2.0〜3.0mm幅で入割したら，写真bのごとく，もう一度肉眼写真を撮る．
e：再構築図の作成．粘膜下層浸潤癌の場合，壁深達度を色分けしてマッピングするとわかりやすい．図中の数値（1〜8）は組織切片の番号を表す．

5）術中迅速病理診断

胃癌の外科手術での術中迅速病理診断の目的は以下の3点に要約される．

1. 外科切除断端部における癌組織の有無の検索
2. 胃壁周囲組織および腹腔内の結節性病変の質的診断
3. リンパ節転移巣の有無の検索

術中迅速病理診断の結果次第では，外科医は切除範囲を変更（たとえば幽門側胃切除術を胃全摘術に変更）したり，胃切除自体を中止したりすることもある．また，術前に全く想定していなかった第二の病変（たとえば腹膜悪性中皮腫やリンパ腫など）が発見されることもある（図Ⅲ-17）．

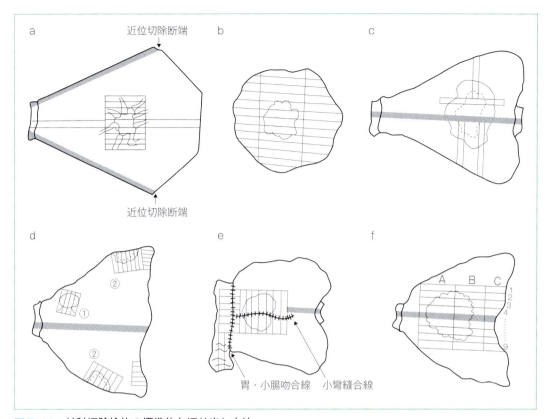

図Ⅲ-16　外科切除検体の標準的な切り出し方法

a：癌巣が大彎上に存在している場合は，小彎に沿って切り開く．なお，全摘胃では近位切除断端が図のように分断されることがある．
b：局所切除された胃は，内視鏡的切除検体と同様，図のように入割し，切片のすべてを標本化する．
c：進行胃癌は，最深部を含む切片が確実に標本化されていることが大原則である．腫瘍の浸潤範囲を知る目的で小彎と直交する割を加えることもある．なお，腫瘍の最深部は病変部の中央とは限らないので，切り出し時に各切片の割面を注意深く観察する．
d：有茎性病変（①）や分断された癌巣（②）は，小彎のラインを基準とした古典的な入割方法に固執せず，占居部位や形状に応じて割を入れる．
e：残胃全摘検体は，癌巣と小彎縫合線，胃・小腸吻合線との位置関係がわかるように，可能な限り各線と直交する割を加える．
f：表層拡大型病変では切り出し個数が多くなるので，図のように格子状に入割し，A1,2,3…，といった具合に列ごとに番号を付けるとわかりやすい．
なお，図中の■部は小彎に相当する．

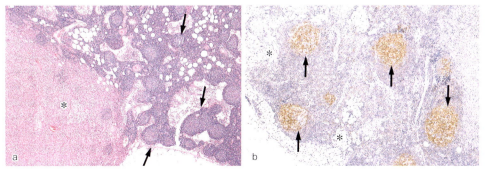

図Ⅲ-17　術中迅速病理診断で判明した第二の腫瘍（原発性胃癌と節性濾胞性リンパ腫の重複癌症例）

a：胃周囲リンパ節が系統的に腫大していた進行胃癌症例．術中迅速病理診断に提出された大彎左群（No.4sa）リンパ節には低分化腺癌の転移巣（＊）と濾胞性リンパ腫（→）が併存していた．
b：免疫染色．低分化腺癌の転移巣（＊）の周囲には BCL-2 蛋白を発現するリンパ球が結節性（→）に増殖していた．

臨床-病理ブリッジング 1　消化器切除検体の病理診断過程

　消化器病変における肉眼診断は，切除検体をよく観察して引き出した巨視的な情報（占居部位，形，大きさ，色調など）に基づき，病変の組織像や範囲を推定する行為です．その後，肉眼的に推定・判断した結果を組織学的に検証します．この組織診断は「肉眼診断の裏付け行為」です．そのために切り出しの前後で肉眼写真を撮影したり，原寸大の臓器コピーをとったりします．必要に応じて病変の拡がりや分布状況を知るためにマッピングと呼ばれる再構築作業を行います．この写真撮影や再構築作業は時間がかかって面倒だという声を耳にすることがありますが，とても残念です．物事の裏付けに時間と手間がかかることは当然ですので，多少の辛抱は必要です．肉眼像と組織像を絶えず対比することにより観察すべきポイントが次第にわかってきます．この白いブツブツは何か，このゴツゴツは何か，など細かい点も気になってきます．そのような時期を過ぎて，観察力が磨かれてくると，たとえば，この隆起の主体は粘膜下層浸潤部の腫瘍組織によるものなのか，粘膜内腫瘍によるものなのかなど，一歩踏み込んで検証できるようになります．さらに，肉眼像から腫瘍の組織型や分化度，さらには壁深達度なども高い正診率で推定できるようになります．このレベルに達すると，臨床画像との対比も少しだけ「正確」になりますし，作業に没頭するようになります．いったん，消化器病診断学の醍醐味と深遠さを知ると，日々の診療の質も少しだけ向上するのではないでしょうか．その道のりは険しく長いかもしれませんが，観察という普遍的な行為を粛々として継続することが肝要です．肉眼診断に王道も，卒業もありません．そして，少しの苦い経験も糧として必要です．

　最後に，消化器切除検体の病理診断過程の概略を図に示しました．①と②を繰り返すことこそが消化器病理診断の真骨頂です．観察者は「判断材料」「判断基準」「判断結果」から病理診断を導き出しています．1つ目の「判断材料」とは「病理診断を導くために必要な所見」です．2つ目の「判断基準」とは「信頼に足る客観的な基準」です．そして3つ目の「判断結果」とは判断材料と判断基準を勘案して「最終的に判断した結果の内容」です．これらは相互に矛盾なくつながり，病理診断を導く根拠となるべきものです．この過程を経て消化器病変の病理診断は完結します．その診断結果は臨床病理検討会を通じて多角的に検証されることが望ましく，もし病理診断と臨床診断との間に看過できない乖離が生じた場合は徹底的に議論する必要があります．そして，乖離した原因を解明し，共有することが肝要です．なぜなら病理診断は紛れもなく患者のために行うものであるからです．　　　　　（二村）

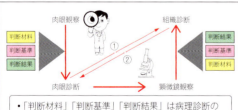

- 「判断材料」「判断基準」「判断結果」は病理診断の三大要素である．
- 「判断材料→判断基準→判断結果」の順に並べて診断を導き出す．
- ①は推定行為で，②は裏付け行為である．

判断材料	病理診断を導くために必要な所見．たとえば，病変の形，表面性状，色調，占居部位や腺管形態，核の形状など．
判断基準	上記の材料を判断するための客観的な基準．
判断結果	上記の「判断材料」と「判断基準」を勘案して判断した内容．

図　消化器切除検体の病理診断過程の概略
肉眼像と組織像を対比する作業を繰り返すことにより肉眼診断の質は少しずつ，しかし確実に向上する．

術中迅速病理診断の目的を果たすために臨床医に求められるのは以下の2点である.

1. 臨床情報(生検組織診断結果)と検査目的を正確に病理側に伝えること.
2. 検索すべき部位を含む組織を病理側に提出すること.

たとえば,広範囲に粘膜内側方進展(いわゆる IIb 進展)している胃癌の近位切除断端を評価する際は,かならず粘膜層を含む検体を提出すべきである.また,びまん浸潤型(4型)胃癌の切除断端を評価する際は,壁全層を検体として提出しなければ意味をなさない.言うまでもなく,臨床医は術中迅速病理診断で何を知りたいのか明確にしておく必要があるし,そのことを担当の病理医に正確に伝えることも大切である.無意味(無目的)な迅速病理診断は行うべきでない[*5].

*5 有意義な診療行為になるよう互いに努めるべきであろう.

2. 胃の非腫瘍性病変へのアプローチ

1) 総論的事項

胃の非腫瘍性病変の種類は実に多いが,遭遇する頻度からみると慢性胃炎,びらん・潰瘍,過形成性ポリープ,胃底腺ポリープが圧倒的に多い.稀にアニサキス症,炎症性類線維性ポリープ,自己免疫性(A型)胃炎[*6],クローン病,サルコイド症,移植片対宿主病(graft-versus-host disease;GVHD),アミロイド症などの特殊な病変がある.その他,異所性膵,憩室,薬剤や透析に関連した胃病変も経験される.これらの病変は一部を除き切除対象となることは少ないため,生検による診断確定を求められることもある.しかし,粘膜下組織以深に主座を置く病変の生検診断には限界もあるし,臨床情報がなければ診断確定に至らない例もある.

*6 A型胃炎は69頁を参照.

病理診断に必要な臨床情報には,臨床診断名,現病歴,治療歴(外科手術,除菌療法,化学療法,透析など)のほか,病変の占居部位(噴門腺,胃底腺・体部腺,幽門腺),性状(隆起,陥凹,びらん・潰瘍),色調(同色調[*7],赤色調,褪色調,黄白色調,黒色調),個数(単発性,多発性,集簇性),がある.これらの情報と組織学的検索結果を勘案して病理診断に臨むことが基本中の基本である.臨床情報あっての病理診断であることを再確認したい[*8].

*7 正色調と表現することもある.

2) 各論的事項

非腫瘍性病変とこれに関連する諸変化を上皮性と非上皮性に大別して概説する.上皮性病変は上皮の変化が主体をなすものである.たとえば,過形成性ポリープ,胃底腺ポリープ,再生上皮,腸上皮化生のほか,粘膜深部に観察される内分泌細胞微小胞巣や偽幽門腺化生(副細胞過形成)もある.過形成性ポリープのように間質の変化を随伴しているものもある.

一方,非上皮性病変は間質成分の増生やさまざまな物質の沈着などから成り立っている.たとえば,炎症性類線維性ポリープ,肉芽腫,リンパ組織過

*8 臨床情報がほとんどなくても正しい病理診断を導き出すベテラン病理医もいるが,その数は限られている.われわれは常に基本に忠実であるべきで,臨床情報を参照する手続きを省略してはならない.

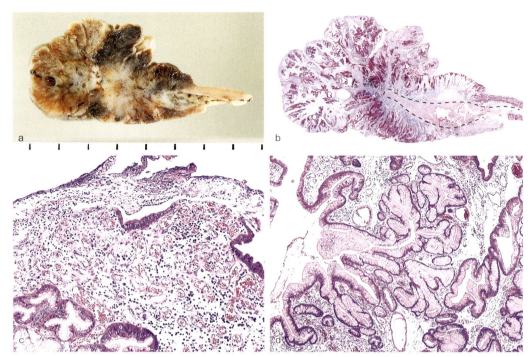

図Ⅲ-18　胃の過形成性ポリープ
a：最大割面切片．茶褐色に変色した（固定前は赤みの強い）分葉状のポリープ．
b：最大割面切片のルーペ像（PAS染色）．PAS反応陽性粘液をもつ腺窩上皮の過形成と間質の浮腫が目立つポリープである．
　　一部では腺窩上皮の過形成が粘膜筋板（破線）の近くまで及ぶ．
c：びらん部の組織像．間質には毛細血管新生のほか、炎症細胞浸潤と浮腫を認める．核が腫大した再生上皮も観察される．
d：非びらん部の組織像．粘液に富む，よく成熟した腺窩上皮の過形成によって形成された管状胞状腺を見る．

形成のほか，アミロイド症などがある．肉芽腫といってもサルコイド症や結核菌感染症によるものから特定の薬物（炭酸ランタンなど）を貪食した組織球の集簇巣までさまざまである．

　非腫瘍性病変は特殊な場合を除き切除されることは少なく，胃粘膜生検で診断が確定すれば経過観察されたり，内科的に治療されたりすることが多い．胃粘膜生検では粘膜層と粘膜下層（粘膜下組織ともいう）の一部しか採取できないので検索範囲に制限がある[*9]．そのため，これまで胃粘膜下腫瘍を生検で診断することは困難とされてきた．しかし，粘膜深部から粘膜下層にかけて病変を形成するものは病変を掘り起こすように生検すれば診断確定に至ることもある[*10]．以下，代表的な非腫瘍性病変の要点を述べる．

(1) 過形成性ポリープ　hyperplastic polyp

　最も代表的な胃ポリープ[*11]で，増生した腺窩上皮とその間質から構成される（図Ⅲ-18）．そのため腺窩上皮（型）過形成性ポリープとも呼ばれる．ごく稀に癌化する（癌の組織型は高分化管状腺癌が最多）．胃内のどこにでも発生するこのポリープは，大きくなると30 mmを超え，種々の程度のびらんを伴いやすく，赤みの強いポリープとして認識され，ホルマリン固定後は鶏

[*9] 生検を繰り返しても診断が確定しない粘膜下腫瘍は内視鏡的に摘除されることもある．また，最近は超音波ガイド下での穿刺吸引も行われるようになった．

[*10] その代表例がGISTである．

[*11] 胃のポリープは，「胃粘膜の限局性隆起性病変」と定義されている．ひらたく言えば，肉眼的に胃内腔に突出する隆起を形成する病変の総称である．したがって，良性上皮性病変のみならず，悪性腫瘍も含まれる．胃ポリープの肉眼分類については耳より（→65頁）を参照．

冠状〜分葉状の肉眼像を呈する[12]. 腺窩上皮はびらん部では種々の程度に再生変化（時に異型）を示すが，非びらん部ではよく成熟している. ポリープの間質には種々の程度に炎症細胞浸潤，浮腫，毛細血管新生・拡張，線維素析出や線維芽細胞増生ならびに粘膜筋板に連続した樹枝状の平滑筋線維を認める. なお，さきに述べたびらん部の再生変化を異型度の低い高分化腺癌と誤認せぬよう十分注意したい. 隣接する腺や上皮と明確な境界を形成し，かつ一般的な癌腫の診断基準を満たす場合に限り，過形成性ポリープの癌化巣と診断すべきである.

(2) 胃底腺ポリープ fundic gland polyp

腺窩上皮（型）過形成性ポリープとならんで遭遇頻度の高い胃ポリープである[13]. 胃底腺の単純過形成からなる径3〜5mm程度の小型半球状ポリープで，しばしば胃底腺の嚢胞状拡張を伴う（図Ⅲ-19a）. 色調は周囲粘膜と大差なく，表面は平滑である. その名のとおり胃底腺領域に発生し，しばしば多発する. 周囲粘膜は *H. pylori* 未感染の状態であることがほとんどである. また，家族性大腸腺腫症では胃底腺領域に同ポリープが密在することがあり，これを胃底腺ポリポーシスと呼ぶ（図Ⅲ-19b）.

最近，プロトンポンプ阻害薬の普及により同ポリープに類似した病変を経験する機会が増してきた. このようなポリープの壁細胞は丈が一段と高く，先端部がまるでカモのくちばしのような細胞形態（parietal cell protrusion）を呈している（図Ⅲ-19c）. そのため低倍率で観察すると胃底腺の腔の縁取りが鋸歯状に見える. 同様の変化は透析患者でも観察されることも判明している. 肉眼的には数mmの小隆起が多発したり，モコモコと形容される独特な粘膜像を呈したりする（図Ⅲ-19d）[14]. プロトンポンプ阻害薬関連のポリープは休薬によりサイズが縮小し，数が減少することも確認されている. いずれも血清ガストリンに関連した変化と推測されている. わが国の疾病構造を考慮すれば，今後増加するかもしれない.

(3) 吻合部ポリープ状肥厚性胃炎 stomal polypoid hypertrophic gastritis

胃切除術（とくに Billroth Ⅱ法）後の胃・空腸吻合部の胃側粘膜に芋虫状〜山脈状と形容される隆起を形成した状態で，ポリープ状嚢胞状胃炎（gastritis cystica polyposa）とほぼ同義である. 組織学的には幼若な腺窩上皮の過形成と胃底腺の偽幽門腺化生と腺の不規則な嚢胞状拡張を認める. 稀に拡張腺管が伸長し，粘膜下層に侵入することがあるが，あくまで良性の変化である. この所見を腺癌の浸潤と見誤ってはならない.

(4) 炎症性類線維性ポリープ inflammatory fibroid polyp

組織学的には粘膜固有層深部から粘膜下層におよぶ小血管増生を伴う線維芽細胞類似の紡錘形細胞（たいてい CD34 を発現）の増殖巣で，種々の程度に好酸球浸潤を伴う. 初期病変はなだらかに立ち上がる粘膜隆起を呈し（図Ⅲ-

*12 逆に，30mmを超えているにもかかわらず，びらんをほとんど伴っていない場合は腫瘍性病変の可能性も否定できない.

*13 最近は *H. pylori* 未感染者が増えてきたせいか，胃底腺ポリープに遭遇する頻度が以前よりも高くなったような気がする. 今後は胃ポリープの代表格となるかもしれない.

*14 胃炎研究者とくに胃炎の京都分類作成に携わった臨床家の間では，この肉眼像を「敷石状胃粘膜」または「もこもこ胃炎（もこもこ胃粘膜）」と呼んでいる. いまのところ，「でこぼこ胃粘膜」という言葉は聞かない. 「もこもこ」のほうが「でこぼこ」よりも厚みがあって均一に膨らんでいるさまを適切に表現しているからだろう.

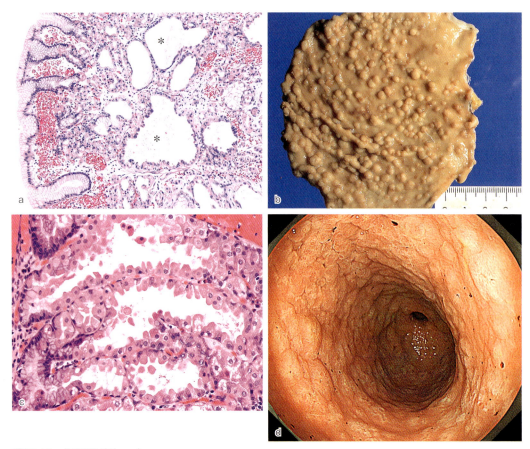

図Ⅲ-19　胃底腺ポリープ
a：胃底腺ポリープ．写真左側は粘膜表層部である．胃底腺の単純増生と部分的な拡張(＊)を見る．間質に有意な炎症細胞浸潤は認めない．
b：家族性大腸腺腫症患者の胃切除検体．胃底腺領域に5 mm程度の表面平滑な同色調の半球状ポリープが多発している．胃底腺ポリポーシスの状態である．
c：プロトンポンプ阻害薬に関連した壁細胞過形成．写真左側は粘膜表層部である．ピンク色の細胞質と円い核をもつ壁細胞の丈は高く，腺腔に突出している(parietal cell protrusion)．一部の壁細胞の細胞質に空胞形成を見る．
d：透析患者胃の敷石状粘膜(胃体部の見下ろし像)．まるで石を敷き詰めたように見える．

20a)．大きくなると頂部にびらん・潰瘍を伴い病変部が露出することもある．この露出部を種々の程度に肉芽組織が被覆し，露出部周縁を過形成粘膜が囲むと，タコの鉢巻状と形容されることもある．割面の色調は淡い茶(ベージュ)色に近く，黄色調の脂肪腫とは容易に区別できる．触感はゴム様である．

　紡錘形細胞が小血管周囲に渦を巻くように増殖する像(図Ⅲ-20b)を典型像とするが，陳旧化するとその所見に乏しく，むしろ間質の膠原線維が目立つ．病理診断に際しては好酸球浸潤の程度や有無に固執しなくてもよい．本ポリープは胃では幽門腺領域(幽門前部〜前庭部)に好発する．したがって胃底腺領域に発生した粘膜下腫瘍の鑑別対象として本ポリープは，不適当である．本ポリープは粘膜深部を含む生検組織であればほぼ診断可能であるから，病変部を掘り起こすように生検することを推奨したい．なお，このポリープの真の発生原因はいまのところ不明である[*15]．

＊15　このポリープは，古くは好酸球性肉芽腫(eosinophilic granuloma)，胃線維腫(gastric fibroma)などと呼称され，その命名に関して混乱した経緯がある．現在は"inflammatory fibroid polyp (IFP)"が汎用されているが，その邦訳は研究者により若干異なる．

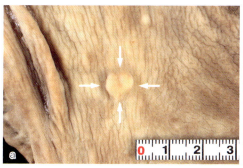 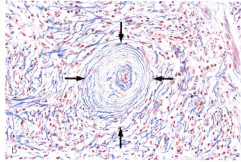

図Ⅲ-20　胃の炎症性類線維性ポリープ
a：肉眼像．幽門前庭部に発生した径 8 mm の粘膜隆起（→）．病変の基部はわずかにくびれている．色調は周囲粘膜と同じ．
b：組織像（マッソン・トリクローム染色）．小血管周囲に線維芽細胞類似の紡錘形細胞が渦巻き状（→）に増殖し，その周囲にはリンパ球，好酸球浸潤のほか，青く染まった膠原線維を見る．

耳より　2　胃ポリープの肉眼分類

　私たちは胃のポリープに遭遇すると，いとも気軽に「山田○型の肉眼形態を示し……」と表現しています．この上なく便利な肉眼分類であり，世代を問わず，「山田の分類（通称）」として臨床医にも病理医にも認知されています．これから先も汎用され続けることでしょう．本分類の魅力は，「誰もが容易に使える肉眼分類である」ことに尽きます．なかには胃だけでなく小腸・大腸ポリープにも運用する方もいます（筆者は胃に限定しています）．なお，胃ポリープは限局性の胃隆起性病変とほぼ同義ですが，その英訳は討議の末，"elevated lesion" ではなく "polypoid lesion" になりました．ちなみに，胃ポリープは，胃に発生した限局性の粘膜隆起性病変をすべて包含しています．すなわち，当該病変の良・悪性や組織型に関係なく，「胃の内腔に突出したものすべて」を包含しています．

　本分類の提唱者である山田達哉博士（当時，国立がんセンター放射線診断部）は，同僚の福富久之博士とともに胃ポリープの切除検体（とくに外科切除検体）を蒐集し，その肉眼形態を徹底的に見直しました．彼らは隆起部の大きさ，高さ（丈），表面性状は考慮せず，"立ち上がり（起始部）の形状" に着目して 4 つの肉眼型（無茎性の

ものはⅠ，Ⅱ，Ⅲ型，有茎性のものはⅣ型）を設けました（図）．1965（昭和 40）年の秋，彼らは内視鏡学会と胃集検学会との合同シンポジウムで，「胃隆起性病変の頻度と診断」と題して本分類を発表し，その臨床的意義を，翌年，雑誌『胃と腸』第 1 巻第 2 号 145〜150 頁に記述しました．　　　　　　　　　　　　　　　　（二村）

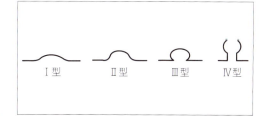

図　胃隆起性病変の肉眼分類

隆起Ⅰ型：隆起の起始部は滑らかで，明確な境界線を形成しないもの．
隆起Ⅱ型：隆起の起始部に明確な境界線を形成してはいるが，「くびれ」を認めないもの．
隆起Ⅲ型：隆起の起始部に明らかな「くびれ」を形成しているが，茎の認められないもの．
隆起Ⅳ型：明らかに茎があるもの．
〔山田達哉，他：胃隆起性病変．胃と腸 1：145-150，1966 より〕

*16 2本のヒダが合体して1本になることを「ヒダの融合(ゆうごう)」という．これを「癒合(ゆごう)」と表現するのは誤り．また，「粗糙(きめがあらく，ザラザラしていること)」を「粗造(粗雑なつくり)」と混同してはならない．

表Ⅲ-2　良性潰瘍と癌性潰瘍の肉眼像の大まかな相違点

	良性潰瘍	癌性潰瘍(胃癌)
潰瘍面	辺縁は整，内部は均一	辺縁は不整，内部は不均一
粘膜ヒダの先端	なだらかに消失	太い，先細り，途絶，融合[*16]
潰瘍の周縁	浮腫によるなだらかな隆起	急峻または表面粗糙[*16]な隆起，不整で浅い陥凹

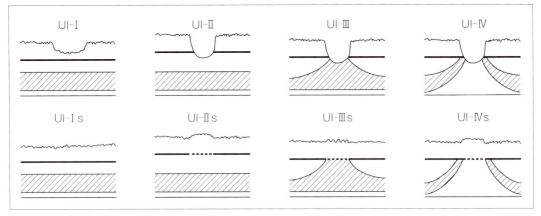

図Ⅲ-21　胃潰瘍の組織欠損の深さによる分類
上段は開放性潰瘍，下段は治癒期潰瘍(潰瘍瘢痕)をあらわす．UIのあとに瘢痕(scar)のsを付けることで開放性潰瘍と区別している．図中の太線は粘膜筋板を，斜線部は固有筋層をあらわす．

(5) 胃潰瘍　gastric ulcer

　胃潰瘍は攻撃因子(胃酸)の増強あるいは防御因子の減弱に起因する同部の組織欠損と定義され，十二指腸潰瘍とあわせて消化性潰瘍と呼ばれている．通常，胃潰瘍は胃体部小彎や腺境界部の幽門側に好発する．言うまでもなく，最も重要なことは癌性潰瘍との鑑別である(表Ⅲ-2)[*17]．

　胃潰瘍は"組織欠損の深さ"により4つに分類される(図Ⅲ-21)[*18]．

　　UI-I　：粘膜欠損にとどまる，びらん相当の浅い潰瘍．
　　UI-II ：粘膜下層までの組織欠損．
　　UI-III：固有筋層までの組織欠損．ただし，筋層の完全断裂はない．
　　UI-IV：固有筋層が完全に断裂し，漿膜(下)組織に及ぶ組織欠損．

*17 癌浸潤に起因する潰瘍は，消化性潰瘍に対して「癌性潰瘍」と呼ばれる．癌性潰瘍の潰瘍底部に腫瘍組織塊が大量に残存している点が，消化性潰瘍との鑑別点となる．

*18 提唱者 村上忠重博士(故人)にちなみ，もっぱら「村上分類」と呼ばれている．

　その他，成因や時間軸による臨床的な分類もある．以下に時間軸による分類を要約する．

　急性潰瘍は，粘膜の浮腫，点状～斑状の発赤を伴うびらん・潰瘍と定義される．出血すると潰瘍底部に凝血塊(いわゆる黒苔)が種々の程度に付着する．線維性瘢痕組織を欠くため，潰瘍底部の表面は均一，その周縁(輪郭)はおおむね整っている(図Ⅲ-22a)．

　一方，慢性潰瘍は円形ないし楕円形の境界明瞭な組織欠損(これを円形潰瘍[*19]と呼ぶ)で，活動期の深い潰瘍の底部には，最表層から順に，①滲出層，②類線維壊死層，③肉芽組織層，④線維化層の四層を形成する．やが

*19 円形潰瘍のほか，高度の小彎短縮をきたしやすい線状潰瘍もある．線状潰瘍の成因はいまのところ不明だが，腺境界に沿うように弧状に存在することが多い．

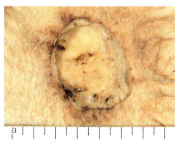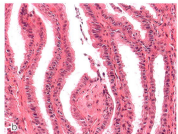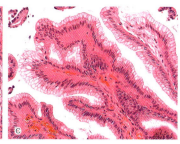

図Ⅲ-22　胃潰瘍
a：肉眼像．胃体中部前壁小彎寄り(腺境界部の幽門側)に輪郭の整った潰瘍を認める．潰瘍周縁粘膜は浮腫状で褐色調を呈する．潰瘍底部の表面は均一で，所々に凝血塊(黒苔)が付着している．潰瘍周縁および底部には線維症を欠き，粘膜ヒダの集中は認めない．以上の所見から急性(開放性消化性)潰瘍と判断できる．
b：幼若な再生上皮．写真 c に比べて細胞質の分化が未熟で，粘液量は少なく，核はクロマチンが増量し腫大している．また，核周囲に明暈(明るく抜けた部分)を見る．
c：成熟した再生上皮．強く基底側に寄る核と粘液に富む細胞質をもつ，丈の高い腺窩上皮を見る．

て血栓，壁内神経叢の増生，粘膜筋板と固有筋層の融合，潰瘍周縁部からの幼若再生上皮の置換・伸長などの所見が加わり，組織欠損部を再生粘膜が完全に被覆すると，潰瘍瘢痕と化す．

　初期は単層の幼若な再生上皮(図Ⅲ-22b)にはじまり，経過とともに表層部では成熟した腺窩上皮(図Ⅲ-22c)を，深部では幽門腺類似の粘液腺を形成して特徴的な房状構造を呈する再生粘膜となる．幼若な再生上皮は細胞質の分化が未熟で，粘液産生は少なく，核はクロマチン増量を伴い腫大している．これは潰瘍の修復過程における形態変化(再生に伴う異型)であって，腫瘍性変化(腺腫や腺癌における異型)とは明確に区別されなければならない．幼若な再生上皮は，日常の生検病理診断ではGroup 2と判定されることもある．高分化腺癌との鑑別に苦慮する場合は内視鏡所見(潰瘍周縁の性状)の見直しはもちろん，3か月を目安にした再生検も検討したい．

(6) 急性胃炎　acute gastritis

　急性胃炎は胃粘膜に発赤，浮腫，びらんなどの炎症性変化が急激に発生した状態と定義され，とくに所見の激しいものを急性胃病変ないしは急性胃粘膜病変(acute gastric mucosal lesion：AGML)と呼ぶ．病理組織像は下記の急性炎症の所見1．2．3．が主体で，粘膜傷害の程度と時期により4．5．の所見が加わる．

　また，病変部やその周囲粘膜の表層粘液内や腺窩上皮表面には，しばしば桿状細菌(ほとんどが H. pylori)が認められる．

○ 急性胃炎(急性胃粘膜病変)の病理組織学的所見
1. 充血(小血管内の赤血球充満)と出血
2. 滲出(間質の浮腫や線維素析出)
3. 炎症細胞(好中球，リンパ球，形質細胞)浸潤
4. 肉芽組織(毛細血管新生と線維芽細胞増生)
5. 上皮の再生

(7) 慢性胃炎　chronic gastritis

　ここでは，慢性胃炎の最も普遍的な型と理解されている萎縮性胃炎を中心に解説する[20].

　萎縮性胃炎は病理組織学的には固有胃腺の減少・消失を伴う胃炎と定義され，その原因と分布の違いから多発巣状萎縮性胃炎と自己免疫性萎縮性胃炎とに大別される.

① 多発巣状萎縮性胃炎

　H. pylori 感染が主病因と考えられ，幽門腺領域から胃体部にかけて多発巣状～びまん性に拡がるタイプの慢性胃炎である. 固有腺の部分的ないし系統的な減少・消失と当該部に加わる腸上皮化生や偽幽門腺化生（副細胞過形成）が特徴的である（図Ⅲ-23a,b）. さらに進行すると，より単純な腺と化し，粘膜深部には腺腔の囊胞状拡張が目立つようになるほか，粘膜筋板の肥厚や間質の線維症も観察される. これは，慢性胃炎の最末期像と理解される.

　胃炎の京都分類では，胃粘膜固有層に好中球浸潤（活動性炎症）とリンパ球と形質細胞浸潤（慢性炎症）を伴った状態を慢性活動性胃炎と定義し，「H. pylori 現感染胃粘膜」に対応させている（図Ⅲ-23c,d）. これに対し，胃粘膜固有層に少数の成熟リンパ球と形質細胞が残存し，前述の活動性炎症がほとんど認められない状態を慢性非活動性胃炎と定義し，「H. pylori 既感染胃粘膜」に対応させている. これは，H. pylori 除菌治療後の状態または高度萎縮により H. pylori が自然消失（自然除菌）した状態と解釈してよい[21].

*20　全世界に共通する，慢性胃炎の定義はいまのところ存在しない.

*21　他の目的で抗菌薬を使用している場合にも H. pylori が消失することがある. これを偶然除菌または偶発除菌という.

◎ Coffee Break 9 　胃炎とその分類

　わが国独自の胃炎分類が臨床家により次々と提唱され，各学派により運用されてきました. その間，慢性胃炎の成因や概念・定義を巡る学術的論争が絶えませんでした. そもそも慢性胃炎とは何か？　粘膜萎縮の肉眼的, 病理組織学的な判断材料は何か？　など枚挙に暇がありません. さて，H. pylori 発見以来，胃炎の診断における世界共通の基準を作成することが希求され，Sydney System が提案されるに至りました. わが国では，この診断システムの実臨床における運用上の問題点を明確にし，それを克服することを目指していく過程で，H. pylori 感染の有無を高い精度で，しかも容易に内視鏡的に診断できるようになりました. そして，胃癌が発生しやすい胃粘膜か否かという胃癌発生リスクをもある程度，評価できるようになりました. こうして H. pylori 除菌治療全盛期における胃炎診断学は発展し続け，近年，わが国の臨床家が中心となり「胃炎の京都分類」が作成され，胃炎の内視鏡所見はこの分類に準じて記載されるようになってきたのです. 適宜，新しい知見をとり入れながらこの分類を補完していくとのことです. 慢性胃炎とは何ぞや？　という疑問に向き合い，学術的にとことんまで突き詰めてこられた先達に敬意をあらわさずにはいられません.

（二村）

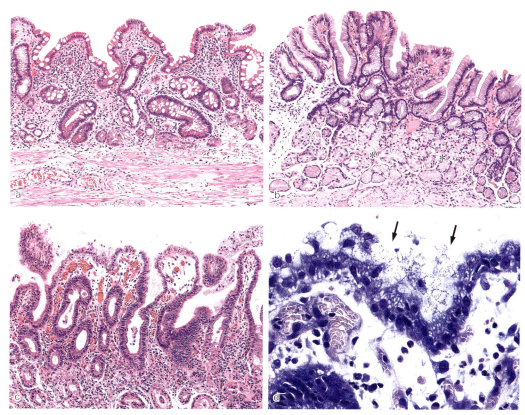

図Ⅲ-23　多発巣状萎縮性胃炎および慢性活動性胃炎

a：多発巣状萎縮性胃炎(体下部前壁)．体部腺の系統的な減少と腸上皮化生が特徴的である．粘膜表層では胃本来の腺窩上皮は著しく減少し，吸収上皮や杯細胞に置換されている．また，粘膜深層には核上部に赤い顆粒をもつパネート細胞が散見される．
b：体部腺の偽幽門腺化生(体上部前壁)．体部腺領域の胃粘膜の丈は低くなり，とくに壁細胞と主細胞の減少が目立つ．同部には白く抜けた細胞質をもつ副細胞(頸部粘液細胞)が増生し，まるで幽門腺のように見える(＊)．また，腺窩は幽門腺粘膜のように一段と深い．
c：慢性活動性胃炎(前庭部大彎)．粘膜固有層には多数の好中球を混在したリンパ球，形質細胞浸潤のほか，赤血球を充満した拡張血管を認める．また，好中球は上皮細胞間にも浸潤している．
d：ギムザ染色標本．胃粘膜の表層粘液内や腺窩上皮表面におびただしい数の短桿状細菌(→)(*H.pylori*)を認める．

② 自己免疫性萎縮性胃炎

　臨床的に無酸(または低酸)症，高ガストリン血症，抗壁細胞抗体や抗(キャッスル)内因子抗体が証明された胃底腺領域のびまん性萎縮性胃炎と定義される．従来，A 型胃炎と呼ばれてきたものに対応する．抗壁細胞抗体などの自己抗体の存在から，自己免疫的発生機序が推定されている．典型例の肉眼像は印象的で，本来存在するはずの胃体部の粘膜ヒダ(皺襞)はほとんど消失し，同部の粘膜模様は粗大顆粒状または平坦となる(図Ⅲ-24a)．病理組織学的には胃底腺は系統的に消失している．これとは対照的に幽門腺領域の粘膜萎縮はあまり目立たない．この現象を逆萎縮と呼ぶ(図Ⅲ-24b)．

　自己免疫性萎縮性胃炎の診断には以下の1.～4.の証明が必須である．

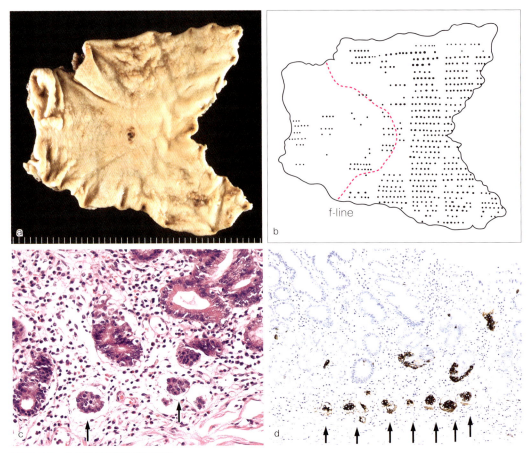

図Ⅲ-24　自己免疫性萎縮性胃炎

a：自己免疫性萎縮性胃炎（外科切除例）．体部の粘膜ヒダは消失し，その粘膜模様は顆粒状を呈し，粗くなっている．術前の血清ガストリン値は 1,900 pg/mL，抗壁細胞抗体は 150 倍．
b：同症例の固有腺減少・消失部のマッピング．固有腺の減少・消失（萎縮）は体部腺が存在する領域に集中し，幽門腺領域の萎縮は軽い．いわゆる逆萎縮の状態にある．図中の f-line は体部腺が巣状に出現する領域を境界づける線である．
c：自己免疫性萎縮性胃炎（体上部大彎）．もはや胃底腺は認められず，粘膜深部には内分泌細胞微小胞巣（↑）が散見される．
d：抗クロモグラニンＡ抗体を用いた免疫染色．粘膜深部ではクロモグラニンＡを発現する内分泌細胞が小型充実胞巣（↑）を形成している．

1. 抗壁細胞抗体や抗（キャッスル）内因子抗体
2. 無酸〜低酸症
3. 高ガストリン血症
4. 逆萎縮（幽門腺に比べて胃底腺の萎縮が高度）

　萎縮の進行した胃体部粘膜には偽幽門腺化生や腸上皮化生のほか，内分泌細胞微小胞巣（endocrine cell micronest）（図Ⅲ-24c, d）や小さなカルチノイド腫瘍が多発しやすい点も本疾患の特徴である．したがって，本疾患に併発するカルチノイド腫瘍の早期発見には胃底腺領域の丁寧な観察が欠かせない．
　カルチノイド腫瘍多発例は外科切除または内視鏡的切除の対象になる．前

述の逆萎縮を組織学的に確認するためには胃体部と前庭部から順々に生検する必要がある．このタイプの胃炎に遭遇する頻度はそれほど高くないが，病態生理を理解しておくことが早期診断につながる．

(8) アニサキス症　anisakiasis

消化管アニサキス症は，アニサキス亜科の幼虫がヒトの消化管壁内に穿入することにより惹起される胃腸症である．その病態はアニサキス属またはシュードテラノバ属の幼虫による内臓移行症であり，海産魚介類の生食を好む日本人にとって最も身近な寄生虫感染症である．消化管アニサキス症の病型は，原因食品摂取後，数時間以内に発症する急性型（劇症型）と自覚症状を欠く慢性型（緩慢型）に大別される．そして寄生部位により胃アニサキス症と腸アニサキス症に大別する．臨床の現場で遭遇する病型のほとんどは急性型で胃アニサキス症が断然多く，胃生検組織とともに摘出幼虫が提出されることが多い．たいていの場合，間質に高度の好酸球浸潤を伴っている．虫体の輪切り標本を作製するとクチクラの下層に紡錘形の筋細胞を認め，虫体中心部に消化管を認める．またバナナ様のレネット細胞と双葉状の側索が確認できればアニサキス幼虫と確定してよい．幼虫が胃壁内に深く侵入し，慢性的に経過すると寄生虫肉芽腫を形成し，粘膜下腫瘍様形態を呈する．同部の赤みが褪せてクリーム色を呈するとカルチノイド腫瘍と紛らわしい．

(9) 肉芽腫性胃炎　granulomatous gastritis

胃組織に類上皮細胞肉芽腫が観察されたらサルコイド症やクローン病の胃病変ならびに結核菌感染巣を鑑別する必要がある．前二者は肉芽腫内部に凝固壊死巣を認めない．結核菌感染巣の完成型は内部に凝固壊死巣を伴っているが，初期病変では伴わないこともある[*22]．肉芽腫の検索には病変中心部組織が最適であるから，同部を狙って少し大きめに生検したほうがよい．

*22　肉芽腫の組織診断については耳より（→ 96 頁）も参照．

サルコイド症では，肉芽腫が粘膜固有層から粘膜下組織に分布するとびらん・潰瘍を形成し，それ以深に広く分布すると胃壁が硬化・肥厚することもある．病変は胃角部から胃体部・胃底部にかけて好発する．

クローン病の胃病変は幽門腺領域の発赤・びらん，顆粒状変化，潰瘍のほか，胃底腺領域の竹の節状外観が知られている．生検組織内に凝固壊死を伴わない，小ぶりな類上皮細胞肉芽腫が確認できれば，その診断は比較的容易であるが，臨床診断名の確認は必須である．また肉芽腫が見つからないときは粘膜固有層に成熟リンパ球，好中球，組織球が巣状に浸潤する所見（focally enhanced gastritis）の有無を検索したほうがよい．いずれの検索にも連続切片や深切り切片の作製は有意義であり，推奨される．

(10) 移植片対宿主病　graft–versus–host disease ; GVHD

骨髄移植が盛んに行われている施設では消化管 GVHD に遭遇することがある．移植後比較的早期に発症する急性 GVHD では，上皮細胞とくに固有

胃腺が傷害される．生検組織を観察すると，増殖細胞帯が位置する腺頸部（腸上皮化生腺管では腺管底部）付近にアポトーシス小体（核の粉砕像）を認める．このアポトーシス小体の検出率を高めるために連続・深切り切片を作製することは有意義である．また GVHD 症例では間質にサイトメガロウイルス感染細胞（核・細胞質内封入体を形成した巨細胞）が観察されることもあるので上皮ばかりでなく間質の細胞も丁寧に観察するように心がけたい．

3. 胃の腫瘍性病変へのアプローチ

1) 総論的事項

胃腫瘍は良性腫瘍と悪性腫瘍に大別され，それぞれ上皮性，非上皮性に分類される．良性上皮性腫瘍は胃腺腫に代表され，良性非上皮性腫瘍には平滑筋腫や神経鞘腫などがある．一方，悪性上皮性腫瘍は胃癌に代表され，カルチノイド腫瘍もこれに含まれる．悪性非上皮性腫瘍はリンパ腫，消化管間質腫瘍（GIST）が主な組織型である．いずれも肉眼像は多様だが，組織型や疾患単位別にみるといくつかの共通点がある（後述）．これらをふまえつつ肉眼像から組織型や疾患単位を推定・鑑別する習慣を身につけたい．

2) 各論的事項

(1) 胃腺腫 gastric adenoma

多くは限局性の胃粘膜隆起すなわちポリープとして認識される良性上皮性腫瘍である*23．病理組織学的には異型腺管が粘膜内を置換性に増殖する腫瘍であり，構成細胞の形態と形質から「腸型」と「胃型」に大別される．

① 腸型の管状腺腫

このタイプの腺腫は幽門前庭部に好発し，扁平な隆起を形成し，その表面は整った顆粒状である．固定後の病変部は正色調を呈することが多く，内視鏡観察時の褪色調に対応している（図Ⅲ-25a）．びらん・潰瘍を伴うことはほとんどない．大きさは，せいぜい 20 mm 未満である．家族性大腸腺腫症では幽門前庭部に腺腫が多発する*24．通常，病変部粘膜の上半分を腫瘍腺管が置換するように増殖し，下半分は部分的に拡張した非腫瘍腺管が残存し，二層構造（いわゆる二階建て構造）を呈する（図Ⅲ-25b）．この二層構造は胃の腺腫に特徴的な所見だが，高分化管状腺癌でも見られるので特異的所見とはいえない．腺腫の構成細胞は弱好酸性の細胞質を有し，紡錘形の核が基底部に対して垂直に整然と配列し，表層に向かうにつれて核の密度は低くなる（図Ⅲ-25c）．核配列の極性ならびに表層分化がよく保持された腫瘍である．また，腫瘍腺管には杯細胞，パネート細胞（エオシンに強く染まる顆粒をもつ細胞）および刷子縁が種々の程度に観察される．細胞異型度の低い高分化腺癌とは，前述の肉眼所見（とくに色調）に加えて，著しい構造異型が見られないこと，増殖細胞帯（Ki-67 陽性細胞密集域）が腫瘍腺管の最表層を除く上層部に局在していることを勘案して鑑別する．そして，腫瘍径が経時的にほ

*23　稀だが陥凹型の胃腺腫も存在する．

*24　家族性大腸腺腫症では幽門前庭部に腺腫が多発したり，胃体部に胃底腺ポリープが多発したりする（ポリポーシスの状態になる）ことがある．また，前者のなかに分化型腺癌が発生したり，胃底腺ポリポーシスを背景にした粘膜内腫瘍が発生したりすることもある．

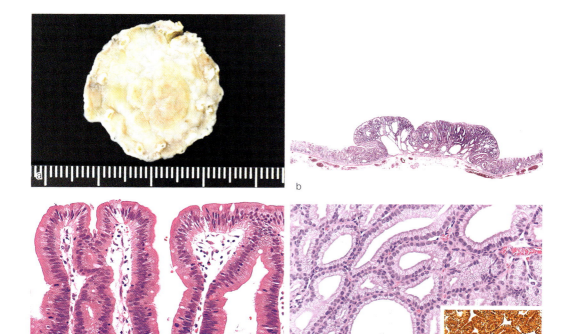

図Ⅲ-25 胃の腺腫
a：腸型管状腺腫の肉眼像．前庭部の褪色調隆起性病変（径 12 mm）．表面性状は平滑．
b：腸型管状腺腫（ルーペ像）．腫瘍腺管は粘膜の上半分を置換するように増殖し，下半分には囊胞状に拡張した非腫瘍腺管が残存している．その結果，病変部粘膜は二層構造（二階建て構造）を呈する．
c：腸型管状腺腫．腫瘍細胞は高円柱状で，弱好酸性の細胞質と濃染性の紡錘形核をもつ．核は基底部に対して垂直に整然と配列し，表層に向かうにつれて核密度は低くなる．腫瘍細胞の自由縁には刷子縁も観察される．
d：胃型管状腺腫．管状腺管の密な増生巣からなる病変．腺管の構成細胞は，幽門腺または副細胞（頸部粘液細胞）に類似した粘液性細胞質と基底部に整然と配列する類円形核を有する円柱上皮である．これらの細胞は MUC6 をびまん性に発現する（インセット）．

とんど増大しない点も本組織型の特徴かもしれない[*25]．このタイプの腺腫の癌化率はかなり低い．

② 胃型（いわゆる幽門腺型）の管状腺腫

このタイプの腺腫は組織形態のみならず発生部位も腸型腺腫とは全く異なる．その多くは，胃体部（胃底腺・体部腺領域）に好発する．病変部表層は腺窩上皮に被覆され，中層以深に幽門腺に類似した異型腺管が密に増生する（図Ⅲ-25d）．種々の程度に拡張した腺管が混在する．腫瘍細胞は幽門腺上皮細胞（副細胞）マーカー MUC6 を強く発現し，表層部では腺窩上皮細胞マーカー MUC5AC を発現する．生検組織では胃底腺領域内に忽然と出現する幽門腺類似腺管の増殖巣に着目することが診断のポイントである．また，丹念に観察すると正常組織と腫瘍腺管の間に必ずフロント（増殖前線）を確認できる．そして，細胞異型度の低い高分化腺癌との鑑別点は以下の4つに要約される．

[*25] もし腫瘍径が徐々に増大した場合，もとから腺癌であった可能性が示唆される．既往の生検標本をレビューすべきである．

1. 腺管に異常な分岐・吻合が見られない，
2. 構成細胞の核に大小不同や配列の乱れがほとんどない，
3. 明らかな間質浸潤像がない，
4. 増殖細胞帯が病変部の表層に局在している，

(2) 胃癌　gastric carcinoma

ここでは肉眼診断と組織診断の要点を解説する．

肉眼診断

①『胃癌取扱い規約』における肉眼型分類

0型を表在型，1型を腫瘤型，2型を潰瘍限局型，3型を潰瘍浸潤型，4型をびまん浸潤型，そして5型を分類不能型と呼ぶ（図Ⅲ-26）．0型は0-Ⅰ, 0-Ⅱ（Ⅱa, Ⅱb, Ⅱc），0-Ⅲと亜分類されている．0型の大部分は早期癌で，1〜5型の大部分は進行癌である．比較的頻度が高い肉眼型は，早期癌では0-Ⅱaと0-Ⅱc型，進行癌では2型と3型である．

胃癌の肉眼型は，あくまで腫瘍を粘膜面から俯瞰して分類するものであり，割面形態や病理組織学的所見を加えて総合的に分類するものではない．また，「早期癌類似進行癌」という用語は『胃癌取扱い規約』には採用されていないが，臨床医は好んで用いている[*26]．

② 肉眼診断に必要な観察項目

切除胃を粘膜面，漿膜面，側面の3方向から観察して肉眼所見を引き出す．その間，切除胃を触って硬さなどの性状を捉えておく[*27]．

観察すべき項目は，病変部の高低と大きさと形状，色調，表面性状，辺縁部粘膜ヒダの性状である．次に病変の占居部位（胃底腺領域か，幽門腺領域か，両者の境界付近か）と，個数（単発か，多発か）をチェックしたら，切除胃を裏返して漿膜面の色調や性状を観察する[*28]．

③ 肉眼観察による壁深達度の推定

ここでは，胃癌を隆起型と陥凹型に大別し，その壁深達度推定時の着目点について述べる．なお，陥凹型胃癌は，凹（へこ）みの浅い群と深い群に分けて解説する．

ⓐ 隆起型胃癌

隆起型胃癌には丈の低い群（0-Ⅱa型）と丈の高い群（0-Ⅰ型や1型）がある．これらの腫瘍径と表面性状を考慮しながら壁深達度を推定する．たとえば，① 腫瘍径が50mmを超えるもの，② 癌性びらん・潰瘍を伴うもの，③ ドーム状または多結節状に隆起しているものは粘膜下層またはそれ以深に浸潤している可能性が高い．①の粘膜下層浸潤率を自験例でみると0-Ⅰ型は70.0％，0-Ⅱa型は83.3％である（表Ⅲ-3, 4）．②の陥凹部は，間質の肉芽組織や出血も加わり，粘膜模様を欠く褐色または暗赤色調の領域として視認される．とくに出血・壊死が目立つ場合は α-fetoprotein 産生胃癌や内分泌細胞癌などの超高悪性度胃癌の可能性も念頭におく．③は粘膜下層以深に大量浸潤した癌組織が隆起の主体をなしていることが多い．

[*26] 臨床医のあいだで「Ⅱc-like advanced」や「Ⅱc advanced」と呼ばれているものが，「早期癌類似進行癌」である．これを5型（分類不能型）と判定する外科医もいる．一方，「進行癌類似早期癌」という用語は存在せず，臨床医はもっぱら「深読みしすぎた早期癌」などと表現している．

[*27] その昔，外科医は開腹時に胃壁を触って進行胃癌の浸潤範囲を把握し，切除線を決めていたという．

[*28] 「占拠」部位と書いた報告書を見かけるが，消化管領域では慣習的に"占居"部位と表記する．

2 胃　75

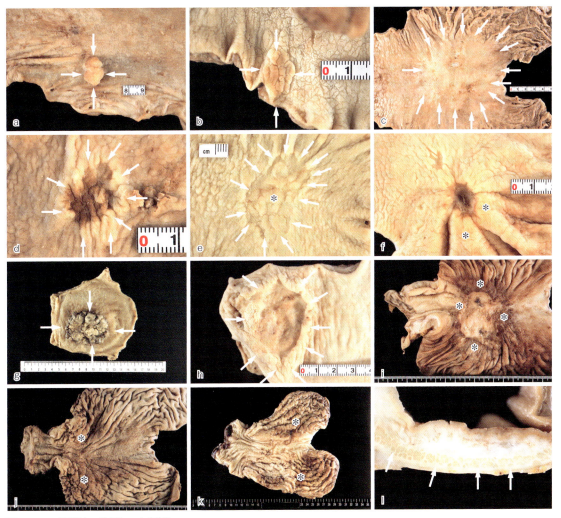

図Ⅲ-26　胃癌（一般型）の肉眼型

a：0-Ⅰ（隆起）型．粘膜内に限局した乳頭管状腺癌（→）．立ち上がりは山田分類（通称）の隆起Ⅲ型．
b：0-Ⅱa（表面隆起）型．粘膜内に限局した高分化管状腺癌（→）．病変部表面は淡い褐色調で，粗大な胃小区模様を見る．立ち上がりは山田分類（通称）の隆起Ⅲ型．
c：0-Ⅱb（表面平坦）型．粘膜内に限局した低分化腺癌を混在する中分化管状腺癌．胃小区模様が不鮮明な褪色調の領域に一致して癌が側方に進展している（→）．周囲粘膜との境界に明らかな段差はない．いわゆる表層拡大型胃癌の典型である．
d：0-Ⅱc（表面陥凹）型．粘膜内に限局した高分化管状腺癌．陥凹内部には胃小区模様を認め，表面は茶褐色調である．陥凹部周縁の隆起は胃窩上皮過形成による（→）．
e：0-Ⅱc（表面陥凹）型．粘膜内に限局した低分化腺癌．周囲粘膜と同じ色調の陥凹内部には粘膜島（*）が形成され，粘膜島周囲の表面平滑な領域は癌の粘膜全層性浸潤部に一致する．陥凹部周縁粘膜との境界に明瞭な段差を形成し，同部は虫喰い状である（→）．
f：0-Ⅲ（陥凹）型．陥凹中央には深く掘れた潰瘍を認め，低分化腺癌が漿膜下組織まで浸潤していた．写真の3時〜6時には陥凹部に集中するヒダの融合像（*）を認め，癌組織の深部浸潤を強く示唆する．肉眼型は0-Ⅲ＋Ⅱcとした．
g：1（腫瘤）型．大小不規則な結節からなる境界鮮明な広基性腫瘤（→）．
h：2（潰瘍限局）型．明瞭な潰瘍形成性病変で，その周縁は全周にわたり堤防状隆起（周堤）を形成する（→）．
i：3（潰瘍浸潤）型．明瞭な潰瘍形成性病変であるが，周縁の堤防状隆起（周堤）の形成は不完全である（*）．
j：4（びまん浸潤）型．前庭部から体下部にかけて粘膜の著明な収縮（ひきつれ）を伴う壁肥厚性病変（*）．前庭部の内腔は著しく狭窄している．粘膜面には明らかな潰瘍の形成はない．
k：4（びまん浸潤）型．胃体部の粘膜ヒダは異常に太まり，直走している（*）．linitis plastica 型胃癌の典型である．
l：4（びまん浸潤）型の胃壁断面．非充実型低分化腺癌が高度の間質線維増生（白く見える部分）を伴ってびまん性に浸潤するため，粘膜下層は著明に肥厚し，固有筋層は霜降り肉様の断面を呈する（→）．また，漿膜下組織は糖衣状に白くなっている．

表Ⅲ-3　0-I 型胃癌外科切除材料（自験 54 例）の腫瘍径と粘膜下層浸潤率

壁深達度	腫瘍径		
	19 mm 以下	20～49 mm	50 mm 以上
粘膜内癌（31 例）	10	18	3
粘膜下層浸潤癌（23 例）	3	13	7
粘膜下層浸潤率	23.1 %	41.9 %	70.0 %

（福岡大学医学部病理学講座 2004 年 10 月～2015 年 3 月）

表Ⅲ-4　0-IIa 型胃癌外科切除材料（自験 103 例）の腫瘍径と粘膜下層浸潤率

壁深達度	腫瘍径		
	19 mm 以下	20～49 mm	50 mm 以上
粘膜内癌（74 例）	5	68	1
粘膜下層浸潤癌（29 例）	0	24	5
粘膜下層浸潤率	0%	26.1%	83.3%

（福岡大学医学部病理学講座 2004 年 10 月～2015 年 3 月）

　一方, 癌性びらん・潰瘍を伴わない例は粘膜内癌が隆起の主体とみなしてよいが, 細胞異型度の低い高分化腺癌（耳より→84 頁）はその限りではないので注意を要する（図Ⅲ-27）.

❺ 陥凹型胃癌

　陥凹型胃癌には凹みの浅い群（0-IIc 型早期癌や 4 型進行癌）と凹みの深い群（2～3 型進行癌や開放性消化性潰瘍を併有する 0-IIc～0-III 型早期癌）がある. ヒダ集中を伴う場合は, その性状に着目し, 伴わない場合は陥凹面の性状や胃壁の硬化・肥厚の程度に着目して壁深達度を推定する. 以下に凹みの浅い群と深い群に分けて解説する.

　① 凹みの浅い群

　ヒダ集中を伴わない群では, 陥凹内部に癌が粘膜下層以深に大量浸潤したことを示す所見（たとえばドーム状隆起や平板状硬化）が確認されない限り, 粘膜内癌と判定する. 言うまでもなく, 粘膜下層少量浸潤癌と粘膜内癌を肉眼的に見分けることはほぼ不可能である.

　一方, ヒダ集中を伴う群では, 癌の分化度別に壁深達度を推定する. 分化型癌の深部浸潤に起因するヒダ集中は, ヒダの先端が陥凹部周縁で融合・隆起する場合がほとんどである. これに対し, Ul-II 以深の治癒性消化性潰瘍を伴った分化型粘膜内癌は, 明瞭なヒダ集中を伴う浅い陥凹を呈する. 次に未分化型癌では, 深部浸潤癌と治癒性消化性潰瘍併存粘膜内癌を鑑別する必要がある. 前者は集中するヒダの融合のほか, 当該部胃壁の不規則な硬化・肥厚を伴うことが多い. これに対して後者は, ヒダの融合を欠く.

　② 凹みの深い群

　凹みの主体が開放性消化性潰瘍なのか, 癌性潰瘍なのかを見極める必要がある. 通常, 潰瘍縁が円弧状輪郭を描き, かつ均一に腫大し, 周囲粘膜に向

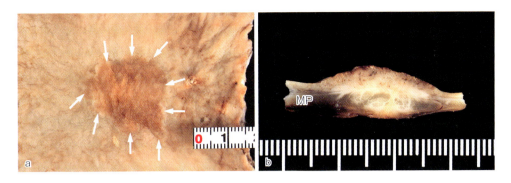
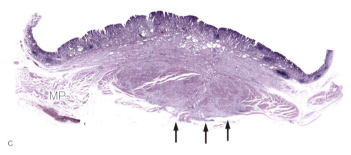

図Ⅲ-27　細胞異型度の低い高分化管状腺癌

a：俯瞰像．立ち上がりがなだらかなドーム状隆起性病変で，周囲粘膜との境界は鮮明（→）．隆起部の表面は褐色調を呈し，一部で胃小区模様が観察される．肉眼型は0-Ⅱa＋Ⅱcと判定し，壁深達度はSM2（大量浸潤）以深と推定した．
b：全割面像．腫瘍は固有筋層（MP）を越えて漿膜下組織に達し，結果的には早期癌類似進行癌であった．
c：全割面像（ルーペ像）．粘膜内癌巣を保ったまま腫瘍腺管が固有筋層（MP）を越えて漿膜下組織（↑）まで浸潤している．粘膜下層以深に浸潤した癌組織と肥厚した固有筋層が直上の粘膜層（粘膜内癌巣）を押し上げ，ドーム状隆起を形成している．癌性潰瘍は認めない．

かって漸減性に平低化する場合は開放性消化性潰瘍であることが多い．
　一方，潰瘍が（亜）全周性に波状凹凸を描く不整な周堤隆起を有する場合は癌性潰瘍であることが多く，その壁深達度はほぼ固有筋層以深である．

組織診断

①『胃癌取扱い規約』における組織型分類

　遭遇頻度の高い腺癌を一般型とし，その他を特殊型に大別する．腺癌は乳頭腺癌，管状腺癌，低分化腺癌，印環細胞癌そして粘液癌に分類され，管状腺癌は腺管形成の程度により高分化と中分化に亜分類される．
　特殊型にはカルチノイド腫瘍，内分泌細胞癌，リンパ球浸潤癌などが含まれる．

② 切除検体の病理組織学的検索

　まず評価すべき項目は，癌の組織型，壁深達度，切除断端である．そして粘膜下層以深浸潤癌では，前記3項目に加えて浸潤部の間質量，浸潤増殖様式，脈管侵襲，低分化腺癌混在の有無を評価する．外科切除検体では郭清リンパ節も検索する．必要に応じて腫瘍の進展範囲を切り出し図に再構築（通称，マッピング）する．
　癌の組織型を診断する際，低分化腺癌または特殊型の混在に注意する．減

表Ⅲ-5　胃癌の組織型と間質量との関係

組織型		浸潤部における間質量		
		極端に少ない（髄様型）*	両者の中間（中間型）*	極端に多い（硬性型）*
乳頭腺癌		○	○	×
管状腺癌	高分化	○	○	×
	中分化	○	○	○
低分化腺癌	充実型	◎	×	×
	非充実型	×	○	◎
印環細胞癌		×	○	○
粘液癌		○	○	×
内分泌細胞癌		◎	×	×
リンパ球浸潤癌		◎	×	×
肝様腺癌		◎	×	×
カルチノイド腫瘍		◎	×	×

◎：該当例がきわめて多い，○：該当例が多い，×：該当例がほとんどない
*：『胃癌取扱い規約（第15版）』（2017年）から，髄様型(med)，中間型(int)，硬性型(sci)の各用語はなくなった．

多に見かけない組織像を呈している場合，特殊型胃癌の検索と同時に他臓器癌（乳癌，腎細胞癌など）の胃転移の可能性も考慮する．

　壁深達度は癌浸潤（脈管侵襲を含む）の及んだ最も深い層（最深部）をもって表現する．この原則を適用すると，たとえ連続浸潤部の先端が粘膜下組織（粘膜下層）にあっても漿膜下組織の脈管内に腫瘍を認めた場合はpT3(SS)と判定する．また，消化性潰瘍瘢痕部で固有筋層に癌が浸潤している場合はpT2(MP)と判定する．

　切除断端は外科切除検体では近位側と遠位側，内視鏡的切除検体では水平と垂直とがある．粘膜内を広く側方進展するタイプの胃癌（印環細胞癌，中分化管状腺癌，細胞異型度の低い高分化管状腺癌）の場合は，切除断端をより丁寧に評価すべきである．

　次に癌の間質量と浸潤増殖様式を評価する．腫瘍細胞よりも間質線維成分が目立つものを硬性型（スキルス型），間質成分がきわめて少ないものを髄様型とする．間質量と組織型は，ある程度相関する（表Ⅲ-5）．なお，これまでmed, int, sci という略語を用いて癌の間質量を表記してきたが，最新（第15版）の『胃癌取扱い規約』から同略語は削除された．浸潤増殖様式は癌巣の発育先進部（発育先端部）を観察し，評価する．周囲組織との境界が明瞭であればINFaとし，境界が不明瞭なものはINFc とする．両者の中間にあるものはINFb とする．これらはルーペ像または低倍率視野で評価する．

　最後に脈管侵襲の有無を検索する．静脈侵襲は伴走動脈があればHE 染色標本でも指摘できるが，弾性線維染色を施行して検索したほうがよい．また，リンパ管侵襲疑診例は，抗リンパ管内皮抗体を用いた免疫染色を施行して検索する．内視鏡的切除検体では追加外科切除の判断材料となるから脈管

侵襲の有無は特殊染色を併用した検索が望ましい.

③ 生検組織の病理組織学的検索

　分化度が低い癌の生検組織診断は比較的容易である. 一方, 分化度が高く, 細胞異型度の低い癌(言い換えると, 腺管形成が明瞭で, かつ核異型度が低い癌)の生検組織診断はなかなか難しく, 切除検体であっても間質への明らかな浸潤がない場合は本当に癌と診断してよいのか躊躇することがある. この点をふまえて高分化管状腺癌, 中分化管状腺癌の生検診断の要点を解説する.

ⓐ 高分化管状腺癌

　胃癌の最も普遍的な組織型だが, 組織像は多様である. なかでも胃腺窩上皮または腸上皮化生腺管に類似したものは, 生検組織では良性(Group 1)と判断されることもあり, 生検組織診断のピットフォールとなっている. 高分化管状腺癌の生検組織診断を甘く見てはならない. 生検組織診断に苦慮する群のなかには, 低異型度高分化管状腺癌と呼ばれたり, 超高分化(または極高分化)管状腺癌と呼ばれたりしているものが含まれている.

　まず低倍率視野で隅々まで観察し, 腺管の密度や大きさ, 表層部の核密度について把握する. いきなり倍率を上げるのではなく, 全体を俯瞰することが肝要である. もし, 間質への明らかな浸潤所見があれば, それは癌と診断する最強の根拠となる. 一方, 浸潤所見のない(すなわち置換性発育する)腺管形成性病変の診断は慎重であるべきで, 腺腫や非腫瘍腺管の可能性を確実に除外せねばならない. 徐々に倍率を上げて, 最表層の核密度や核配列の極性・方向性(図Ⅲ-28a, b), 既存腺管・上皮との境界(増殖前線)形成の有無, どのタイプの上皮細胞(たとえば腺窩上皮, 胃底腺構成細胞, 幽門腺上皮, 吸収上皮など)に類似しているかをもれなく評価する.

　萎縮の有無にかかわらず, 非腫瘍性の胃粘膜では, 表層に向かうにつれて上皮細胞の核は円みを失い, 短紡錘形となり, その密度は必ず低くなる. 腺腫も同様の傾向を示す. もし, 腺管のどこを見ても核は一様に円く腫大し, その配列方向が無秩序ならば, 癌を疑ったほうがよい. こうして既存の細胞・構造との隔たりや類似点を丁寧に評価する過程で, 癌と判断する根拠が固まってくることが多い. それでもなお診断に苦慮する場合, 組織切片を深切りして再評価したり, 他施設にコンサルトしたりして対処したい. もちろん, 画像所見を再評価することも, 一定期間(2, 3か月)後に再生検することもたいへん有意義である.

ⓑ 中分化管状腺癌

　非腫瘍性の胃粘膜組織では「ありえない構造」の有無に着目する. たとえば, 隣接する腺管同士が吻合したり, 分枝・分岐したり, 見るからに異様な腺管形態(W・H・Y・H型, 手繋ぎ型, 横這い型, アメーバの触手型, ヒトデ型, 手裏剣型などと形容される奇妙な形態)に気づくことが最大のポイントである(図Ⅲ-28c, d). このような正常構築との隔たり具合(これを構造異型度という)は低倍率視野で評価したほうがよい. いくら細胞(核)異型度が

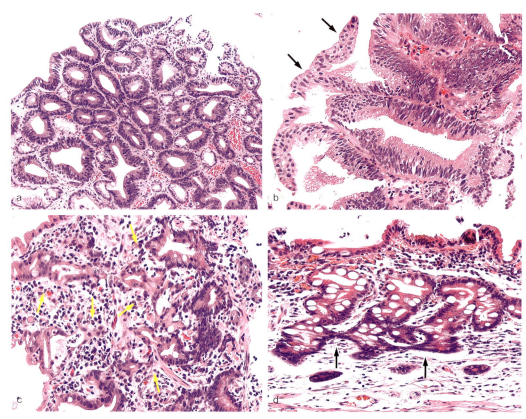

図Ⅲ-28 分化型胃癌の生検病理診断

a：高分化管状腺癌．発赤調の隆起部の生検組織．核密度の高さと核形態に注目．病変表層の核密度も高い．腫瘍腺管は弱好酸性胞体と類円形腫大核をもつ立方円柱状の異型上皮から構成される．病変表層の核は紡錘形となっているが，これをもって腺腫とは診断しない．

b：高分化管状腺癌．発赤調の隆起部の生検組織．円みを帯びた腫大核が表層に密に分布している点に注目（→）．腺管全長にわたって核密度が高く，紡錘形の核も混在している．核の異型度は低い．

c：中分化管状腺癌．褪色調の浅い陥凹部の生検組織．健常胃粘膜では「ありえない」異常な分岐と吻合を繰り返す腫瘍腺管（→）に注目．構造異型で癌と診断する．

d：中分化管状腺癌．褪色調の平坦粘膜の生検組織．粘膜中層における隣接する腺管同士の異様な吻合（↑）に注目．腺管には杯細胞やパネート顆粒も見られる．核の異型度は低い．

低くても，構造異型から癌と診断できる．このタイプの腺癌は粘膜内癌巣の最表層に腫瘍細胞が露呈することもあれば，そうでないこともある．臨床の現場では粘膜内側方進展（IIb 進展）の範囲が術前に問題となるので，正確な生検診断が要求される．

ⓒ 低分化腺癌および印環細胞癌

低分化腺癌と印環細胞癌（両者を合わせて未分化型胃癌という）は，粘膜中層（腺頸部の増殖細胞帯周囲）の固有層・間質を縫うように水平方向に浸潤する．そのため癌巣の表層には非癌上皮（たとえば腺窩上皮）が残存していることが多い．また，粘膜内で前述の分化型胃癌と併存・混在することも稀ではない．複数の組織型が併存・混在している場合，その旨を病理診断報告書に記述すべきである．

印環細胞癌は必ずしも密に集簇せず，固有層にパラパラと分布しているこ

ともある(図Ⅲ-29a, b). 少数の腫瘍細胞を確実に見つけ出すためには細胞内粘液を染めるアルシアンブルー染色やPAS反応のほか, 上皮細胞マーカー(抗ケラチン抗体)を用いた免疫染色も有用である[*29]. 間質における異質な細胞(本来, 存在しない細胞)の有無を丁寧に検索することが生検病理診断の第一段階である.

印環細胞癌の生検病理診断上の鑑別対象は3つある. 1つ目は乳癌(とくに小葉癌)の胃転移巣. 2つ目はMALTリンパ腫の粘膜内病変における上皮細胞(中型リンパ球浸潤によって分離・変性した腺窩上皮や副細胞). 3つ目は黄色腫細胞である. まず, 乳癌の胃転移巣との鑑別には乳癌既往歴の問診はもちろん, 胃内多発病変の有無と腫瘍細胞の一列縦隊様配列の有無のほか(図Ⅲ-29c), 各種マーカー(ホルモン受容体など)の発現状況を免疫染色で検討する. つぎに, MALTリンパ腫における上皮細胞との鑑別には, 上皮細胞の核異型と中型リンパ球のびまん性浸潤の有無に着目する(図Ⅲ-29d)[*30]. 最後に, 黄色腫細胞との鑑別は内視鏡画像との照合により解決できる.

充実型の低分化腺癌はカルチノイド腫瘍と内分泌細胞癌を確実に除外しておく必要がある(図Ⅲ-29e, f, g). 疑わしい場合はためらわずに内分泌細胞マーカーを用いた免疫染色を施行したほうがよい.

(3) 消化管間質腫瘍　gastrointestinal stromal tumor ; GIST

平滑筋性あるいは神経原性腫瘍以外の, KIT[*31]陽性の紡錘形(稀に類上皮細胞型)細胞からなる間葉系腫瘍である. 胃発生例は固有筋層内に病変の主座を置き, 大きくなると粘膜下腫瘍の形態を呈する. 病変が粘膜固有層に及ぶと潰瘍を形成しやすくなる. 病理組織学的には楕円形核と弱好酸性胞体を有する紡錘形細胞が束状に錯綜しながら増殖する. 本腫瘍には分子標的薬が奏効する. したがって, 免疫染色を用いてほかの紡錘形細胞腫瘍を確実に除外しておくことは必須の要件である.

胃発生例は腫瘍径が1 cm未満のものから10 cmを超えるものまである. 術後のリスク分類は, 腫瘍径と核分裂数で評価したり, 腫瘍径とKi-67標識率で評価したりしている[*32]. 腫瘍径が大きく, かつ核分裂像が目立つものは生物学的悪性度が高く, 肝臓転移や腹膜播種を伴いやすい.

(4) 平滑筋性腫瘍　smooth muscle tumor

筋原性マーカー(α-smooth muscle actinやdesmin)陽性かつKIT陰性の紡錘形細胞からなる間葉系腫瘍である. 大きくなると粘膜下腫瘍の形態を呈する. 一般的には, 細胞密度が低く, 核異型も核分裂像も認められないものを平滑筋腫とし, 細胞密度が高く, 核異型や核分裂像が目立つものを平滑筋肉腫としている. いずれもGISTを確実に除外することが重要である.

(5) 神経原性腫瘍　neurogenic tumor

胃発生例の多くは神経鞘腫(schwannoma, neurilemmoma)である. 本組

[*29] 4型(びまん浸潤型)胃癌疑診例の生検診断にはとくに有用である.

[*30] 詳しくは199頁を参照.

[*31] KITはc-kit遺伝子産物と同義である.

[*32] リスク分類の結果を病理診断報告書に正確に記載することが重要である.

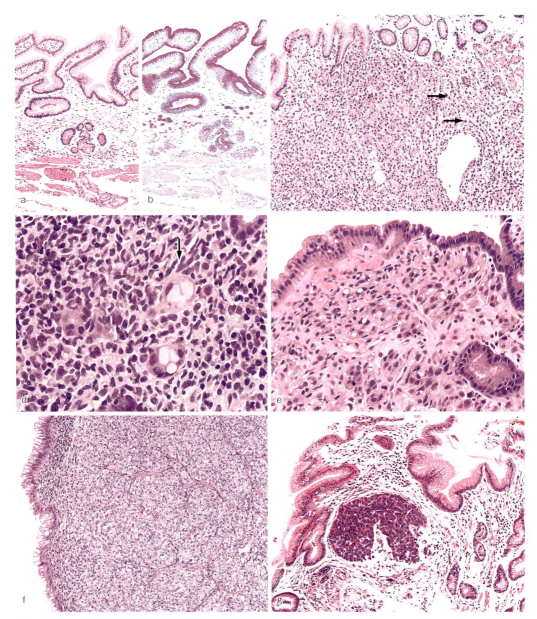

図Ⅲ-29 未分化型胃癌とその鑑別対象の生検病理診断

a, b：印環細胞癌．粘膜中層に印環型腫瘍細胞がバラバラと分布している．これらの細胞はアルシアンブルー PAS 重染色陽性の粘液を有している（b）．

c：乳癌（小葉癌）の胃転移巣．腫瘍細胞が一列に長く並ぶ（一列縦隊）所見に注目（→）．これは小葉癌を想起させる重要な所見である．

d：MALT リンパ腫．中型リンパ球のびまん性浸潤によって分離・変性した，印環型の上皮細胞（↓）を認める．これを印環細胞癌と認識してはならない．

e：充実型低分化腺癌．粘膜固有層を埋め尽くすように腫瘍細胞が小さな胞巣を形成しながら増殖している．少数の印環型腫瘍細胞が混在している．腫瘍細胞の核には大小不同を認める．最表層は既存の腺窩上皮により覆われている．

f：カルチノイド腫瘍．粘膜固有層を埋め尽くすように小型円形細胞が大きな胞巣を形成しながら増殖している．腫瘍細胞の核サイズは均一で，多形性はない．

g：内分泌細胞癌．クロマチンに富み，細胞質が乏しい腫瘍細胞が大きな胞巣を形成している．核分裂像も観察される．充実型低分化腺癌と診断されることが多い．

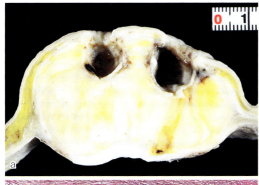
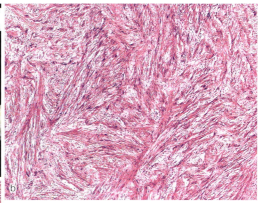
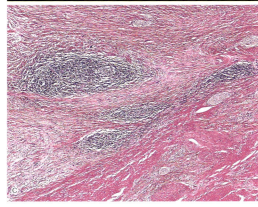

図Ⅲ-30　胃神経鞘腫
a：最大割面切片．基部から急峻に立ち上がる隆起は，固有筋層に主座を置く腫瘤により形成されている．腫瘤の断面は黄色みを帯びた灰白色を呈し，線維成分に富む．触ると硬く，弾力がある．2か所に潰瘍を形成している．
b：中心部の組織像．紡錘形細胞が束を形成しながら不規則に交錯している．
c：辺縁の組織像．病変の辺縁にリンパ球集簇巣(lymphoid cuff)を見る．

表Ⅲ-6　胃に発生する紡錘形細胞性腫瘍の形質

	ビメンチン	KIT	CD34	S100蛋白	α-smooth muscle actin	desmin
消化管間質腫瘍	＋	＋	＋	－	－/＋	－/＋
平滑筋性腫瘍	＋	－	－	－	＋	＋
神経原性腫瘍	＋	－	－	＋	－	－

織型は固有筋層内に病変の主座を置き，大きくなると粘膜下腫瘍の形態を呈し，粘膜固有層に及ぶと潰瘍を形成することもある(図Ⅲ-30a)．核と胞体にS100蛋白を発現する，細長い紡錘形細胞が束状または渦巻き状に配列し，増殖する間葉系腫瘍である(図Ⅲ-30b)．紡錘形細胞のほか，多角形細胞が種々の程度に混在し，核の大小不同が目立つこともあるが，この所見をもって悪性とはしない．核分裂像を認めることはほとんどなく，免疫染色におけるKi-67標識率もきわめて低い．また，腫瘍辺縁にはたいていリンパ球集簇巣(lymphoid cuff)を伴っており，これは消化管に発生した神経鞘腫の病理組織学的特徴として知られている(図Ⅲ-30c)[*33]．

胃に発生する紡錘形細胞性腫瘍の形質を表Ⅲ-6にまとめた．

(6) リンパ腫　lymphoma

「リンパ増殖性疾患」(→189頁)を参照していただきたい．

[*33] 軟部組織発生例に，この腫瘍辺縁リンパ球浸潤巣を見ることはほとんどない．その理由はいまのところ不明である．

⑥耳より　3　低異型度癌と超高分化腺癌の概念

(1) 異型度と分化度の意味

　病理学総論に準ずると，異型度は，「病変部の細胞および構造・構築が正常からどのくらい隔たっているかを示す尺度」と定義され，細胞・核異型度と構造異型度に大別されます．通常，細胞・核異型度と構造異型度は同調していますが，消化管とくに胃に発生する腺癌は同調しないことがあります．たとえば，細胞・核異型度が低くても，腫瘍腺管の分枝・吻合が目立つ(つまり構造異型度が高い)場合は，胃癌取扱い規約上は中分化管状腺癌と診断します．病理医を常に悩ませるのは細胞異型度と構造異型度がともに低い上皮性腫瘍です．経験豊かな病理医でも腫瘍と確定することを躊躇したり，反応性(非腫瘍性)病変と判断したりします．

　一方，分化度は「病変部の細胞および構造・構築が正常にどのくらい類似しているかを示す尺度」と定義され，細胞分化度と構造分化度に大別されます．細胞分化度は純形態学的所見と細胞(粘液)形質により胃型，腸型，およびこれらの混合型に亜分類できます．構造分化度は腺管形成の程度を指標にして評価します．ちなみに胃癌・大腸癌の取扱い規約は，細胞分化度ではなく構造分化度を指標にして管状腺癌を高分化と中分化に亜分類しています．

(2) 低異型度癌と超高分化腺癌の概念

　近年，学会，研究会，医学雑誌などで低異型度癌(carcinoma with low-grade atypia)や超高分化腺癌(very well differentiated adenocarcinoma)といった用語を見聞する機会が増えました．そこでこれらの概念を少し整理してみましょう．

　低異型度癌という用語は1988年に渡辺英伸博士らが「大腸良悪性境界病変の病理」と題する論文[1]で初めて記述しました．以来，この用語は高異型度癌とともに純粋な病理形態学的用語として，大腸癌のみならず胃癌の病理診断にも運用されています．なお，最新の胃癌・大腸癌取扱い規約には，本用語は記載されていません．

　低異型度癌の概念は文字どおり異型度の低い癌と単純に理解可能ですが，彼らは論文中で「細胞・核の異型度が低い高分化腺癌を低異型度癌とする」と定義しました．大腸粘膜内腫瘍は腺腫も高分化腺癌も明瞭な腺管を形成することから，両者を区別する指標としては構造異型ではなく腫瘍細胞の核異型に注目したようです．胃の中分化腺癌のなかには細胞・核異型度が低いものがあり，これを低異型度癌と診断する立場もあります．しかし，低異型度癌はもともと高分化腺癌の亜型ですから，厳密には中分化腺癌に適用することはできません．このような状況のなか，最近はこの用語の運用制限を緩和し，「低異型度分化型胃癌」と呼ぶ傾向もみられます．このような経緯を知っておいていただきたいと思います．

　次に超高分化腺癌の概念について述べます．超高分化腺癌は，明瞭な腺管を形成し，既存の胃粘膜構成上皮細胞や腺腫に類似した分化を示す癌と理解されています．超高分化腺癌は構造分化に加えて細胞分化にも着目しなければ診断できません．なお，超高分化腺癌を低異型度癌に包含する立場もありますが，さきに述べたように着目点が違う(すなわち前者は細胞と構造分化，後者は細胞・核異型に着目している)ことを理解しておきましょう．

　低異型度癌や超高分化腺癌はいずれも聞き慣れた用語ですが，その概念が異なること．そして，その病理診断には，既存粘膜の細胞・構造分化の特徴を十分に理解しておくことが必要であること．この2点を認識しておきましょう．とくに胃では，幼若な再生上皮，腸上皮化生巣，過形成性の胃上皮および腺腫との鑑別に細心の注意を払わなければなりません．近い将来，これらの自然史(発育と進展)が判明し，より適切な治療指針が構築されることが望まれます．

文献
1) 渡辺英伸，他：大腸良悪性境界病変の病理.
　病理と臨床 6：1280-1292,1988

　　　　　　　　　　　　　　　　　　(二村)

3 十二指腸・小腸
（十二指腸乳頭部を除く）

はじめに

　十二指腸以遠の小腸（空腸と回腸）を内視鏡的に観察することが可能となっていま，各種疾患の初期像や自然経過の特徴が少しずつ判明してきている．将来的には，すでに確立されている疾患概念の部分的な修正・加筆の可能性もありうるだろう．

　十二指腸・小腸には感染症，炎症，物質沈着，循環障害，化生，異所症（heterotopia），過形成，腫瘍といったさまざまな種類の病変が発生する．たとえば，家族性大腸腺腫症の大腸外腫瘍性病変やクローン病の早期診断につながる小病変や自己免疫疾患の腸管病変など疾患・病型の種類が多い．本項では各種疾患の類似点と相違点を横断的に理解することを目標にして解説する．

1. 十二指腸・小腸検体の取り扱い

1) 生検検体

　他部位と同様，生検検体はホルマリンにすばやく浸漬する．なお，リンパ腫の病型診断を目的とした生検組織の取り扱いは，「リンパの増殖性疾患」の項の表Ⅲ-16（→ 191 頁）に準じる．

2) 内視鏡的切除検体

　病変部の位置を図示しておく．以後の取り扱いは他臓器と同様である．

3) 外科切除検体

　十二指腸のみが部分的に外科切除されることは少なく，通常は胃の一部とともに提出される*1．全周性病変を除き，なるべく病変を分断しないように切開する．なお，膵頭十二指腸切除検体の取り扱いは 166 頁を参照されたい．

　小腸は病変と腸間膜付着部との位置関係を確認後，切開する．また，輪切り標本を作製するために切開せず，ホルマリンを内腔に満たして数日間固定する方法もあるが，これは一般的ではない．

4) 切除検体の切り出し

　小腸の切り出しの原則を図Ⅲ-31 に示した．通常，縦走潰瘍を伴う病変は

*1　腹腔鏡内視鏡合同手術（laparoscopic and endoscopic cooperative surgery ; LECS）によって十二指腸を局所切除している施設もある．

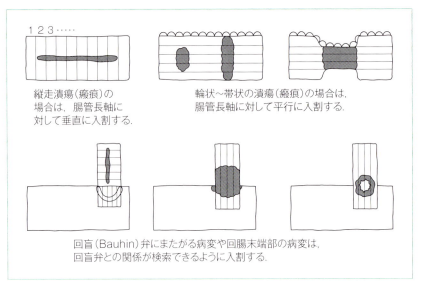

図Ⅲ-31 小腸および回盲部切除検体の切り出し方法

　腸管長軸に対して垂直に，輪状(帯状)潰瘍を伴う病変は腸管長軸に対して平行に割を入れる．また回盲部病変は回盲(Bauhin)弁との関係が把握できるように入割したほうがよい．なお，虫垂病変に続発した回盲部病変(たとえば蜂窩織炎性虫垂炎に続発した回盲部周囲炎)は虫垂に責任病変があることを示す組織片を作製することを優先したい[*2]．

　腫瘍，非腫瘍を問わず，病変部の最大割面をスケッチまたは撮影し，回盲弁の位置を明確にしておくと検鏡の際に役立つ．組織片をカセットに入れたら切り出し作業は完了だが，以下の点を注意したい．小型カセットを用いる場合，病変部の分割はやむをえないが，病変部の真ん中や正常部との境界を分割せぬよう努めたい．また，外科切除検体には多少の腸間膜脂肪組織が付着しているが，クローン病，腸間膜動・静脈血栓症，腸間膜脂肪織炎疑診例ではむやみに削ぎ落とさず，同部の切片も作製したほうがよい[*3]．

2. 十二指腸・小腸病変へのアプローチ

1) 臨床症候からみた十二指腸・小腸病変

　さきに述べたように十二指腸・小腸にはさまざまな病変が発生しうる．ここでは，① 無症候性の群，② 症候性の群[*4] に大別して概説する．

(1) 無症候性の群

　小病変(5 mm 前後の病変)は無症状で経過することが多く，異所性組織(胃底腺や膵組織)，ブルンネル腺過形成をはじめ脂肪腫などの良性疾患の占める割合が高い．そのほか，小さな腺腫やカルチノイド腫瘍，リンパ腫(たとえば濾胞性リンパ腫)も内視鏡検査で偶然に発見される．

[*2] 回盲部病変の診療では，その病変の原発巣が回盲部なのか，虫垂なのかを明確にしておく必要がある．それゆえに切除検体の切り出しが重要となる．

[*3] 腸間膜動・静脈血栓症疑診例では，腸間膜脂肪組織を等間隔で切り出して組織片を丹念に観察すると新鮮血栓が見つかることもある．

[*4] 持続的な出血，それに伴う貧血，慢性的な狭窄，下痢，低蛋白血症，腸重積，穿孔などをきたす病変をいう．

(2) 症候性の群

この群は腫瘍性疾患と非腫瘍性疾患に大別される（図Ⅲ-32）．腫瘍性疾患には消化管間質腫瘍（GIST），リンパ腫，カルチノイド腫瘍，原発性の癌，他臓器がんの転移巣，脂肪腫などがある．他臓器がん転移巣の可能性が疑われたら既往歴（手術歴）を詳しく調べる[*5]．

一方，非腫瘍性疾患には虚血性病変，クローン病，サイトメガロウイルス感染症，アミロイド症，結核症，エルシニア感染症，自己免疫疾患の小腸病変，非ステロイド性抗炎症薬（NSAID）起因性小腸潰瘍，リンパ管拡張症，非特異性多発性小腸潰瘍症などがある．これらに Peutz-Jeghers 症候群に随伴するポリープや炎症性類線維性ポリープなどの非腫瘍性の増殖性病変が加わる．このように疾患・病型の種類は実に多い．

「腸炎」という医学用語は漠然としているが，臨床経過から急性と慢性に，その原因から感染性と非感染性に大別される．また，種々の検索を行っても原因が特定されない腸炎も多々あるし，生検組織や切除検体の病理組織学的検索によりはじめて診断が確定するものもある．生検が確定診断に有用な腸炎の原因としては，感染性ではサイトメガロウイルス，ランブル鞭毛虫，アニサキス，糞線虫，抗酸菌，横川吸虫などが，非感染性ではクローン病をはじめアミロイド症や移植片対宿主病などがあげられる．臨床情報と病理所見を照合しながら丁寧に検索することが肝要である．また，臨床医と病理医の対話から診断のヒントが得られることも多い．

具体例を以下にあげる．慢性下痢を伴う関節リウマチ患者の十二指腸生検組織が提出された．主治医が予測したとおり間質のアミロイド沈着が証明された（図Ⅲ-33a）．その後，治療を再開したが下痢は一向に改善しない．そこで生検組織を見直すと，十二指腸粘膜の絨毛間に多数のランブル鞭毛虫（栄養型虫体）を確認した（図Ⅲ-33b）．本例ではランブル鞭毛虫症が下痢を難治化させていた．たとえ「関節リウマチの患者の下痢⇒アミロイド症」という典型的な病態に合致した病変であったとしても，臨床経過に少しでも疑問が残れば生検組織を見直す（ように病理医に依頼する）ことが実臨床ではきわめて大切である[*6]．

いくつもの疾患を包括する腸炎の生検診断には，起始・経過，便性状，食物摂取から症状出現までの時間，食品嗜好，海外渡航歴，基礎疾患の有無，薬物使用歴をはじめ画像所見ならびに治療反応性など，ありとあらゆる臨床情報が必要である．とくに感染症では，その"心当たり"が診断に直結している．多くの炎症性病変は経時的に組織像が変化し，また宿主の免疫状態や薬物治療により組織像も種々の程度に修飾される．この点をふまえたうえで生検診断に臨む必要がある．まるで謎解きのようだが，根気強く手がかりを見つけるしかない．もちろん，手がかりが見つからないこともある．

[*5] たとえば，腎細胞癌は 10 年以上経過して他臓器に転移することもある．既往歴の調査は転移巣の病理診断には欠かせない．もし，他病院で原発巣の手術が行われている場合は，病理診断報告書や組織標本を取り寄せる労を惜しんではならない．特別な事情がないかぎり，組織標本のブロックは永久保存されているので，未染色標本は作製可能である．

[*6] これしかないと決めつけてしまうと，見えているものまで見逃してしまう．診断学を甘く見てはならない．

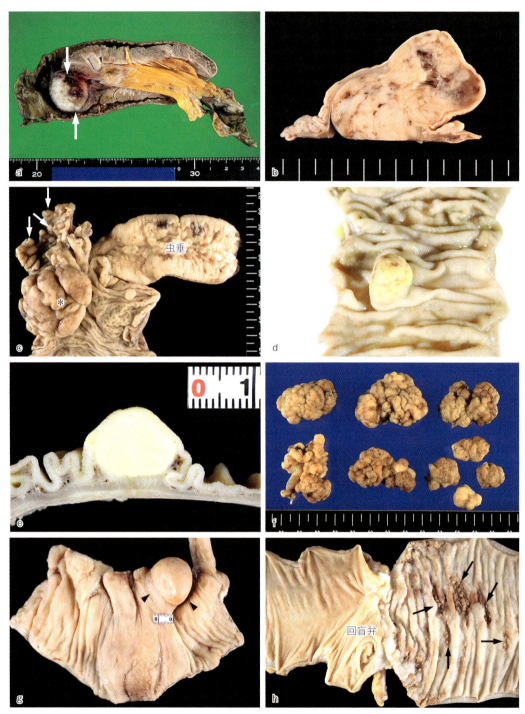

図Ⅲ-32 症候性の小腸疾患（レジェンドは次頁を参照）

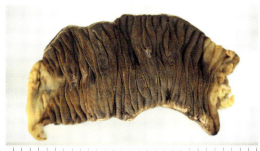
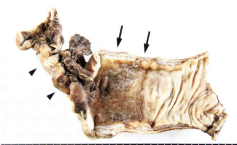
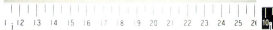

図Ⅲ-32　症候性の小腸疾患

a：空腸の肺腺癌転移巣．転移巣（→）を先進部として腸重積を発症．主訴は腹痛．
b：空腸の消化管間質腫瘍（GIST）．壁内から内腔と管外に突出する淡い茶（ベージュ）色の充実性腫瘤．内部に軽度の出血を伴っている．主訴は下腹部違和感．
c：回盲部と虫垂に浸潤したマントル細胞リンパ腫．回腸末端に米粒大のポリープ（→）や脳回状隆起（＊）を形成し，虫垂は腫瘍細胞のびまん性浸潤により蒲鉾状に肥厚している．主訴は下腹部鈍痛．
d：回腸のカルチノイド腫瘍．無茎性ポリープ状の淡黄白色調腫瘤を見る．主訴は軽度の貧血．
e：写真dの割面．粘膜下層を主座に置き，直上粘膜を押し上げるように発育する腫瘤の割面は淡黄白色調を呈する．
f：Peutz-Jeghers症候群に随伴した空腸ポリープ．粘膜表面は分葉が目立ち，脳回状を呈している．主訴は腹痛．
g：回腸の炎症性類線維性ポリープ．露出した病変部（▲）の形態はタコの頭と形容される．腫瘤の色調は，淡い茶（ベージュ）色に近く，脂肪腫とは区別できる．また，脂肪腫よりも硬く，ゴム様に触知される．ポリープを先進部とした腸重積を発症．主訴は腹痛．
h：サイトメガロウイルス感染による回腸の多発性潰瘍．回腸粘膜に境界鮮明な地図状の潰瘍（→）を見る．本例は原発性糸球体腎炎に対して長期間，ステロイド薬および免疫抑制薬を服用していた．主訴は貧血．
i：回腸の急性期虚血性病変．全周性の茶褐色調領域（出血を反映）を見る．同部の輪状ヒダは保存され，潰瘍形成はない．主訴は急性腹症．発症から2日後に腸切除試行．
j：回腸の特発性虚血性小腸炎（狭窄型）．著明な求心性管状狭窄（▲）と境界鮮明な全周性帯状潰瘍（↓）を見る．同部の腸壁は肥厚し，近位側腸管は拡張している．主訴は腹痛．発症から約2か月後に腸切除施行．

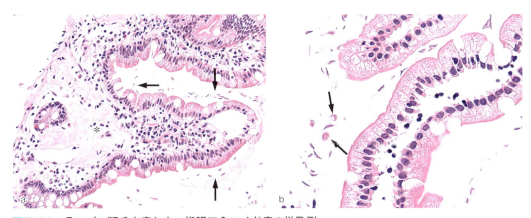

図Ⅲ-33　ランブル鞭毛虫症と十二指腸アミロイド症の併発例

a：慢性下痢を伴う関節リウマチ患者の十二指腸粘膜生検組織．粘膜固有層に淡いピンク色に染まる無構造な沈着物（＊）を認める．この沈着物はAA型蛋白質からなるアミロイドであった．腸絨毛表面に群がる小さな構造物（→）にも注目．
b：腸絨毛表面を高倍率視野で観察すると，西洋梨型の虫体様構造物（→）が視認される．これらがランブル鞭毛虫の栄養型虫体である．

2) ポリープおよび腫瘍性病変

(1) ポリープを形成する病変

上皮性ポリープには，Peutz-Jeghers 症候群に随伴するポリープ，散発性腺腫，家族性大腸腺腫症に随伴する腺腫[*7]のほか，カルチノイド腫瘍や異所性組織がある．ポリープは大きくなると，腸重積の先進部となりうる．一方，非上皮性ポリープには脂肪腫のほかリンパ腫がある．ここではカルチノイド腫瘍と異所性組織について解説する．

ⓐ カルチノイド腫瘍

本腫瘍は立ち上がりが緩やかな半球状の粘膜隆起病変として認識され，生長・増大するにつれて粘膜下腫瘍（様）の形態を呈する[*8]．胃・直腸発生例に比べると，小腸発生例の割面はクロムイエローや淡い黄白色を呈しやすい（図Ⅲ-32d，e）．病理組織学的には，均一な小型円形核と微細顆粒状胞体を有する腫瘍細胞が上皮様に連なり，島状，索状，時に腺管状の形態を呈しながら粘膜固有層深部から粘膜筋板を越え，粘膜下層およびそれ以深に浸潤する癌である．核分裂像はごく稀に認められる．通常，腫瘍壊死は認めない．

ⓑ 異所性（迷入）組織

異所性（迷入）組織には異所性膵と異所性胃粘膜とがある[*9]．異所性膵は十二指腸乳頭部近傍と空腸に好発し，回腸では稀である．多くは粘膜下腫瘍（様）の形態を呈し，固定後の割面は淡い茶（ベージュ）色を呈する．開腹手術の際，偶然に発見されて楔状切除されることがほとんどである．主に粘膜下層から固有筋層にかけて分布し，正常膵組織と同様，分葉構築を呈する．外分泌腺の腺房と導管はほぼ認められるが，膵島を欠くものもある．次に異所性胃粘膜は十二指腸球部に分離状の小結節ないしは無茎性ポリープの肉眼形態を呈し，最表層に胃腺窩上皮（表層粘液細胞）を伴うものは胃粘膜に類似した小区模様が確認される．病変は主細胞と壁細胞を有する胃底腺（体部腺）から構成され，表層にはさきに述べた腺窩上皮を認めることが多い．

(2) リンパ腫

十二指腸・小腸のリンパ腫は隆起型，潰瘍形成型，多発ポリープ型，びまん型，これらの混合型のいずれかの肉眼像を呈する．通常，細胞増殖能が高い（臨床的にはアグレッシブに経過する）病型は大きな腫瘤を形成したり，びらん・潰瘍を形成したりしやすい．一方，細胞増殖能が低い（臨床的には緩慢に経過する）病型は隆起を形成しやすいが，びらん・潰瘍形成はあまり目立たない[*10]．

隆起型はびまん性大細胞型 B 細胞性リンパ腫や Burkitt リンパ腫に多く，大きな腫瘤を形成すると腸重積を発症しやすくなる．臨床的には，月の単位で病変が増大していることが多い．なお，低悪性度リンパ腫も隆起を形成するが，その生長はきわめて緩徐である．

潰瘍形成型はびまん性大細胞型 B 細胞性リンパ腫や T 細胞性リンパ腫に多く，後者の一部は腫瘍細胞が種々の細胞傷害性蛋白を分泌したり，太い血

---

*7 家族性大腸腺腫症に随伴する腺腫は，通常多発し，径 10 mm 前後の無茎性ポリープとして認識され，病理組織学的には大腸管状腺腫に類似し，その細胞・核異型度はさまざまである．

*8 カルチノイド腫瘍の初期病変は粘膜深層に発生するので，初期病変の肉眼形態は「粘膜下腫瘍」よりもむしろ「粘膜内腫瘍」と表現したほうがより適当かもしれない．

*9 この異所性組織は，胎生期における組織成分が異所性の分離・迷入によって生じると考えられている．胎生期における一種の組織奇形であり，Albrecht 博士（1904 年）は choristoma（邦訳：分離腫）と呼称した．真の腫瘍ではないので構成細胞は自律性に増殖しない．

*10 リンパ腫細胞の細胞増殖能は Ki-67 標識率で評価できる．たとえば，Ki-67 標識率が 80〜90％を超えるものは細胞増殖能が高く，臨床的には高悪性度リンパ腫に分類される．一方，MALT リンパ腫に代表される低悪性度リンパ腫は，細胞増殖能はきわめて低く，これを反映して Ki-67 標識率も著しく低い．生検組織でリンパ腫を強く疑った場合，免疫形質の検索だけでなく細胞増殖能も検討する体制を整えたい．もちろん，これは病理診断科の課題である．

管を破壊したりしながら浸潤性に増殖するので腸管穿孔や出血・壊死をきたしやすい.

多発ポリープ型はいわゆる multiple lymphomatous polyposis とほぼ同義であり，その拡がりは小腸にとどまるものから胃・腸管全域にわたるものまでさまざまである．当初はマントル細胞リンパ腫にきわめて特徴的な肉眼像と報告されてきたが，実際は濾胞性リンパ腫や成人T細胞性白血病/リンパ腫などの他病型もこの肉眼像を呈しうる.

びまん型は腸管壁に広範囲に腫瘍細胞が浸潤し，種々の程度に粘膜や腸壁の肥厚を伴うものである．ほかの肉眼像と異なり，腫瘤形成に乏しく，浸潤範囲診断に苦慮する．病型はT細胞性リンパ腫に多い傾向があり，腸症関連T細胞性リンパ腫や成人T細胞性白血病/リンパ腫が代表的である.

リンパ腫の確定診断には組織採取が不可欠である．生検する場合は壊死組織，滲出物，肉芽組織が多い潰瘍底部は極力避けて，粘膜内腫瘍や粘膜下腫瘍の様相を呈した部分や周囲粘膜との境界部を狙うことがコツである[*11]．また，小隆起形成例では状況が許せば内視鏡的粘膜切除も考慮してほしい．消化管リンパ増殖性疾患の概要は189頁を参照願いたい.

*11 とにかく切れ味のよい鉗子を用いて，可能な限り組織を多めに採取していただきたい．なお，鉗子で2度つかみしたり，採取組織をピンセットで強くつまんだりすると，病理組織学的評価が困難になる.

(3) 原発性小腸癌

原発性小腸癌(空腸癌・回腸癌)は十二指腸乳頭部癌を除くとその発生頻度は低い．早期から黄疸が出現しやすい十二指腸乳頭部癌に比べて小腸癌は狭窄症状を契機に発見されることが多く，その時点ですでに進行癌となっている[*12]．肉眼的には隆起型や潰瘍限局型の進行癌が多く，組織型は高〜中分化管状腺癌が主体である．もし，あまり見かけない組織型(いわゆる特殊型)の小腸癌に遭遇した場合は，転移性癌の可能性も念頭におき検索を進める．粘膜内管状腺癌が確認されれば原発巣と判断することができるが，粘膜内よりもむしろ壁内に病変の主座を置き，粘膜下腫瘍や壁内腫瘤の様相を呈する場合は他臓器悪性腫瘍の転移巣の可能性がある．現病歴はもちろん，他臓器悪性腫瘍の治療歴について照会する必要がある．胃癌，肺癌，膵癌のほか，乳癌や腎細胞癌も小腸に転移巣を形成する．転移巣は中央に癌性潰瘍を形成するとは限らず，腎細胞癌では丈の高い亜有茎性隆起を形成したり，乳癌では腸壁にびまん性に浸潤し，著しい壁硬化・硬化を呈したりする.

*12 小腸内視鏡検査の普及とともに壁深達度の浅い原発性小腸癌の発見率がいまよりも高くなれば，生命予後の改善が大いに期待できよう.

3) 回腸末端〜回盲部に好発する非腫瘍性病変

回腸末端および回盲部にはさまざまな非腫瘍性病変(疾患)が好発する．外科切除検体を扱う立場からみると，急性虫垂炎に合併・続発した回盲部周囲炎(回盲部周囲膿瘍)に遭遇する頻度が圧倒的に高く，これにクローン病が次ぐ．その他，腸重積例も経験されるが，その多くは腫瘤形成性の腫瘍であり，非腫瘍性疾患は少ない[*13].

一方，小腸結核，ベーチェット病，エルシニア感染症は臨床医にとってはたいへん有名だが，われわれ病理医がそれらの外科切除検体に遭遇する機会

*13 非腫瘍性疾患としてはIgA血管炎(ヘノッホ・シェーンライン紫斑病)の小腸病変が腸重積の原因となる．また，小児・乳幼児では回腸末端リンパ組織過形成による粘膜肥厚も腸重積の原因となる.

*14 早期に発見され，適切に治療されているので外科切除に至らないケースが多いと推測される．臨床医にとってcommon diseaseであっても病理医にはそうでないこともある．

*15 まず，発生頻度の高い疾患・病型をあげて，それらの鑑別診断を行うことを優先したい．いずれにも該当しない場合に限り，稀な疾患を考慮すべきであろう．

はきわめて少ない*14．

　生検が確定または鑑別診断におおいに寄与するものと，そうでないものとがあるから，臨床像（患者年齢，起始と経過，画像所見）や病理所見を勘案して疾患を絞り込むことが肝要である*15．臨床的に重要な疾患の鑑別点を表Ⅲ-7にまとめた．そして類上皮細胞肉芽腫を形成する代表的な小腸疾患の病理像（図Ⅲ-34）とこれらの病理組織学的な鑑別点（図Ⅲ-35）をまとめた．

表Ⅲ-7　回腸末端または回盲部に好発する非腫瘍性疾患の鑑別点

	小腸結核	クローン病	エルシニア感染症	腸管型ベーチェット病	単純性潰瘍
病因起炎菌	*Mycobacterium tuberculosis*	不明	*Yersinia enterocolitica*, *Yersinia pseudotuberculosis*	不明	
年齢	好発年齢なし	若年者	小児期～成人期	青壮年期	若年層
経過	自然治癒あり 免疫不全病態下では増悪	慢性進行性	自然治癒あり	慢性～易再発性（自然治癒しにくい）	
好発部位	回腸末端	とくになし	とくに回盲部	回盲弁上～その近傍	
病変分布	単発～多発性（skip病変*）	非連続性，区域性（skip病変*）	単発～多発性	多発性（skip病変*）	
回盲弁（Bauhin弁）	多発潰瘍による高度変形 回盲弁の消失	炎症により種々の程度に腫大		卵円形の打ち抜き様潰瘍（小さくても深い潰瘍）	
粘膜の性状	びらん～輪状潰瘍 萎縮瘢痕帯**	縦走潰瘍（腸間膜直上）裂溝潰瘍 粘膜の敷石像	高度の浮腫 びらん～潰瘍 粗大顆粒状の粘膜隆起	上記潰瘍の介在粘膜は正常	
炎症の深さ	壁全層性（結核菌の初期感染巣では浅在性）				
肉芽腫の形態	中心部壊死巣を囲む類上皮細胞肉芽腫 肉芽腫は融合し拡大する	中心部壊死巣を欠く類上皮細胞肉芽腫 肉芽腫は概して小さい	好中球浸潤を伴う類上皮細胞肉芽腫 炎症の時期により像が異なる	肉芽腫は出現しない	
炎症性ポリープ	時に形成する		稀		
腸管外合併症	とくになし	多種多様	発熱性発疹 間質性腎炎	多種多様	
その他	活動性肺結核を併発しない例もある	若年発症の肛門部病変の存在	リンパ組織過形成による腸間膜リンパ節の系統的な腫大#	病理組織学的に両者を鑑別することは不可能	

*：病変がとびとびに分布した状態をいう．
**：結核病巣の潰瘍が完治した部位の粘膜は萎縮する．この萎縮した粘膜の領域を「萎縮瘢痕帯」とよぶ．
#：免疫芽球様リンパ球が多数出現すると，リンパ腫と誤認されることがある．

3 十二指腸・小腸（十二指腸乳頭部を除く） 93

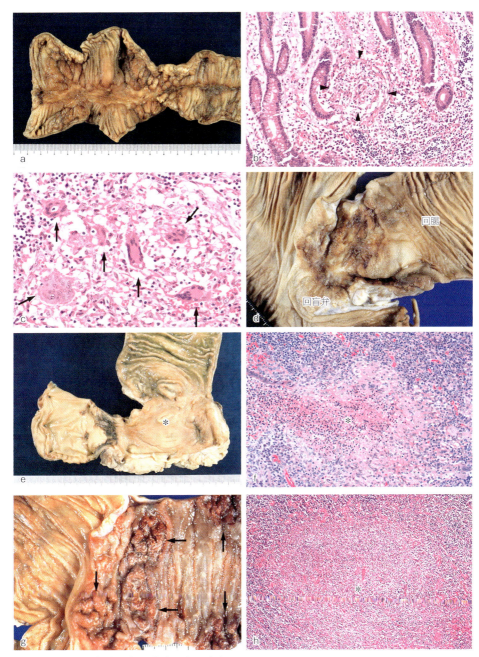

図Ⅲ-34 類上皮細胞肉芽腫を形成する小腸疾患

a：クローン病．回腸の腸間膜付着側に沿う一条の開放性縦走潰瘍と粘膜の敷石像を見る．
b：クローン病．粘膜固有層に壊死を伴わない類上皮細胞肉芽腫（▲）を見る．肉芽腫は小型で，周囲間質との境界は不鮮明．
c：クローン病．肉芽腫内部に Langhans 型多核巨細胞（→）を見る．
d：回盲部結核．回腸末端に開放性の輪状潰瘍を見る．潰瘍の一部は回盲弁におよび，弁の一部が破壊されている．横軸要素の強い潰瘍である点に注目．
e：回盲部結核（長期経過例）．新旧の帯状（区域性）潰瘍を見る．潰瘍により回盲弁構造が消失している点と，潰瘍瘢痕部直上の粘膜ヒダが消失している部分（これを萎縮瘢痕帯と呼ぶ）（＊）に注目．
f：中心部の凝固壊死巣（＊）の周囲に類上皮細胞肉芽腫を見る．クローン病の肉芽腫に比べて，境界鮮明．肉芽腫周囲にはリンパ球浸潤を伴っている．
g：エルシニア回腸末端炎．回腸末端部の浮腫状粘膜には赤みの強い小隆起（→）が集簇している．これらはリンパ組織の過形成により形成されたもの．
h：リンパ濾胞間に高度の好中球浸潤（＊）を見る．

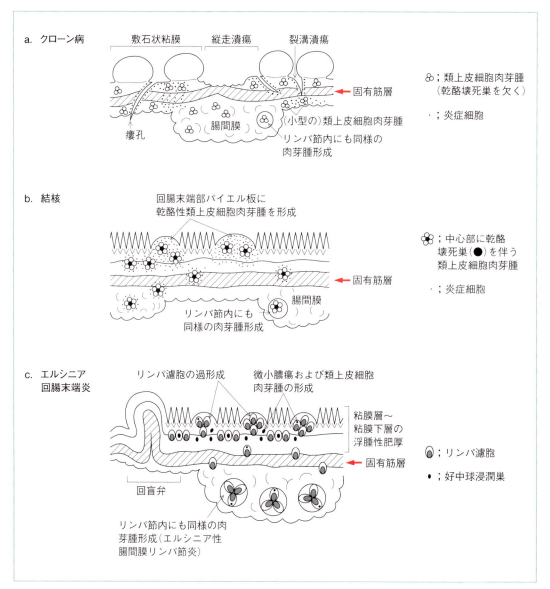

図Ⅲ-35　類上皮細胞肉芽腫を形成する小腸疾患の病理組織学的鑑別点

クローン病(a)で観察される「粘膜に対して垂直な組織欠損」を裂溝潰瘍という．通常，高度の炎症細胞浸潤を伴っており，まるで鋭利な刃物で断ち割ったような，幅は狭いが深い潰瘍として視認される．また，粘膜の敷石像(cobblestone appearance)とは「小さな潰瘍と潰瘍の間の粘膜が隆起することにより，玉石を敷き詰めたように見える状態」をいう．浮腫により腫大した粘膜が玉石に相当し，石と石の間の溝が潰瘍に相当する．

耳より 4　腸結核と黒丸の分類

(1) 腸結核の病理

腸結核は、肺結核の肺外合併症としての二次性腸結核、他臓器に結核症が確認されない原発性腸結核に大別されます。腸結核の好発部位は回腸末端部または回盲部です。胃や十二指腸病変は稀であり、大腸では直腸に向かうにつれて少なくなります。小腸の壁内リンパ流は集合リンパ小節（パイエル板）から起こり、腸管の横軸方向かつ腸間膜付着部方向へと流れているので、小腸結核の潰瘍病変も横軸方向に拡大します。その結果、小腸結核の典型的な、すなわち治癒前の潰瘍性病変は輪状潰瘍または帯状潰瘍と呼ばれています。小腸結核と小腸クローン病は、病変が区域性に出現（スキップ）するという共通点があるので、横軸方向に拡がる潰瘍は両者の鑑別診断に有用です。なお、腸結核でも縦軸方向に潰瘍が拡がることがありますが、これは隣接する潰瘍が融合・拡大したものと理解されます。

(2) 黒丸による腸結核の肉眼分類

1932（昭和7）年、黒丸五郎博士は結核患者の剖検例の検索結果に基づき、活動性腸結核病変の肉眼型を第Ⅰ～Ⅷ型まで分類しました（図）。以後、この分類は「黒丸の分類」として普及し、85年余りが経とうとしています。本分類は腸結核の初期巣（点として認識されるもの）から進行病変（面として認識されるもの）までを見事に網羅しており、肉眼像や画像所見を説明する際にたいへん有用です。そして、活動性腸結核がその病勢により"ありとあらゆる形態の潰瘍を生じうる"ことを反映した本分類は瞠目に値します。本分類は病変発生の場と肉眼所見そして組織所見とを丁寧に比較検討することから生まれました。1952（昭和27）年に刊行された『腸結核症の病理』（医学書院、B6変型判、現在絶版）には腸結核に対する黒丸博士の並大抵ではない情熱が刻み込まれています。

（二村）

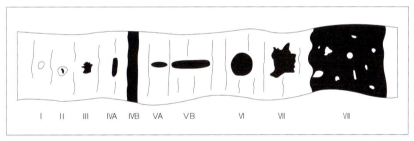

図　腸結核の肉眼分類（黒丸，1932）

Ⅰ型：初期の病変で粟粒～麻実大の結核結節
Ⅱ型：結核結節の壊死物質が粘膜を破って腸腔に排出され、小潰瘍を形成したもの
Ⅲ型：Ⅱ型がやや大きくなり、アズキ大または扁豆大となったもの
Ⅳ型：腸管の横軸方向の潰瘍で、輪状または帯状潰瘍といわれるもの
　　　（A：直径2cm以下のもの　B：2cm以上のもの）
Ⅴ型：縦軸方向の潰瘍（A：直径2cm以下のもの　B：2cm以上のもの）
Ⅵ型：円形または類円形の潰瘍で、扁豆大以上のもの
Ⅶ型：不整形潰瘍で扁豆大以上のもの
Ⅷ型：潰瘍が互いに融合し、広範な潰瘍となったもの

※なお「扁豆大」の語は原著をそのまま引用したものである．

⑥ 耳より 5 肉芽腫の定義と診断学的意義

(1) 肉芽腫の病理組織学的定義

今日，肉芽腫(granuloma)は「組織球や類上皮細胞の集簇により形成された結節性病変」と定義されています．そして，この肉芽腫形成を主徴とする炎症は肉芽腫性炎または特異性炎と呼ばれています．なお，本用語の歴史は古く，「肉芽組織(granulation tissue)を形成する傾向が顕著な炎症巣」と定義されていた時期もありましたが，現在は冒頭に紹介した定義が一般的です．ちなみに肉芽組織は「血管内皮細胞と線維芽細胞の増殖により形成された新生組織」と定義されています．したがって，肉芽腫と肉芽組織は明確に使い分けるべきです．

(2) 肉芽腫が出現する消化管疾患

肉芽腫が出現する消化管疾患は一種類ではありません．たとえば，腸結核，クローン病，サルコイド症をはじめ，潰瘍性大腸炎，エルシニア腸炎，大腸癌，大腸憩室炎，虫垂炎，脂肪織炎，そして遭遇頻度はきわめて低いのですが，マラコプラキア，慢性肉芽腫症，腸チフスなどさまざまです．

(3) 肉芽腫の病理診断学的意義と鑑別点

肉芽腫の病理診断学的意義は当該病変の起炎病原体やいくつかの疾患を推定できることに尽きます．以下に検鏡の際，必ず役立つと思われる肉芽腫の形態的特徴と対応疾患について整理しておきます．

❶ 内部に壊死巣を伴う肉芽腫

内部に壊死巣を伴う肉芽腫を認めた場合，壊死巣の形態的な違いにより想起する疾患も異なります．たとえば，凝固壊死巣(乾酪化した壊死巣)であれば結核病巣を疑い，高度の好中球浸潤巣を伴う壊死巣(膿瘍化した壊死巣)であればエルシニア腸炎を疑います．また，脂肪壊死巣であれば脂肪織炎(を伴う虚血性病変)を第一に考えます．一方，サルコイド症やクローン病に見られる肉芽腫は内部に壊死巣を伴いません．もし，壊死があってもきわめて軽微です．

❷ 多核巨細胞を伴う肉芽腫

一般的に多核巨細胞は組織球や類上皮細胞が融合したものと理解されています(が，核のみが分裂して細胞質が分裂しないためにできるとする立場もあります)．多核巨細胞を伴う肉芽腫は結核病巣，クローン病，サルコイド症に高頻度に見られます．結核病巣に見られるLanghans型多核巨細胞の核は細胞質の周辺部に適当に配列し，断面によっては両極に集まったり，一極に偏在したりします．抗酸菌染色標本を丹念に観察すると，多核巨細胞の細胞質の中心部あるいは核が偏在した対向側に紫に染まる桿状菌体を認めることがあります．

一方，サルコイド症に見られる多核巨細胞の核は細胞質内にまんべんなく分布し，さきに述べた結核病巣における多核巨細胞の核配列様式とは異なります．また，細胞質内に針状ないしは星芒形の構造物(asteroid bodies)を認めることがあります．なお，エルシニア腸炎では多核巨細胞の出現は比較的稀です．

❸ 肉芽腫の大きさや検出部位

肉芽腫自体の大きさに着目することは，クローン病と結核病巣の鑑別には有用です．クローン病の肉芽腫は比較的小型で，しょぼくれています．肉芽腫の周縁にリンパ球，形質細胞は目立ちません．したがって，周囲間質との境界は不鮮明になります．一方，結核病巣の肉芽腫は(炎症の時期により異なりますが)融合し，拡大するためクローン病に比べて大型で，目立ちます．そして，遅延型アレルギー病態を反映して肉芽腫の周縁に多数のリンパ球，形質細胞が分布しています(これをリンパ球環と呼びます)．したがって，周囲間質との境界は比較的鮮明です．その他，サルコイド症をはじめ慢性肉芽腫症も大型の肉芽腫を形成します．

次に，肉芽腫の検出部位にも違いがあります．結核病巣やエルシニア腸炎の肉芽腫は炎症巣にほぼ限定されますが，クローン病では病巣以外の一見正常に見える粘膜組織にも肉芽腫が検出されることがあります．クローン病疑診例では病巣以外の粘膜からも積極的に生検するように心がけましょう．

❹ 潰瘍性大腸炎における肉芽腫

いわゆる陰窩関連肉芽腫は腸陰窩が炎症により破壊され，当該陰窩周囲の間質に粘液や異物が漏出・侵入することによって惹起される一種の異物型肉芽腫です．活動期潰瘍性大腸炎の陰窩炎や陰窩膿瘍に続発することがあり，当該肉芽腫の内部には好中球のほか，アルシアンブルー陽性粘液を貪食した組織球が混在しています．これをクローン病における類上皮細胞肉芽腫と誤認せぬよう注意が必要です．　　　(二村)

4 大腸

1. 大腸検体の取り扱い

1) 生検検体

基本的事項の概要は他の部位と同様である.

2) 内視鏡的切除検体

分割切除検体は位置関係がわかるように台板に張り付ける. またポリープの切除断端がわかりにくい場合, ホルマリンに浸す前にインクで目印をつけておくとよい. 必要に応じて固定前後の検体を撮影する[*1].

> *1 固定前の新鮮検体は粘膜表面が乾燥しやすいので, じっくり撮影したい場合は固定後の検体に限ったほうがよい.

3) 外科切除検体

全周性病変を除き, 病変部を分断せぬように腸管を展開する. 展開後, 速やかに形態計測と写真撮影を行い台板に張り付けてホルマリンに浸す.

小さな表面型病変は周囲のヒダに覆い隠されることもあるので, 病変部周囲の粘膜も程よく, 時にはしっかりと伸展させて台板に張り付けたほうがよい(図Ⅲ-36a,b).

結腸の漿膜側に付着する脂肪組織を完全に削ぎ落とすのは構わないが, 進行癌症例では病変部腸壁の漿膜脂肪組織を必要以上に削ぎ落とさないほうがよい(図Ⅲ-36c,d). また, 骨盤内筋群を合併切除した直腸進行癌症例では, 同筋群への浸潤の有無が臨床的に問題となることがあるから同部に糸などの目印をつけておいたほうがよい. その他, 癌の浸潤により隣接腸管と強固に癒着している場合, 無理に剥がす必要はない.

切除腸管が長い場合, U字型またはS字型に張り付けてもよいし, 台板の広さに応じて腸管を適当な長さに分割して張り付けてもよい.

4) 切除検体の切り出し

(1) 内視鏡的切除検体の切り出し方法

切り出しで得られた各切片は, すべて標本化し, 病理組織学的検索に供することが大原則である. 一部の切片のみを標本化するといった不完全な検索は間違っても行ってはならない.

有茎性病変のうち, 茎の太いものは中心部から1mmほどずらして縦に半割し, パラフィンブロックの粗削り(あら)によって最大割面(当該病変を代表する割面)を得るようにする(図Ⅲ-37a,b). もし, ど真ん中に割を入れてしまうと, 粗削りにより最大割面を失ってしまうので注意したい. 一方, 茎幅が狭

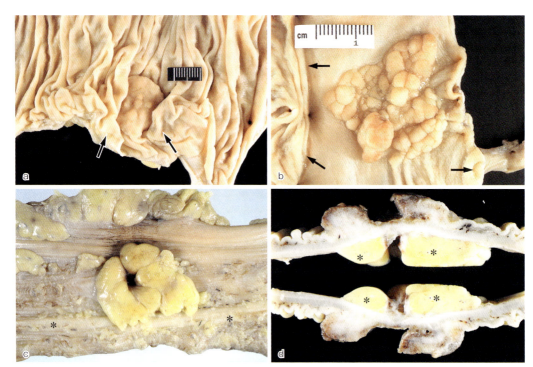

図Ⅲ-36 外科切除検体の取り扱い方法
a：悪い例．周囲粘膜の局所的な伸展が不十分なためにヒダ(→)が 0-Is の上行結腸癌の一部を覆っている．この状態では病変部の全貌を撮影できない．
b：良い例．盲腸粘膜(→)を局所的に四方にしっかりと伸展しているので 0-IIa（結節混在型側方発育型腫瘍）の全貌を撮影できる．
c：良い例．病変部腸壁の漿膜脂肪組織を残し，その周囲脂肪組織(*)は適切に処理されている．
d：写真 c の病変部の全割面切片．漿膜脂肪組織(*)が残されているので腫瘍の浸潤最深部を正しく評価できる．

*2 茎の狭いポリープを無理に半割すると，頭部と茎部が分離することもある．

*3 幅2mm未満の組織切片はガラス面に対して垂直に包埋することが技術的に難しい．また，粗削りによってキーとなる病変組織が消失する危険性もある．

いものは無理に半割せず茎全体を含むパラフィンブロックを作製し，粗削りと薄切によって最大割面を得てもよい*2．特別な事情がないかぎり，有茎性ポリープの輪切り標本を作製することはない．

無茎性または表面型の腫瘍性病変は，（癌であれば）腫瘍の壁深達度が最も深い部分（以下，最深部）と切除断端（とくに垂直断端）が正確に評価できるように切り出すことが最も大切である．切り出し幅は約 2.5〜3.0 mm を目安とすればよい．幅 2.0 mm 未満での切り出しはあまり推奨できない*3．その他，ポリープ内に埋没した切除断端は表面からは視認しづらい．その際，熱凝固により白く変色した部分を目印にして切除断端を探せばよい（図Ⅲ-37c,d）．なお，コールドポリペクトミーによって得られた検体は，いわば生切れ状態なので切除断端部に変色は認められない．

(2) 外科切除検体の切り出し方法

通常，早期癌は一定の幅（3〜5 mm）で入割し，また進行癌では十文字状に入割することが多い（図Ⅲ-38a,b）．しかし，進行癌では病変部中央が腫瘍の最深部とは限らないので，十文字状の切り出しでは最深部が得られないこともある．そのため，進行癌を切り出す際は漿膜面を十分に観察し，もし，

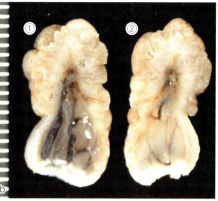
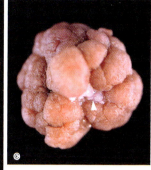
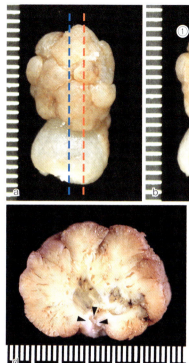

図Ⅲ-37　ポリープの切り出し
a：茎の太いポリープは中心軸(青破線)から少しだけずらしたところ(赤破線)で縦に割を入れる.
b：切片①の粗削りによって最大割面が標本化される. 一方, 切片②は粗削りにより最大割面から遠ざかった面が標本化される.
c：熱凝固により白く変色した粘膜部分が切除断端(△)である.
d：切除断端(▲)を含む最大割面切片.

ここがHOT 2　大腸の Cold polypectomy 検体の組織学的特徴

　最近, 臨床医から「通電せずに大腸ポリープを切除しているから検鏡しやすいでしょう」と言われました. 言われてみれば変質や挫滅がほとんどない(まるで鋭利な刃物で切り取ったような)検体に遭遇する機会が増えてきたように感じます. これまでは多少の変質・挫滅が加わった組織を検鏡し, 病理診断を下すことを半ば強いられてきた病理医にとってはありがたい状況です. そのおかげで腺管構成細胞の核形態も詳しく観察できるので, 異型度の低い腺腫と過形成性結節の鑑別も円滑に行えるようになりました.
　一方で新たな不安要素が出現しました. それは断端部の組織学的評価です. これまで切除操作(電気凝固)に伴う組織の変質・挫滅こそが検鏡下で水平・深部断端部を探す際の目印でした. ところが, cold polypectomy で得られた検体には変質・挫滅がほとんどありません. そのため真の断端部が以前と同様の精度で組織学的に評価されているかどうか不安です. cold polypectomy 検体では組織切片の端を摘除断端として認識する以外に今のところ手立てがなく, 同部に病変がなければ断端陰性と判断しています. その組織学的判断はまだまだ心許ないので, 遺残の有無はやはり臨床医が内視鏡的に判断したほうがよいでしょう.
　多分に主観的ですが cold polypectomy 検体の自験例では粘膜筋板採取量が少なく, ましてや粘膜下組織はほとんど採取されていません. 粘膜筋板との関連の検索が必要な病変や粘膜筋板以深に主座を置く病変には cold polypectomy はあまり適当でないかもしれません. 今後, 検討・克服すべき課題と考えられます.　(二村)

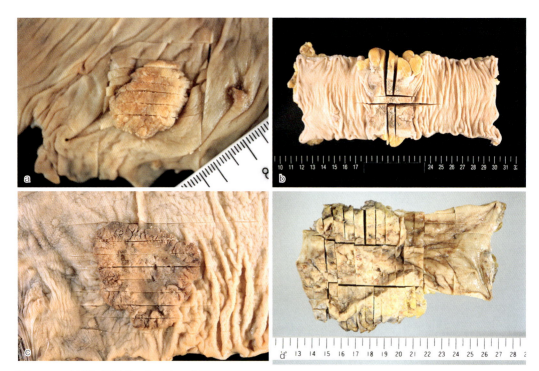

図Ⅲ-38　外科切除検体の切り出し方法
a：腸管長軸に平行に3〜5mm幅で入割した早期癌.
b：十文字状に入割した進行癌.
c：腸管長軸に平行に3〜5mm幅で入割した進行癌.
d：背景の潰瘍性大腸炎との関連を検索するために階段状に入割した進行癌.

　えくぼのように陥凹した部分や腸間膜内に硬い結節を伴う部分があれば同部を含む切片を必ず標本化することが重要である．また，等間隔の入割（これを階段状の切り出しという）で得られた各切片の割面を観察して腫瘍の最深部を見つけたら同部を標本化する（図Ⅲ-38c）．

　背景に特殊な病変，たとえば罹病期間の長い潰瘍性大腸炎や家族性大腸腺腫症を有する場合は，可能な限り多くの切片を標本化して丁寧に検索することが望ましい（図Ⅲ-38d）．とくに，炎症性腸疾患に関連して発生した腫瘍なのか，単なる散発性・偶発性の腫瘍なのかを病理組織学的に検証・鑑別するためには腫瘍とその周囲粘膜を系統的に標本化する必要がある．日常の病理診断では，なるべく少ない数の切片で多くの病理組織学的情報を得ることが理想ではあるが，特殊な背景をもつ腫瘍はある程度広い範囲の組織学的検索を要することを強調しておきたい．自施設の病理医の理解と連携が必要であることは言うまでもない．

　その他，縦走潰瘍を伴う病変（たとえば虚血性腸病変）は躊躇うことなく腸管長軸に対して垂直に割を入れる．

5）写真撮影

　肉眼写真は全体像と近接像を撮影し，早期癌や側方発育型腫瘍では再構築

表Ⅲ-8　大腸粘膜生検によって診断できる病型とできない病型

生検組織のみでほぼ診断できる病型

・特定の感染症：抗酸菌感染症，アメーバ赤痢，サイトメガロウイルス感染症，腸管スピロヘータ
・その他：アミロイド症，腸管子宮内膜症，collagenous colitis，偽メラノーシス，ケイキサレート起因性粘膜傷害

病理組織学的所見と臨床所見を勘案して診断できる病型

・クローン病，潰瘍性大腸炎，虚血性大腸病変の急性期，放射線性大腸炎，移植片対宿主病，直腸粘膜脱症候群
・薬剤関連病変：腸間膜静脈硬化症，非ステロイド性抗炎症薬起因性大腸粘膜傷害，抗菌薬関連偽膜性大腸炎

生検組織のみでは診断できない病型

・上記以外の多くの感染性大腸炎，ベーチェット病，単純性潰瘍，血管炎症候群

図作成に必要な割線入りの写真も忘れずに撮影する*4．病変の割面は必要に応じて撮影すればよい．

＊4　隆起性病変の起始部を把握したい場合は，斜めから撮影してもよい．この撮影スタイルを斜俯瞰と呼ぶ．

6)その他

各切片を詰めるカセットは消化管専用の大型のものが推奨されるが，実際は小型カセットに限定している施設が多い．切片を分割する際，腫瘍の最深部を避けるように心がけたい．また，1つのカセットに多数の切片を詰め込んではならない．

2. 大腸炎症性疾患へのアプローチ

1)総論的事項：とくに生検組織診断の意義

言うまでもなく非腫瘍性疾患の病型(疾患単位)の種類はきわめて多い．ここでは炎症性疾患に限定して概説する．なお，非腫瘍性ポリープは別の章で述べる(→110頁)．

大腸の炎症性疾患は，以下のように大まかに分けると理解しやすい．

1. 感染性大腸炎
2. 感染以外で原因が明らかな大腸炎
3. 原因不明だが独立した疾患単位として認定されている大腸炎

以下に大腸炎症性疾患の病理組織診断(とくに生検組織診断)の位置づけについて言及する．生検組織で疾患特異性の高い所見，たとえば類上皮細胞肉芽腫，アミロイド沈着巣，栄養型アメーバ原虫あるいは核内封入体を見いだした場合，より積極的な診断が可能となる．すなわち，特定の疾患を絞り込むことができる．一方，ベーチェット病，単純性潰瘍や多くの感染性大腸炎は生検組織のみでは診断確定には至らない．生検組織で診断をほぼ確定できるものとそうでないものがあることを再認識しておきたい(表Ⅲ-8)*5．

＊5　炎症性疾患における生検組織診断の有用性と限界を知っておくことが大切である．生検すればあらゆる疾患の診断が確定すると考えるのはたいへん危険であり，大きな間違いである．

102　Ⅲ 基礎編（2）　臓器・病変別　病理学的アプローチ

内視鏡的には異常がなくても組織学的には何らかの異常（時に病理診断時のヒントになりうる所見）を認めることもあるので，一見正常に見える粘膜からも生検することが望ましい．その他，盲腸から直腸に向かって区域ごとに（たとえば，終末回腸，盲腸，上行，横行，下行，S状結腸そして直腸粘膜の計7か所から）生検する方法もある[*6]．

炎症性疾患の診断には臨床，画像，および病理（肉眼と組織）所見から当該病変を多角的に評価することが肝要である．また，起始・経過，既往歴，薬剤服用歴，感染の心当たり（生肉摂取，海外渡航，性的交渉）などの病歴聴取が診断の鍵を握っていることは言うまでもない．

2）大腸の炎症性疾患

疾患に特徴的な所見を得るために適切な部位から生検することが肝要である．たとえば，アメーバ赤痢疑診例では潰瘍中心部の汚い壊死組織を狙って生検することが最も大切である[*7]．サイトメガロウイルス感染症疑診例も同様で，びらん・潰瘍底部の肉芽組織（間質組織）を狙うとよい．

通常，炎症は病期・時相や治療によって，上皮とその間質からなる組織の病理所見は刻々と変化し，種々の程度に修飾される．そのため，炎症極期（活動期）の所見ばかりが目立ったり，活動期の所見と非活動期（治癒期，収束期，寛解期）の所見とが入り混じったり，あるいは非活動期の所見だけが観察されたりもする．なかでも非活動期の所見は非特異的なものが多く，すなわち幾つもの病型が同様の組織像を呈することがあるから，病型の確定にはほとんど寄与しない[*8]．それゆえに臨床所見を勘案した総合的な判断が求められる[*9]．

以下に代表的な炎症性疾患について解説する．

(1) 潰瘍性大腸炎　ulcerative colitis

本疾患は，大腸とくに直腸に発生し，病変の主座を粘膜と粘膜下層に置く原因不明かつ非特異性の炎症性疾患である．

典型例の病変は直腸粘膜に始まり，連続性かつびまん性に近位側大腸に拡がる．通常，炎症は粘膜固有層深部で強く，しばしば粘膜下層浅層に及ぶ．急性劇症型（急性電撃型）を除き，炎症が固有筋層や漿膜まで波及することはない．

肉眼像および病理組織学的所見は病期（活動期，寛解期）や治療開始前後で異なる（図Ⅲ-39）[*10]．

活動期の肉眼像は粘膜のびまん性の発赤・充血・出血，顆粒状変化，多発するびらん・潰瘍や炎症性ポリポーシス（残存部粘膜の偽ポリープ化）など多様である．また病悩期間が長い例は後述する寛解期の所見が混在する．その病理組織学的所見はびまん性慢性活動性炎症，血管および陰窩（上皮）の変化の3つに要約される．まず，間質の炎症は成熟リンパ球，形質細胞が主体で，これに好中球が種々の程度に混在し，粘膜固有層（とくに深部）をびまん

---

*6　潰瘍性大腸炎の罹患範囲の把握にも有用である．通称，ステップ生検と呼ばれている．

*7　臨床医から壊死組織を生検しても無意味なのではないかと尋ねられたことがある．確かに腫瘍などの増殖性疾患では非壊死部を狙うべきだが，アメーバ赤痢の場合は壊死組織や炎症性滲出物のなかに虫体が存在するので同部を狙わなければならない．病型によって最適な生検部位があることを再認識しておきたい．

*8　たとえ病型確定には至らなくても，生検組織から慢性炎症が長期にわたり繰り返されたか否かを推定・判断することはできる．したがって，炎症の時相（phase）の評価を目的とした生検は有意義である．

*9　この点が腫瘍の生検組織診断と大きく異なる．

*10　「緩解」と「寛解」を使い分けるべきとする意見もあるが，本書は「寛解」で統一した．

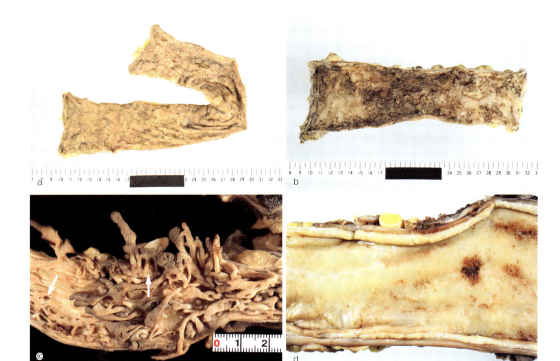

図Ⅲ-39　潰瘍性大腸炎の肉眼像

a：活動期．直腸〜下行結腸の粘膜はびまん性に淡茶褐色（新鮮検体では発赤調）を呈し，その表面は海綿状ないしは微細顆粒状である．半月襞は不明瞭になっている．
b：活動期．a に比べて，粘膜には出血を伴う浅い潰瘍が目立ち，びらん・潰瘍を介在する粘膜には小結節・ポリープ状（偽ポリープ化）が見られる．
c：寛解期．S 状結腸に細長い紐状のポリープ（再生性ポリープ）が密在している．ポリープの基部や周囲粘膜には粘膜橋（mucosal bridge）も見られる（→）．
d：寛解期．S 状粘膜の襞は完全に消失し，平坦萎縮性である．わずかに発赤が散見される．

性に拡がる．活動期の極期には好中球が陰窩を構成する上皮細胞間に浸潤したり〔これを陰窩炎（cryptitis）という〕，陰窩内腔に浸潤・集簇したりする〔これを陰窩膿瘍（crypt abscess）という〕（図Ⅲ-40a,b）．この陰窩膿瘍が目立つ例は肉眼的にびらん・潰瘍を伴っている．なお，陰窩炎や陰窩膿瘍は活動期と判断するためのよい指標であるが，潰瘍性大腸炎に特異的な所見ではない[*11]．次に，炎症巣の血管は充血・うっ血が強く，しばしば出血を伴う．そして，陰窩を構成する上皮細胞の胞体内粘液量は種々の程度に減少し，正常大腸の腺管に比べていくぶん暗調に見える．まるで陰窩の杯細胞数が減少しているように見えてしまうが，実際に減少しているのは粘液量である．その他，上記炎症により粘膜固有層が拡大するため，陰窩密度は種々の程度に低下する．

一方，寛解期（治癒期）の肉眼像は粘膜の発赤・充血は消退し，びらん・潰瘍は治癒に向かう．粘膜は萎縮し，典型例は半月ヒダが消失し，のっぺりした印象を受ける．病理組織学的には活動期のような好中球浸潤や陰窩炎・陰窩膿瘍を見ることはなく，リンパ球と形質細胞が主体である．また，炎症細胞密度が高いところとそうでないところが見られる．この時期はむしろ上皮

[*11] 陰窩炎や陰窩膿瘍は潰瘍性大腸炎のほか，クローン病でも感染性大腸炎でも観察されることを知っておきたい．要するに ubiquitous change なのである．

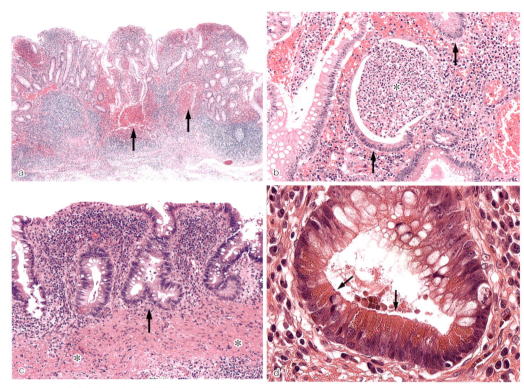

図Ⅲ-40　潰瘍性大腸炎の組織像

a：活動期．充血・出血を伴うびまん性の高度炎症細胞浸潤は，粘膜層と粘膜下層の浅層に限局する．高度の炎症細胞浸潤により，粘膜深部の陰窩は破壊されている(↑)．
b：活動期．破壊された陰窩の内腔には多数の好中球が浸潤・集簇している(*)．これを陰窩膿瘍という．また，陰窩構成上皮細胞の胞体内粘液量は減少し，やや暗調に見える(↑)．
c：いわゆる治癒進行期．陰窩は短縮し，逆Y字型に分岐したものもある(↑)．陰窩構成上皮細胞の胞体内粘液量は回復しつつあり，陰窩底部にパネート細胞化生を見る．また，陰窩底部と粘膜筋板の間に厚い線維性間質(*)を見る．間質の炎症細胞はリンパ球と形質細胞が主体である．
d：陰窩底部のパネート細胞化生．陰窩底部の上皮細胞の核上部に鮮紅色に染まるパネート顆粒を見る(↓)．

細胞の変化が目立ち，種々の程度に上皮は再生し，胞体内粘液量は正常に近くなる．また，底部が逆Y字型に分岐した陰窩を見ることもある．潰瘍瘢痕部直上の粘膜には，丈の低い陰窩（陰窩の短縮像）が散見され，粘膜固有層深部と粘膜筋板の間には線維性間質が介在する．そのため正常粘膜と異なり，陰窩底部と粘膜筋板の上端は接しない（図Ⅲ-40c）．その他，直腸から下行結腸の陰窩にパネート顆粒を認めることもある（図Ⅲ-40d）[*12]．

　本疾患の経過において，再燃や急激な増悪はよく認められる現象である．その原因の多くは，原疾患の臨床的重症度の亢進によるが，サイトメガロウイルス感染によることもある．この場合，ステロイド薬や免疫調整剤による積極的治療は，むしろ症状悪化に直結する．再燃または増悪時に採取された組織標本を検鏡するときは，核内封入体の有無を丹念に検索し，可能な限り免疫染色を施行したり，数枚の組織標本を再作製したりして，ウイルス感染細胞の有無を再検索したほうがよい[*13]．

　本疾患は，病悩期間が10年以上を超えたり，炎症が全大腸に及んだりす

[*12] 下行結腸から直腸におけるパネート顆粒出現（これをパネート細胞化生という）は，粘膜層に長期にわたり炎症が存在していたことを裏付ける重要な病理組織学的所見である．したがって，パネート細胞化生は大腸クローン病でも認められる．

[*13] ウイルス感染細胞が観察されたらウイルス抗原血症の有無を積極的に検索すべきである．

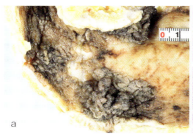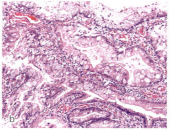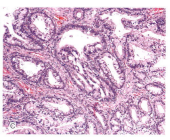

図Ⅲ-41　潰瘍性大腸炎関連腫瘍
a：肝彎曲部の乳頭状褐色調広基性隆起．病悩期間は約 15 年．明らかな潰瘍形成はない．
b：隆起部粘膜内腫瘍．胃型形質を有する胃癌を想起させる腺管形成性腫瘍である．核配列の極性は乱れ，細胞質には豊かな粘液を有している．これらの粘液は免疫組織化学的には胃腸混合型形質を示した．
c：粘膜筋板以深浸潤部．粘膜内腫瘍部に比べて腫瘍細胞の核異型度は高くなっている．線維性間質反応（desmoplastic reaction）は目立たない．本腫瘍の浸潤最深部は粘膜下層の深層であった．

ると大腸癌が発生しやすくなることが判明している．本疾患の罹患粘膜には，通常の大腸癌と同じ組織像を示す癌とこれとは異なるやや特殊な癌が発生しうる．前者は本疾患との関連性が乏しい（すなわち偶然発生した）腫瘍と考えてよい．後者は潰瘍性大腸炎関連腫瘍（慢性持続的炎症を背景にして発生した腫瘍）と認識され，その病理学的特徴は以下のごとく要約される．

1. 肉眼型は境界不明瞭な平坦型や浸潤型で多発傾向がある．
2. 組織型は高分化腺癌から低分化腺癌，粘液癌まで多様である．
3. 癌巣周囲粘膜には異型腺管増殖巣が認められる．

潰瘍性大腸炎関連腫瘍では粘膜内病変が低異型度の高分化腫瘍であっても，粘膜下層以深に浸潤性（浸透性）に発育することがある（図Ⅲ-41）．このような腫瘍は癌性潰瘍を形成しない傾向があり，内視鏡的に壁深達度が過小評価される可能性（危険性）がある[*14]．現在，このような低異型度粘膜内高分化腫瘍の組織診断基準が国内研究者により作成されつつある．この診断基準は日常の生検病理診断で広く運用されることが望ましく，潰瘍性大腸炎関連腫瘍の早期の発見・診断に大きく寄与することが期待されている．

[*14] 癌の浸潤に伴って形成される潰瘍（組織欠損）を癌性潰瘍という．

(2) クローン病　Crohn's disease

本疾患は，比較的若年者に好発する原因不明の炎症性疾患である．当初は回腸限局炎として報告された本疾患であるが，いまや口腔から肛門まで全消化管に発生することが知られている．

大腸に発生したクローン病には，小腸発生例と同様，縦走潰瘍や粘膜の敷石像などの特徴的な肉眼所見が認められる．また，裂溝潰瘍が，周囲臓器や皮膚と交通すると，瘻孔を形成する．大腸発生例の病理組織学的所見もまた，小腸発生例と同様である．その詳細については「十二指腸・小腸」の項の表Ⅲ-7（→92頁）を参照していただきたい．

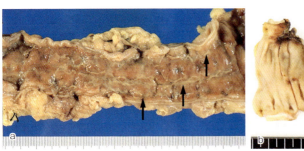
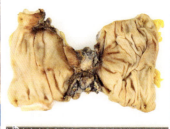
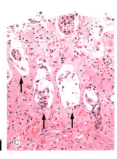

図Ⅲ-42 大腸の虚血性病変
a：急性期の肉眼像．横行結腸脾彎曲部の結腸紐に沿う3条の縦走性線状潰瘍を見る（↑）．粘膜表面には線維素からなる苔（偽膜）が付着している．また，粘膜下層の浮腫を反映して襞が腫大し，これが注腸Ｘ線検査では母指圧痕像（側注＊19参照）として描出される．
b：慢性期の肉眼像．下行結腸はナプキンリングのような高度の管状狭窄を伴っている．
c：急性期の病理組織像．陰窩の枠を残したまま上皮細胞が剥落する"陰窩の立ち枯れ像"に注目（↑）．粘膜固有層には出血と線維素析出を伴っている．

(3) 虚血性大腸炎　ischemic colitis

　虚血性大腸炎は，致命的なものから可逆性のものまでありその臨床像は多様である．本疾患は血管の器質的変化の有無により，閉塞型と非閉塞型に大別され，後者の頻度が高い．本疾患の発生には腸壁内血流低下と腸管内圧上昇が関与していると考えられており，炎症は本質的な発生要因ではない．そのため虚血性大腸病変という名称が適切とする立場もある．

　病理学総論的には血管の末梢域ほど，そして酸素需要量が多い組織ほど虚血性傷害を受けやすい．したがって，本疾患では粘膜層を構成する上皮細胞がより強く傷害される．

　脾彎曲部～下行～S状結腸に好発し，右側結腸や直腸発生例は比較的稀である．肉眼型は小林らの肉眼分類（うっ血・出血型，多発びらん型，潰瘍型，壊死型）が実用的である[15]．

　切除例の検討では潰瘍型の頻度が高く，潰瘍の形態は縦走性線状または全周性帯状のものが多いが，輪状や類円形のものもある．縦走性線状潰瘍は結腸紐にそって発生し，典型例では2～3条見られる（図Ⅲ-42a）[16,17]．この縦走性線状潰瘍に対して垂直に割を入れて標本化することが原則である．これはクローン病の切り出し方法と全く同じである[18]．

　本疾患の潰瘍は粘膜層から粘膜下層にとどまり，浅いものが多い．軽度の虚血性病変は短期間で瘢痕治癒に向かうが，虚血状態が遷延すると治癒過程で粘膜下層の強い線維化や線維筋症により腸壁が肥厚し，管状狭窄をきたす（図Ⅲ-42b）．また，重度の虚血を伴うものは腸壁全層の壊死により穿孔率が高い．これは壊死型に分類され，腸壁は菲薄化し，腸壁の層構造はもはや認識できない．

　急性期の病理組織像は，粘膜内の出血・うっ血・充血，小血管内の線維素血栓，上皮細胞の変性・壊死・脱落，周囲間質の好中球浸潤（軽度），線維素析出，粘膜下層の浮腫に要約され，その程度はさまざまである[19]．なかで

＊15　小林正明，他：虚血性腸病変の病理形態分類．胃と腸 28：913-925，1993．

＊16　結腸紐は計3本存在し，漿膜側から観察すると，腸管長軸に平行に走行する灰白色調の索状物として視認される．解剖学的にはそれぞれ間膜紐，自由紐，大網紐と呼ばれる．

＊17　動物実験では結腸紐付着部直上粘膜は，腸管内圧が極度に高くなると，非付着部の粘膜に比べて虚血に陥りやすいと考えられている．

＊18　縦走性線状潰瘍に対して平行に割を入れないように注意しよう．

＊19　虚血性大腸炎の急性期に特徴的なX線所見として知られている母指圧痕像（thumb-printing）は，病変部腸壁の粘膜下層が浮腫性に肥厚した結果，粘膜面の凹凸が際立った所見を反映したものである．

も陰窩の枠を残したまま上皮細胞が剝落した像(陰窩の立ち枯れ像)は,急性期の虚血性粘膜傷害を裏づける根拠となる所見であり,生検組織診断では重要である(図Ⅲ-42c).

一方,慢性期の病理組織像は,潰瘍瘢痕部に一致した間質の線維化・線維筋症や過去の出血を反映したヘモジデリン貪食組織球(担鉄細胞)の出現に要約され,これらの所見は結腸紐付着側でより際立つ.担鉄細胞は鉄染色によって明瞭となる.

(4) 閉塞性大腸炎 obstructive colitis

大腸癌近位側の拡張腸管に発生する出血性あるいは潰瘍性病変と定義される[20].その肉眼および病理組織像はさきに述べた虚血性大腸炎に類似する.通常,下行結腸から直腸の間に発生し,癌(による閉塞部)と出血・潰瘍性病変の間に10 cmほどの正常粘膜を介在していることが多い.同病変が近位側の外科切除断端に残存すると縫合不全や狭窄などの後遺症を起こしやすいという点が臨床的には重要である.

(5) 特発性腸間膜静脈硬化症による虚血性大腸病変 ischemic lesion due to idiopathic mesenteric phlebosclerosis

1993年,岩下ら[21]は静脈硬化症に起因する還流障害による虚血性大腸病変を,新たな独立疾患単位として提唱した.以後,同様の症例が散発的に報告されはじめ,現在,この疾患名は国内外で認知されている.病変部の粘膜固有層における小血管周囲性の膠原線維沈着は,本疾患に特徴的な組織所見であり,これを見逃さない限り生検組織でも診断を確定できる.通常,有意な炎症細胞浸潤は認めない(したがって,厳密に言えば大腸炎という疾患区分には帰属しない).当初は静脈硬化症の原因は不明であった(それゆえ特発性という語を冠した)が,現在は特定の漢方薬(山梔子成分を含むもの)の長期服用に起因することが判明した[22].これを受けて一種の医原性疾患に位置づけられている[23].詳細な服用歴の聴取により,当該漢方薬の服用が確認されたら服用中止が治療の第一選択とされている.また,野草採取やそれを煎じて飲む趣味のほか,生薬や健康食品の服用習慣があるかどうかの問診もきわめて重要である.病態形成に最も強く関与する原因物質の究明が期待される.

(6) 抗菌薬関連偽膜性大腸炎 antibiotics-associated pseudomembranous colitis

偽膜性炎は病理学総論では線維素析出を主体とする急性滲出性炎の一型とされる.古典的にはジフテリアがその代表である.偽膜は,組織の変性・壊死物と線維素,炎症細胞,粘液などから構成され,傷害部の表面に膜状に付着する.この偽膜は水洗しても容易に剝げ落ちない.

偽膜性大腸炎という名称は,抗菌薬関連大腸炎の一病型として限定的に用

[20] 文献的には1966年にGlotzerらが閉塞性大腸炎という用語をはじめて記述した.

[21] 岩下明徳,他:原因別にみた虚血性腸病変の病理形態.胃と腸28:927-941, 1993.本疾患は近い将来,「岩下病(Iwashita's disease)」と呼ばれるようになるかもしれない.

[22] 吉村徹郎,他:特発性腸間膜静脈硬化症の9症例による原因物質の検討.第6回日本消化管学会総会学術集会抄録,p332, 2010

[23] 漢方薬との関連が指摘されるようになったいま,特発性という語を外し,単に「腸間膜静脈硬化症」と呼ばれるようになってきた.

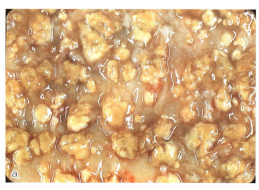
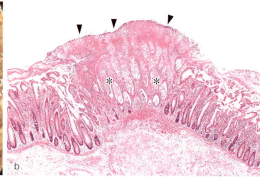

図Ⅲ-43 抗菌薬関連偽膜性大腸炎
a：肉眼像．偽膜は境界鮮明な黄白色調の卵円形扁平隆起として視認される．偽膜間の介在粘膜の発赤はごく軽度である．
b：病理組織像．偽膜形成（▼）と偽膜直下の粘膜の凝固壊死（＊）を見る．拡張した陰窩内には粘液，線維素，好中球および剝落した上皮細胞が堆積する．粘膜下層まで炎症が波及している．

いられる場合と，偽膜を形成するあらゆる大腸炎を包含する場合とがある[*24]．後者には，急性期の虚血性大腸炎（図Ⅲ-42a），細菌性または真菌性大腸炎，アメーバ赤痢なども含まれる．臨床医は前者の，病理医は後者の用い方をする傾向がある．

本疾患に見られる典型的な偽膜は，黄白色〜淡緑色調の境界鮮明な卵円形扁平隆起として認識される（図Ⅲ-43a）．病勢の進行に伴い偽膜は融合する．病変は直腸〜S状結腸に好発し，遠位側大腸に目立つ傾向がある．

本疾患は，抗菌薬使用に起因する菌交代現象により異常増殖した *Clostridium difficile* の毒素（通称，CDトキシン）により発症する[*25]．確定診断には以下に述べる特徴的な病理組織学的所見に加えて，糞便中の毒素検出が比較的有用である[*26]．

病理組織学的には偽膜形成と偽膜直下の粘膜壊死巣が主な所見である（図Ⅲ-43b）．偽膜により粘液排出不全を伴う陰窩は種々の程度に拡張し，その内腔は粘液，線維素，好中球および剝落した上皮細胞で満たされている．なお，偽膜周囲粘膜は正常ないしはそれに近い．

(7) アメーバ赤痢 amebic dysentery（アメーバ性大腸炎 amebic colitis）

本疾患は，赤痢アメーバ（*Entamoeba histolytica*）の囊子型の経口感染により成立する原虫感染症である．最近は海外渡航歴のない国内感染例が増えている．感染源は患者の糞便であり，福祉施設での集団感染や男性間性交渉者（Men who have Sex with Men；MSM）での感染が公衆衛生上はとくに重要である．なかでも，男性間性交渉者間に流行する本疾患は性感染症であることが多く，他の性感染症（梅毒，ヒト免疫不全ウイルス感染症，B型肝炎，性器ヘルペスなど）をしばしば合併している．また，後天性免疫不全症候群（AIDS）やその他の免疫不全状態（たとえば副腎皮質ステロイド製剤使用）で本疾患が顕性化・増悪することはよく知られた事実である．性別は圧倒的に男性に多い．

[*24] 抗菌薬関連大腸炎は，①出血性大腸炎と②偽膜性大腸炎に大別される．いずれも菌交代現象が発症に深く関与し，①は *Klebsiella oxytoca*，②は *Clostridium difficile* の異常増殖により大腸炎が惹起される．

[*25] 腸内細菌叢が宿主の状態により変化することを菌交代現象（superinfection）という．たとえば抗菌薬で腸内細菌叢が撹乱されると，外来性細菌が侵入・定着しやすくなったり，常在性の少数の病原菌が優位となったりする．菌交代現象により発症したと考えられる疾患は菌交代症と呼ばれている．

[*26] *Clostridium difficile* は嫌気性細菌であるので培養には専用キットが必須である．

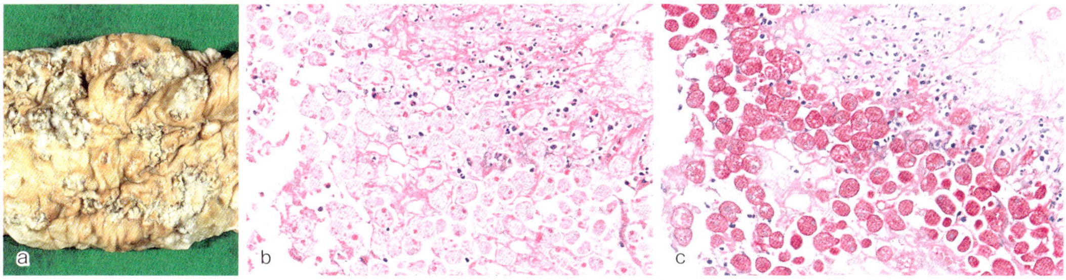

図Ⅲ-44 アメーバ性大腸炎

a：肉眼像．S状結腸粘膜にオカラ状壊死物が付着した開放性潰瘍が多発している．同潰瘍は小型円形のものから融合拡大したものまであり，その周縁には紅暈を見る．潰瘍間を介在する粘膜はほぼ正常である．
b：HE染色．潰瘍底部の壊死組織内に赤血球を捕捉した栄養型虫体を見る．
c：PAS反応．栄養型虫体はグリコーゲンに富み，PAS反応陽性となる．

　本疾患は腸管アメーバ症と肝膿瘍に代表される腸管外アメーバ症に大別される．ここでは前者について概説する．腸管アメーバ症は盲腸〜上行結腸（右側結腸）とS状結腸〜直腸にかけて好発し，栄養型虫体の組織融解（histolysis）による小潰瘍（小アフタ）がしだいに拡大・融合し，ついには下掘れ型（フラスコ型）潰瘍を形成する（図Ⅲ-44a）[*27]．潰瘍底にはオカラ状の厚い白色壊死物が付着し，同病変はむしろ隆起してみえる．病変の拡がりは巣状で，病変間を介在する粘膜は，ほぼ正常である．これは本疾患を疑う重要な肉眼的所見（手がかり）になるし，びまん性連続性の拡がりを特徴とする潰瘍性大腸炎との決定的な鑑別点にもなる[*28]．

　本疾患を疑ったら，びらん・潰瘍辺縁の粘膜ではなく，潰瘍底に付着した白色壊死物（病変部の中央）を狙って生検することが最も重要である．なぜなら，この壊死物の中に赤血球を捕捉・貪食した栄養型虫体が検出されるからである（図Ⅲ-44b）．グリコーゲンに富む栄養型虫体はPAS反応陽性で，大きさは20〜40μmとさまざまである（図Ⅲ-44c）[*29]．また，種々の程度の好中球浸潤とその残屑も見られる．生検組織に常に虫体が含まれているとは限らないので，臨床的疑診例では生検個数を増やし，それらを丹念に検鏡することが肝要である[*30-32]．また，緊急の治療を要する例では病理組織学的検索よりも粘血便の直接検鏡法を優先すべきである．

3. 大腸ポリープへのアプローチ

1）総論的事項

　大腸ポリープは，上皮性ポリープと非上皮性ポリープに大別され，それぞれ腫瘍性と非腫瘍性に亜分類される．そして，腫瘍性ポリープは良性と悪性に亜分類される．

　腫瘍性ポリープは腺腫が最も多く，これに腺癌，脂肪腫，カルチノイド腫瘍，平滑筋腫が続く．一方，非腫瘍性ポリープは過形成性ポリープ（過形成性結節を含む）が最も多い．非腫瘍性の上皮性ポリープのなかには，上皮の

[*27] 消化管粘膜に生じた小さな孤立性のびらん（炎症局面）をアフタ（aphtha）と呼ぶ．

[*28] 本疾患と潰瘍性大腸炎の鑑別はきわめて重要である．

[*29] 赤痢アメーバは腸管という無酸素〜低酸素環境で生息するためにグリコーゲンを用いて主に解糖系により嫌気的にATPを産生する．したがって，酸素を用いてATPを産生するミトコンドリアは著しく退化している．これらの代謝経路の生化学的解明が抗原虫薬の開発に欠かせない．

[*30] AIDS患者では生検組織内にサイトメガロウイルスと赤痢アメーバが重複感染していることもある．赤痢アメーバの栄養型虫体ばかりに目を奪われると，潰瘍底の間質組織内のサイトメガロウイルス感染細胞（核内封入体）を見逃してしまうことがある．

[*31] 臨床的に本疾患が疑われたら，その旨を病理診断依頼書に必ず明記すべきである．

[*32] 本疾患の病変周囲粘膜には腸管スピロヘータが観察されることもある．その原因としてはアメーバ赤痢と感染経路が共通していることがあげられよう．

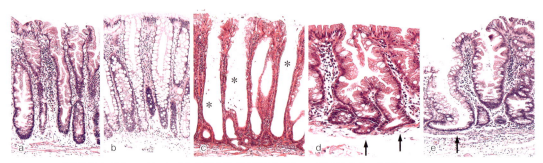

図Ⅲ-45 過形成性ポリープおよび広基性鋸歯状腺腫/ポリープ(SSA/P)の組織像
a：過形成性ポリープ(microvesicular type)．細胞質に富む上皮細胞が腺管中層から表層にかけて鋸歯状に増生し，適当数の杯細胞が混在している．核の密集域は腺管底部(下半分)に局在する．上皮細胞の形態は一見，胃腺窩上皮細胞に類似している．
b：過形成性ポリープ(goblet cell-rich type)．杯細胞の目立つ腺管が単純に増生している．上皮の鋸歯状増生を欠いている．核の密集域は腺管底部(下半分)に局在する．
c：広基性鋸歯状腺腫/ポリープ．腺管(陰窩)は高度に拡張し，内腔に粘液を容れている(＊)．拡張が高度になると鋸歯状構造が不明瞭となる．
d：広基性鋸歯状腺腫/ポリープ．鋸歯状腺管が底部で二叉(逆Y字型)に分岐している(↑)．
e：広基性鋸歯状腺腫/ポリープ．鋸歯状腺管が底部で変形しブーツ・長靴状を呈している(↑)．

単純な過形成・増生のほか，間質成分(たとえば平滑筋線維，筋線維芽細胞，炎症細胞)に富むものもある．粘膜脱症候群や若年性ポリープはその適例である．

以下に非腫瘍性ポリープと腫瘍性ポリープに大別して，各病型の病理像を概説する．

2) 非腫瘍性ポリープ

(1) 過形成性ポリープ hyperplastic polyp (化生性ポリープ metaplastic polyp)

通常，径5mm程度の小さなポリープで，固定後の検体では淡い白色調を呈し，分葉構造の目立たない無茎性の扁平隆起性病変として認識される．S状結腸と直腸に好発する．

病理組織学的には内腔側に鋸歯状の上皮増生を示す腺管が特徴的で，当該腺管が伸長しながら粘膜内で増生する．稀に粘膜筋板の間を通り抜けて粘膜下層に侵入することもある．上皮基底膜のラインに凹凸は目立たず，腺管底部ほど内腔が狭くなる(先細る)傾向がある．増殖細胞が密集する領域(増殖細胞帯)は腺管底部(下半分)に局在する(図Ⅲ-45a,b)．細胞質に富む高円柱上皮細胞と適当数の杯細胞からなるもの(microvesicular type)を本ポリープの典型とするが，杯細胞が目立つもの(goblet cell-rich type)や細胞粘液量が極端に少ないもの(mucin-poor type)もある．通常，構成細胞はMUC2およびMUC5ACを発現し，胃腸混合型粘液を有している[33,34]．粘液の形質発現からみても化生性ポリープという用語は適切である．なお，鋸歯状腺腫との相違点は「腫瘍性ポリープ」(→116頁)で解説する．

[33] MUC2は杯細胞の粘液コア蛋白，MUC5ACは腺窩上皮の粘液コア蛋白である．

[34] 杯細胞が豊富なタイプは，わが国では過形成結節(hyperplastic nodule)と呼称されており，上皮細胞の鋸歯状増生を欠く．WHO分類(2010年)では過形成性ポリープの一亜型として分類されているが，ほかの亜型と異なりMUC5AC陽性胃型粘液を有していないことが多い．

● 広基性鋸歯状腺腫/ポリープ sessile serrated adenoma/polyp ; SSA/P

現行の大腸癌取扱い規約では，SSA/P は明らかな腫瘍とは判断できない鋸歯状病変で，① 陰窩の拡張，② 陰窩の不規則分岐，③ 陰窩底部の水平方向への変形のうち 2 因子以上を，病変の 10% 以上の領域に認めるものと定義されている（図Ⅲ-45c～e）．また消化器系腫瘍の WHO 分類（2010 年）には，sporadic serrated polyps（散発性鋸歯状ポリープ）の一亜型として記載されている．ちなみに WHO 分類ではストレートな陰窩が病変の半分（50%）以下を占める場合や 2～3 の陰窩に連続して特徴的所見（L 字～逆 T 字型陰窩，陰窩底部におよぶ鋸歯状変化，陰窩の拡張）が観察される場合に SSA/P と診断している．このように大腸癌取扱い規約と WHO 分類では SSA/P の診断基準が若干異なっている．SSA/P はその背景に遺伝子異常を伴うことから，腫瘍性病変と考える立場もあるが，いまのところ結論は出ていない．けれども SSA/P は癌化のポテンシャルを有しているので，臨床的には内視鏡による摘除が望ましいと考えられる．

(2) 若年性ポリープ juvenile polyp

若年性ポリポーシスに見られる大腸ポリープとほぼ同様の形態を示す孤立性（単発性）ポリープである．患者は幼児とは限らず，成人，時に高齢者のこともある．本ポリープは，S 状結腸と直腸に好発し，大きさは 20 mm 内外である．無茎のものも有茎のものもある．茎部の捻転により循環障害をきたし，自然脱落することもある[*35]．

肉眼的にはポリープの表面はびらんや出血を伴っており赤みが強い（ホルマリン固定検体は茶褐色を呈する）．表面は平滑で，粘膜模様や分葉は見られない（図Ⅲ-46a,b）．

病理組織学的には非特異的な炎症細胞浸潤と毛細血管の増生・拡張を伴う浮腫状の粘膜固有層が特徴的である．そして，粘膜固有層深部には粘液貯留により囊状に拡張した腺管を見る（図Ⅲ-47a）[*36]．通常，腺管の著しい増生はなく，ポリープの表層には，幼若な再生上皮や炎症性肉芽組織が混在する．また，粘膜筋板またはそれに連続する平滑筋線維の増生はなく，ポリープの形成に粘膜筋板はいっさい関与しない．

(3) Peutz-Jeghers 症候群に随伴する胃・腸管ポリープおよび Peutz-Jeghers 型ポリープ

Peutz-Jeghers（以下，PJ）症候群に見られるポリープは，小腸に多発する[*37]．大きさはさまざまで 50 mm を超えるものもあり，増大するにつれて有茎となる．大きなものは腸重積を伴いやすい．本症候群は比較的若年者に多く，男女ともに均等に発症する．

一方，PJ 症候群の臨床像は欠くが，病理組織学的には全く同一のポリープが大腸に発生する．通常，単発である．これを PJ 型ポリープと呼ぶ．

肉眼的にはポリープの表面は分葉が目立ち，典型例は脳回状（鱈の白子様）外観を呈する（図Ⅲ-46c）．

[*35] 自然脱落したポリープは肛門から排出される．外来受診の際，このポリープを持参する患者もいる．

[*36] 拡張した腺管の内腔に粘液貯留が目立つので貯留性ポリープ（retention polyp）とも呼ばれる．

[*37] 常染色体優性遺伝を示し，腸管に多発するポリープのほか，口唇，頰粘膜，指・趾，踵部の色素沈着（黒子）を特徴とする．口唇掌蹠母斑腸管ポリポーシスとも呼ばれる．本症候群の報告者である Johannes Laurentius Augustinus Peutz はオランダの医師，Harold Jeghers は米国の医師である．

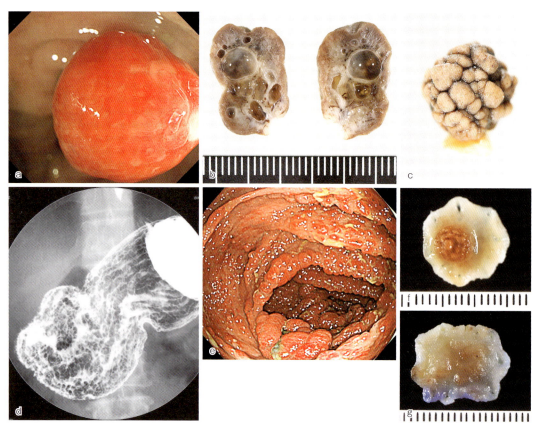

図Ⅲ-46　若年性ポリープ，Peutz-Jeghers 型ポリープおよび Cronkhite-Canada 症候群に随伴するポリポーシス

a, b：若年性ポリープ（30代男性）．S 状結腸に赤みの強い亜有茎性ポリープを見る．表面はツルリと平滑である．同ポリープの割面（b）．全体的に淡茶褐色調を呈し，その表面は平滑である．液体を貯めた大小の囊胞を認め，スイスチーズ様である．
c：Peutz-Jeghers 型ポリープ（50代男性）．表面は深い溝で分割され，分葉が目立つ．そのため脳回状外観を呈する．
d～g：Cronkhite-Canada 症候群（50代男性）．胃体部から前庭部にかけて 10 mm 内外の小隆起が密生し，胃ポリポーシスの状態を呈している．同患者の大腸ポリポーシス（e）．盲腸から上行結腸におびただしい数のイクラ状粘膜隆起を見る．隆起間の介在粘膜も浮腫状である．同患者の結腸粘膜隆起の内視鏡的切除検体（f）．淡茶褐色調を呈する粘膜隆起を見る．隆起を介在する粘膜の内視鏡的切除検体（g）．厚ぼったい粘膜を見る．

*38　本ポリープを過誤腫性ポリープ（hamartomatous polyp）のひとつとして分類する立場もある．

病理組織学的には樹枝状ないしは放射状に増生する粘膜筋板とそれに連続する平滑筋線維を支柱とした腺管の単純過形成からなる（図Ⅲ-47b）*38．これらの腺管は異型を欠く円柱上皮からなり，杯細胞を種々の程度に混在する．上皮細胞はよく成熟しており，粘液産生も見られる．稀に腺管が粘膜下層やそれ以深に内反・侵入（misplacement）することがあるが，これを粘膜下層浸潤癌と見誤ってはならない．小さな生検組織のみで本ポリープを確定することは困難であり，画像情報が診断には欠かせない．

(4) Cronkhite-Canada 症候群に随伴する胃・腸管ポリポーシス

*39　本症候群の報告者の Leonard Wolsey Cronkhite Jr も Wilma Jeanne Canada も米国の医師である．

本疾患はやや男性優位に発症する非遺伝性の胃・腸管ポリポーシスである*39．これまでの報告例は60歳代にピークがある．代表的な臨床像としては長引く下痢症に加え，全身性の脱毛，爪甲の萎縮，味覚異常，皮膚色素沈

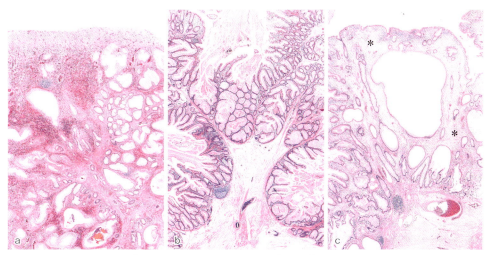

図Ⅲ-47　若年性ポリープ，Peutz-Jeghers 型ポリープおよび Cronkhite-Canada 症候群に随伴するポリポーシス
a：若年性ポリープ．びらん・出血・炎症細胞浸潤が目立ち，表面は平滑で肉芽組織化した粘膜固有層が露呈する．粘膜深部の腺管は囊胞状に拡張する．
b：Peutz-Jeghers 型ポリープ．放射状に伸びる粘膜筋板を支柱とした上皮の単純過形成を見る．これらの上皮過形成巣が粘膜筋板を押し下げているようにも見える．
c：Cronkhite-Canada 症候群．ポリープ間を介在する粘膜の固有層にも浮腫(＊)を認める．一部の陰窩は囊胞状に拡張している．

着が知られている[＊40]．種々の程度に下痢症による蛋白漏出症(低蛋白血症)を伴う．以前は重度の蛋白漏出症による死亡例も報告されていたが，近年はステロイド薬を含む内科的治療が著効し，その予後は著しく改善している．

胃・腸管における肉眼像は，後述する間質の高度の浮腫と炎症を反映して，赤く透けたイクラのような大小さまざまな無茎性粘膜隆起を形成する(図Ⅲ-46d,e)．これらの隆起部を介在する粘膜にも種々の程度に浮腫を伴う．

未治療例の病理組織像は，粘膜固有層の著明な浮腫と軽度の慢性炎症細胞浸潤と腺管の伸長と囊胞状拡張に要約される．これらの所見は粘膜隆起部のみならず，隆起介在部粘膜にも確認される(図Ⅲ-47c)．したがって，粘膜隆起部だけでなく，その介在部も生検もしくは内視鏡的粘膜切除する必要がある．得られた病理所見と臨床像を勘案すれば比較的容易に診断確定に至る(図Ⅲ-46f,g)[＊41]．

(5) 粘膜脱症候群　mucosal prolapse syndrome

直腸孤立性潰瘍(solitary ulcer of the rectum)や限局性深在性囊胞性大腸炎(localized colitis cystica profunda)は本疾患の同義語である．反復する粘膜脱出による慢性的な虚血状態が，粘膜固有層の線維筋症と毛細血管増生ならびに上皮細胞の過形成をきたす．本症候群は，排便時にいきむ習慣のある人に好発する．直腸の前壁に好発し，次いで後壁に発生する．

肉眼形態は，隆起型(ポリープ型)のほか，潰瘍型，深在性囊胞型，平坦型もある(図Ⅲ-48a)．本症を腫瘍と誤認しないことが最も重要である．なか

＊40　本症候群の味覚異常(dysgeusia)は亜鉛補充にて改善・治癒することが経験されるため，亜鉛欠乏が関与していると考える立場もあるが，原因・病態の詳細は今のところ不明である．

＊41　副腎皮質ステロイド薬によって組織学的所見は軽減するので，検鏡の際は治療中か否かを確認しよう．

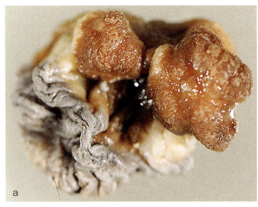
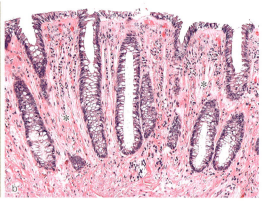

図Ⅲ-48　粘膜脱症候群(隆起型)
a：隆起型(ポリープ型)．淡茶褐色調(固定前は発赤調)の二連球状ポリープを見る．
b：粘膜固有層には毛細血管増生と線維筋組織増生(*)が目立ち，軽度の炎症細胞浸潤を伴っている．伸長した陰窩は，幼若な上皮から構成され，一見腺腫腺管に見える．

でも潰瘍型は進行癌と誤認されやすく要注意である．本症の診断に排便習慣(いきみ)の問診は必須であり，もしある場合は病理診断申込書にその旨を明記すべきである．

　完成した病変の病理組織像は，粘膜表層部の固有層における毛細血管増生・拡張と線維筋組織の増生〔これを線維筋症(fibromuscular obliteration)という〕である(図Ⅲ-48b)．びらん・潰瘍を伴うものは上皮細胞の再生変化と間質の炎症細胞浸潤が加わる．病理診断の際，以下の2点に注意すべきである．1つは核腫大の目立つ幼若上皮細胞を腺腫や腺癌と誤認しないこと，もう1つは粘膜下層に侵入した拡張腺管を粘膜下層浸潤癌と誤認しないことである．

　臨床医は患者のいきみ習慣の有無を問診し，病理医は粘膜固有層の線維筋症を見逃さないことが本疾患の診断確定につながる[*42]．

*42　本症候群を浸潤癌と誤診すると直腸切断術が施行されてしまうことがある．このような事態は絶対に避けねばならない．もし，生検診断と臨床診断が乖離した場合，臨床医と病理医の双方は徹底的に再検討すべきである．

(6) その他

　眞武ポリープとも呼称される colonic muco-submucosal elongated polyp (CMSEP) のほか，炎症性類線維性ポリープ (inflammatory fibroid polyp)，アニサキス幼虫侵入に伴う肉芽腫，二次リンパ小節過形成による粘膜下腫瘍様隆起などもポリープとして認識される．

3) 腫瘍性ポリープ

(1) 大腸腺腫　adenoma of the colon and rectum

　大腸腺腫は，粘膜内に限局する良性上皮性腫瘍であり，その一部は癌化する．今日，大腸腺癌の前駆病変の1つとして理解されている．

　肉眼的には限局性の粘膜隆起として認識され，有茎性のものから無茎性または平坦なものまで多様である．表面は，顆粒状，結節状，分葉状，脳回状または絨毛状を呈し，これらは腫瘍の組織構築を反映している．大きさは数

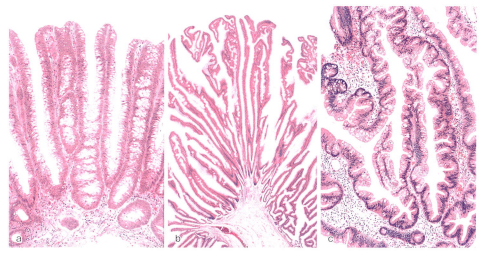

図Ⅲ-49　大腸腺腫の組織構築
a：管状構造．大腸の陰窩に類似した明瞭な管状構造を見る．
b：管状絨毛構造．管状構造と絨毛構造が混在し，一部に両者の中間型構造を見る．
c：鋸歯状構造．過形成性ポリープに類似した鋸歯状腺管を見る．

ミリのものから管腔全周を占めるものまでさまざまである．通常，腺腫はびらん・潰瘍を伴わない．もし，伴っている場合は同部に癌が存在していると考えてよい．

　病理組織学的には構築の違いにより，管状腺腫，絨毛腺腫，管状絨毛腺腫に，そして特殊な腺管形態から鋸歯状腺腫に亜分類される（図Ⅲ-49）．管状腺腫は異型上皮細胞が増殖して大腸の陰窩に類似した明瞭な管状構造を呈するもの，絨毛腺腫は狭い間質を軸としてその両側を異型上皮細胞が裏打ちしながら粘膜筋板直上から櫛状に突出するように増殖するもの，そして管状絨毛腺腫は前二者の混在型である．一方，鋸歯状腺腫は異型上皮細胞が過形成性ポリープに類似した鋸歯状腺管を形成するものである．

　管状腺腫，絨毛腺腫および管状絨毛腺腫は，高円柱状の異型上皮細胞（腫瘍細胞）の粘膜内置換性増殖からなり，核は紡錘形～長楕円形で，これらが基底部に対して垂直に整然と配列する[*43]．通常，増殖細胞帯（増殖細胞の密集域）は腫瘍腺管の表層ないしは上半分に分布するが，細胞（核）異型度が高くなると腫瘍腺管のほぼ全長に分布するようになる．また，粘液産生量が豊富なものは，低倍率視野では腫瘍組織全体が明調に見える．これに対し，粘液産生の乏しいものは細胞質が弱好酸性となり，腫瘍組織全体が暗調に見える．

　これまで，腫瘍細胞の細胞（核）異型に着目して，その程度を軽度（mild），中等度（moderate），高度（severe）に亜分類してきたが，2013年刊行の『大腸癌取扱い規約（第8版）』では前二者を低異型度腺腫に，高度の異型を示すものを高異型度腺腫に大別している[*44]．

　内視鏡的に摘除された腺腫の病理診断では，以下の2点を評価する．1つは腺癌併存の有無，もう1つは腺癌併存例の壁深達度診断と垂直切除断端評

[*43] 核配列の極性・指向性はよく保たれている．

[*44] 細胞異型度は同一病変内でも高・低があり，必ずしも均等ではない．

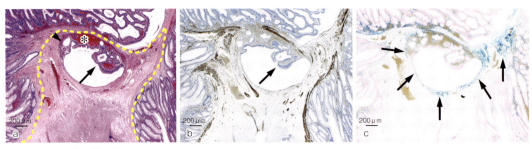

図Ⅲ-50　腺腫の偽浸潤
a：粘膜筋板（破線）直下に腺腫腺管（→）を認める．その周囲には出血（＊）および非腫瘍性腺管（▲）とその間質を見る．
b：免疫染色（抗デスミン抗体）．茶色に発色する粘膜筋板よりも下方すなわち粘膜下層に腺腫腺管（→）が存在している．
c：鉄染色．粘膜深層および粘膜下層の腺腫腺管周囲にヘモジデリン沈着巣（青く染まる領域）（→）を見る．

＊45　水平切除断端は，内視鏡観察下でかなり正確に評価できるらしいが，垂直切除断端は組織標本でなければ評価できない．

価である＊45．とくに粘膜下層浸潤癌の一部は追加外科切除が考慮されるので適正な評価が要求される．

最後に粘膜下層浸潤癌との鑑別を要する腺腫の粘膜下偽浸潤（pseudoinvasion）について述べる．これは左側結腸とくにS状結腸の有茎性腺腫に随伴しやすく，腺腫組織が茎部の粘膜下層に侵入する（落ち込む）現象（misplacement）である．もちろん，これは癌の間質浸潤（invasion）ではない．腺腫の偽浸潤と診断するための病理組織学的根拠は，① 粘膜下層に存在する腫瘍腺管は確実に腺腫と認識されること，② 当該腫瘍腺管周囲の間質は粘膜固有層と同質であること（癌の間質浸潤巣に見られる線維性間質反応 desmoplastic reaction を欠くこと），③ 間質内に新旧の出血を伴っていること（古い出血巣はヘモジデリン沈着巣として認識される），の3点に要約される（図Ⅲ-50）＊46．もし腺腫の偽浸潤を腺癌の粘膜下層浸潤と誤診すると，茎部浸潤を伴う粘膜下層浸潤癌として腸管切除が追加されることもある．腺腫の偽浸潤の発生機序は結腸の蠕動運動による茎の捻転または糞塊による慢性的な機械的刺激によって生じた粘膜深部の出血巣が，粘膜筋板を分断し，その脆弱部から腺腫組織が粘膜下層に侵入（脱出）すると推定されている．

＊46　古い出血巣は鉄染色では青染するヘモジデリンの沈着巣として認識される．

(2) 大腸鋸歯状腺腫　(traditional)serrated adenoma of the colon and rectum

＊47　Traditional に対応する邦訳はつけられておらず，単に鋸歯状腺腫と訳されている．

過形成性ポリープに類似した鋸歯状腺管を形成する腺腫である＊47．組織構築は管状，管状絨毛状ないしは絨毛状のいずれも呈するが，管状絨毛状構築を呈するものが多い．これを反映して病変部の表面は松毬状を呈する．

腺管を構成する上皮細胞には丈の高い細胞とそうでない細胞とがある．前者は紡錘形の核と豊かな細胞質を有する分化・成熟した細胞で，後者は比較的円い核を有する未熟な細胞（多くが抗 Ki-67 抗体で標識される）である．両者が小さな窪みを形成している．そして，隣接する小さな窪みが寄り集まって鋸歯状腺管を形成する（図Ⅲ-51a）．さきに述べた過形成性ポリープの鋸歯状腺管（図Ⅲ-51b）と比べて腺管表層部の核密度は高い．また，通常型の腺腫と異なり腺管底部優位に増殖細胞帯を形成するが，腺管内に形成された小さな窪みにもしばしば増殖細胞が群がる所見は本組織型に特徴的であ

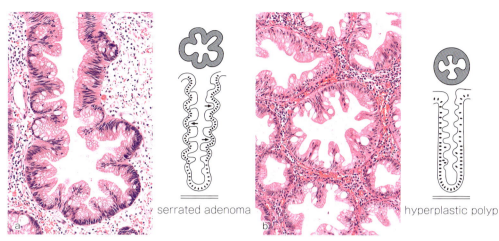

図Ⅲ-51　大腸鋸歯状腺腫と過形成性ポリープの形態学的相違
a：鋸歯状腺腫．丈の高い分化細胞と丈の低い未熟細胞が小さな窪みを形成している．これらの窪みによって鋸歯状腺管の上皮基底部のラインは部分的に間質側に凸となる．これをシェーマ化すると右図のようになる．矢印は小さな窪みを指す．
b：過形成性ポリープ．鋸歯状腺管の上皮基底部のラインに凹凸は見られない．また構成上皮細胞の核に異型はない．これをシェーマ化すると右図のようになる．

る．上皮細胞の形質は胃腸混合型（MUC2およびMUC5ACを発現）であり，過形成性ポリープと類似している．また，本組織型と過形成性ポリープの中間型とも表現すべき形態を示すものや裾野に過形成性ポリープや管状腺腫が併存するものもある[*48]．

*48　過形成性ポリープを鋸歯状腺腫の先行病変と考える立場もある．

4. 大腸癌へのアプローチ

1）大腸早期癌

（1）大腸早期癌の肉眼型分類

　実臨床で遭遇する大腸早期癌の多くは隆起型（0-Ⅰ型）病変であり，純粋な表面陥凹型（0-Ⅱc）病変の頻度は低い[*49]．後者の多くは陥凹部周縁に粘膜隆起を伴っており，相対的陥凹とみなされる．また，大腸では純粋な0-Ⅲ型の早期癌に遭遇することはほとんどない[*50]．それゆえ『大腸癌取扱い規約（第8版）』には，0-Ⅲ型は肉眼型から外されている．
　その他，大腸癌取扱い規約には0型（表在型）の肉眼型は内視鏡所見を優先する旨，腺腫の肉眼型分類にも0型（表在型）の亜分類を用いてよい旨，組織学的検索の結果によって肉眼型を変更しない旨が明記されている．
　以下に隆起型，表面型，複合型，結節集簇型の順に肉眼所見を概説する．

① 隆起型（protruded type, 0-Ⅰ）

　隆起型の肉眼型は有茎性（0-Ip），亜有茎性（0-Isp），無茎性（0-Is）に亜分類される（図Ⅲ-52a〜c）．粘膜内に腫瘍（腺腫または腺癌）が残存しているものは，その表面は分葉状ないし顆粒状である．腫瘍が粘膜下層以深に浸潤すると，やがて浸潤部直上の粘膜内腫瘍は脱落し，浸潤部の癌組織が表面に露

*49　『大腸癌取扱い規約（第8版）』ではリンパ節転移の有無にかかわらず，大腸原発の粘膜内癌および粘膜下層浸潤癌を早期癌と定義している．本書もこれに従っている．

*50　地元研究会で大腸の0-Ⅲ型早期癌の1例なるものを拝見．これが最初で最後である．

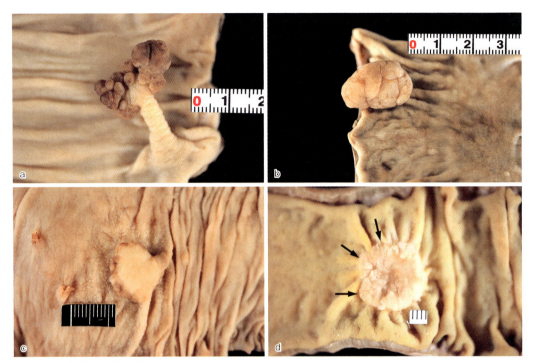

図Ⅲ-52　大腸隆起型腫瘍の肉眼像
a：有茎性（0-Ip）病変．斜俯瞰像．長さ20 mm ほどの茎の先端に赤みの強い八つ頭状のポリープを見る．
b：亜有茎性（0-Isp）病変．斜俯瞰像．表面に分葉を伴うポリープを見る．その起始部はくびれている．
c：無茎性（0-Is）病変．頂部がわずかに窪んだ広基性の隆起を見る．びらん・潰瘍はないが，張りつめた感（緊満感）があり，粘膜下層以深への大量浸潤が示唆される．
d：複合型（0-Is＋IIc）病変．隆起部表面の左半分（→）は顆粒状を呈し，右半分は粘膜模様が消失し，相対的に陥凹している．陥凹部中央に淡い褐色調領域（びらん・潰瘍部に相当）を認め，粘膜下層浸潤癌の可能性が疑われる．

---

*51　癌の浸潤によって形成されたびらん・潰瘍を癌性びらん・潰瘍と呼んでいる．

*52　周縁粘膜の隆起（辺縁隆起）は既存の陰窩の過形成に起因することもあれば，腺腫または腺癌の粘膜内置換性増殖に起因することもある．

*53　0-IIc＋IIaは辺縁隆起の目立つ，広い陥凹面を有する病変の肉眼型であり，0-IIa＋IIcは陥凹面を有する扁平隆起性病変の肉眼型である．ちなみに大腸癌取扱い規約では，前者の陥凹面は一階の陥凹面，後者の陥凹面は二階の陥凹面と比喩的に形容している．

*54　IIa集簇型病変，いわゆる結節集簇様病変といった使われ方もある．

出する．同部はびらん・潰瘍として認識され，粘膜模様は消失する*51．すなわち，腫瘍表面に見られるびらん・潰瘍は癌が粘膜下層以深に浸潤した可能性を強く示唆する肉眼所見である（図Ⅲ-52d）．

② 表面型（superficial type, 0-II）

　表面型は表面隆起型（0-IIa），表面平坦型（0-IIb），表面陥凹型（0-IIc）に亜分類される（図Ⅲ-53a, b）．0-IIbは周囲粘膜と高低差がほとんどない病変について用いられるが，その多くは小さな粘膜内病変である．0-IIcは周縁粘膜の限局性隆起を伴う相対的な陥凹が多く，未分化型早期胃癌のような絶対的な陥凹（純粋な0-IIc）を示すものは少ない*52．

③ 複合型

　胃癌の肉眼型分類に準じて面積が広い病変から順にプラス記号でつないで記載する（図Ⅲ-53c）．たとえば，隆起に対して陥凹面が広い場合は0-IIc＋IIa，逆に陥凹面が狭い場合は0-IIa＋IIcや0-Is＋IIcと記載する*53．

④ 結節集簇型（conglomerated nodular type）

　種々の大きさの小隆起（結節）が集簇または融合した病変の肉眼性状をあらわす用語である（図Ⅲ-53d）*54．個々の結節の大きさの具体的な規定はないが，5 mm程度のものを結節（状），それより小さなものを顆粒（状）と呼ぶ傾

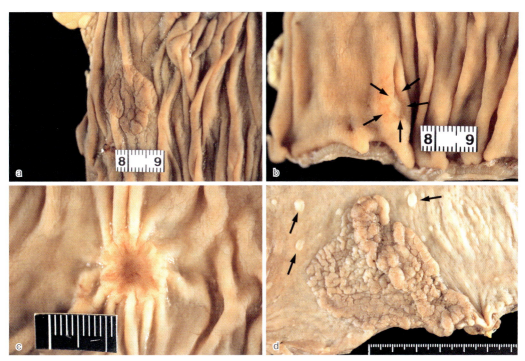

図Ⅲ-53　大腸表面型および結節集簇型腫瘍の肉眼像
a：表面隆起型(0-Ⅱa)病変．周囲粘膜と同じ色調を呈する丈の低い境界鮮明な扁平隆起を見る．表面には分葉を伴う．
b：表面陥凹型(0-Ⅱc)病変．ヒダ上に境界鮮明な陥凹性病変を見る(→)．陥凹の周縁に反応性の粘膜隆起はなく，絶対的な陥凹と考えられる．
c：複合型(0-Ⅱa + Ⅱc)病変．褐色調の陥凹面を有する扁平隆起を見る．同陥凹面は相対的な陥凹と考えられる．病変に向かう襞の先端は一部で融合しており，粘膜下層浸潤癌の可能性が疑われる．
d：結節集簇型病変．顆粒(2〜3 mm)と結節(5 mm)が混在・集簇した粘膜内病変を見る．周囲粘膜に散見される小さな白色ポリープ(→)は過形成性ポリープであった．

向がある．病理組織学的には既存の腺管を置換しながら粘膜内を側方に進展し，管状〜管状絨毛状または絨毛状構築を呈するものが多い．腫瘍の組織型は腺腫から低異型度高分化腺癌までさまざまである．工藤は径 10 mm 以上の結節集簇型腫瘍を側方発育型腫瘍(laterally spreading tumor：LST)と命名した．これまで大腸癌取扱い規約にはLSTの記載がなかったが，第 8 版からLSTの定義，亜分類，対応する肉眼型について詳しく解説されている．なお，LSTは肉眼型分類には含まれていないため，当面は0-Is + Ⅱa (LST-G 結節混在型)，0-Ⅱa + Ⅱc(LST-NG 偽陥凹型)といった記載法で対応することが望ましい．

(2) 大腸粘膜下層浸潤癌における浸潤程度の評価

大腸粘膜下層浸潤癌は，粘膜下層浸潤の程度(浸潤度)により治療方針が異なる．たとえば，癌の粘膜下層浸潤量が少ない(きわめて浅い浸潤)と判断されたら，内視鏡的摘除の適応となるし，内視鏡的摘除検体の病理組織学的検索により癌の粘膜下層浸潤量が多いこと(massive な癌浸潤)が判明すると，追加腸切除が考慮される[*55]．

[*55] massive な浸潤と言っても，その量の捉え方は観察者によって異なるのが常であるし，また腫瘍の浸潤量(mass)を定量することは容易ではない．そこで，『大腸癌取扱い規約(第 7 版)』以降，浸潤の深さ(depth)すなわち垂直方向の浸潤距離(これを粘膜下層浸潤度という)を用いて浸潤量を表記することにした．

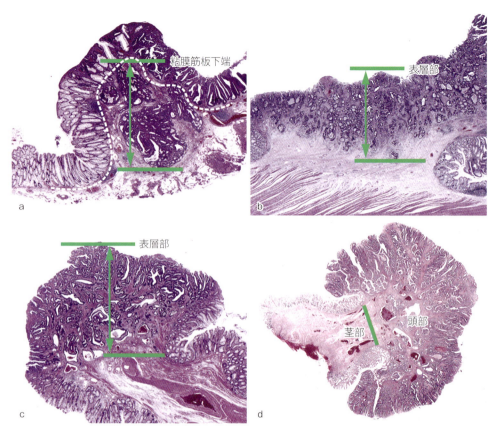

図Ⅲ-54　大腸粘膜下層浸潤癌の粘膜下層浸潤距離の計測方法

a：無茎性病変粘膜筋板保存例．HE 染色標本で粘膜筋板(破線)の走行が同定可能な場合，粘膜筋板下端を垂直浸潤距離の計測開始点とする．
b：無茎性病変粘膜筋板消失例．腫瘍の表層部を垂直浸潤距離の計測開始点とする．
c：有茎性病変粘膜筋板消失例．腫瘍の表層部を垂直浸潤距離の計測開始点とする．
d：有茎性病変粘膜筋板錯綜例．頭部と茎部の境界を結ぶ線(基準線)を設け，浸潤最深部がこの基準線を越えていない場合，頭部浸潤と表現する．

　現在，運用されている浸潤距離の計測方法を以下に述べる．なお，無茎性か有茎性かの判断は臨床医に委ねられていることを再認識していただきたい．

● 粘膜下層浸潤癌の浸潤距離の計測方法

1. 肉眼型を問わず，粘膜筋板の走行が同定ないしは推定可能な場合，粘膜筋板下縁を計測の開始点とする(図Ⅲ-54a)．
2. 肉眼型を問わず，粘膜筋板の走行が同定ないしは推定できない場合，計測の開始点を病変の表層とする(図Ⅲ-54b,c)．
3. 粘膜筋板の錯綜が著しい有茎性病変は，ポリープの頭部 head と茎部 stalk の境界(粘膜内における腫瘍部と非腫瘍部の境界)を結ぶラインを「基準線」とし，この基準線から浸潤最深部までの距離を計測する[*56]．以下の(1)(2)に大別される．
   (1) 浸潤最深部が基準線を越えていない場合，これを頭部浸潤(head invasion)と表現し，垂直浸潤距離は計測しない(図Ⅲ-54d)．
   (2) 浸潤最深部が基準線を越えた場合，これを茎部浸潤(stalk invasion)と表現し，基準線と浸潤最深部までの距離を実測値とする．

[*56] 粘膜筋板の錯綜が著しいというのは，粘膜筋板らしき平滑筋線維束は認められるが，どの部分を計測開始点とするか苦慮する状態をさす．このような症例は免疫染色を施行しても状況はほとんど変わらない．

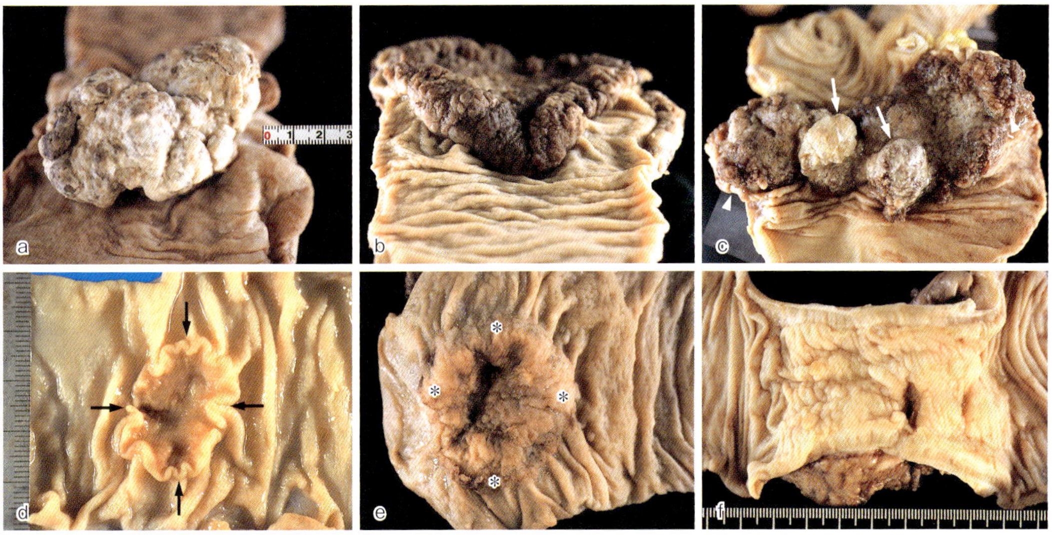

図Ⅲ-55　大腸進行癌の肉眼像

a：1型（隆起腫瘤型）．斜俯瞰像．内腔に突出する団子状腫瘤を見る．粘膜模様は消失している．

b：2型（潰瘍限局型）．斜俯瞰像．境界鮮明で立ち上がりが急峻な周堤を有する潰瘍を見る．まるで崖の縁のように突き出た周堤は粘膜下層に浸潤した癌組織から構成される．

c：2型（潰瘍限局型）．斜俯瞰像．潰瘍底部に透亮感のある粘液（↓）が噴出しており，同部は粘液結節の表面露呈部の可能性が示唆される．また，周堤部の表面は細顆粒状で，管状絨毛構造を呈する粘膜内腫瘍の存在が示唆される（△）．

d：2型（潰瘍限局型）．境界鮮明な周堤を有する潰瘍を見る．bと異なり，周堤は非癌粘膜から構成されている（→）．

e：3型（潰瘍浸潤型）．深い潰瘍の周囲には粘膜下層以深への大量浸潤に伴う環状の粘膜膨隆（＊）を見る．同部の立ち上がりは緩やかで，2型の周堤に比べて境界が不鮮明である．

f：4型（びまん浸潤型）．内腔狭窄部の腸壁は著しく肥厚し，その粘膜面には無数の皺が寄り，一部は顆粒状である．2か所に癌性潰瘍を見る．粘膜の皺（縮み所見）は粘膜下層浸潤部の間質線維増生に起因する．

　これらの計測方法の運用時に注意すべき点は，以下の2点に集約される．

　1つ目は，粘膜筋板が消失した有茎性粘膜下層浸潤癌は最表層を計測の開始点とする．もし，この病変を頭部浸潤例として過小評価すると，追加腸切除不要の粘膜下層浸潤癌として看過されてしまう[*57]．2つ目は，腺腫の偽浸潤巣を「腺癌の粘膜下層浸潤巣」と誤診しないことである（→116頁）．もし，腺腫の偽浸潤巣を腺癌の茎部浸潤例と誤診すると，追加腸切除されてしまう可能性が高い．

[*57]　有茎性粘膜下層浸潤癌の浸潤度評価方法の適正な運用が強く望まれる．

2）大腸進行癌

(1) 大腸進行癌の肉眼型分類

　大腸進行癌の肉眼型分類（図Ⅲ-55）は胃癌のそれに準じており，1型（隆起腫瘤型），2型（潰瘍限局型），3型（潰瘍浸潤型），4型（びまん浸潤型）が基本型である[*58]．なお，いずれにも分類しえない場合は5型（分類不能型）と表記することになっている[*59]．

　肉眼型別の発生頻度は結腸，直腸ともに2型がダントツで，3型，1型，4型と続く．なかでも4型の発生頻度は低く，胃癌とは対照的である．

　2型は境界明瞭な周堤（堤防状隆起）を有する潰瘍性病変である．この周堤は，表面に露出した粘膜下層以深浸潤部の癌組織，腺腫を併存する粘膜内癌

[*58]　胃癌と同様，早期癌類似進行癌という綽名は『大腸癌取扱い規約』には採用されていない．

[*59]　胃癌と同様，5型の乱用は慎みたい．

巣，粘膜筋板挙上を伴う非腫瘍性粘膜のいずれかにより構成される.

4型は腸壁を水平および垂直方向に広範囲（びまん性）に進展し，同部の壁肥厚を特徴とする進行癌である．したがって進展範囲の把握には内視鏡検査よりもむしろ注腸 X 線検査のほうが有用である．また，ほかの肉眼型に比べて癌組織の粘膜面露出面積が狭く，生検による癌の検出率は低い．

3）大腸癌の組織型分類

(1) 一般的事項

大腸の腺癌は，分化度により高・中・低分化腺癌の3つに亜分類される．これらのうち，高〜中分化腺癌が大腸癌の組織型のほとんど（90％以上）を占めている．したがって，われわれが低分化腺癌やその他の特殊な組織型に遭遇する機会は減多にない．生検組織内に低分化腺癌や粘液癌が混在する場合は積極的に併記すべきである*60．そして，低分化腺癌や印環細胞癌の場合は転移性腫瘍（たとえば胃癌や乳癌の転移）の可能性を除外しておく必要がある．いうまでもなく既往疾患，手術歴のチェックは必須である．また，癌の浸潤先進部（発育先端部ともいう）の間質に観察される簇出像を低分化腺癌と判断しないように注意したい*61．

(2) 生検組織における腺腫と高分化腺癌の鑑別の要点

胃と同様，大腸でも腺腫と腺癌の病理組織学的鑑別に苦慮する場面が多い．生検組織ではなおさらそうである．もちろん腫瘍組織の間質浸潤像のほか，脈管侵襲や神経周囲浸潤像が確認されれば癌と診断できる．しかし，明らかな間質浸潤像を欠く（すなわち置換性に発育する）粘膜内腫瘍の場合，その異型度を手がかりにして鑑別するほかない．しかし，実際は腺腫と腺癌を明確に線引きすることが困難な腫瘍もある．そのような場合，良性悪性境界領域病変（borderline lesion）と診断することも許容されるべきであるし，また両者を併記のうえ，大きさによっては内視鏡による摘除を推奨することも実臨床に即している．

日常の生検病理診断では，腺腫と高分化腺癌（なかでも低異型度癌）との鑑別が常に問題となる*62．管状腺腫の構成腺管は，正常大腸粘膜の陰窩と同様，試験管状（単一管状）の形態を呈し，構造異型は目立たない．これに対し，低異型度癌の構成腺管はいくぶん小さく，蛇行・屈曲といった変形を伴うことがあるが，この所見は腺癌と診断するための根拠としては薄弱である．そこで，倍率を上げて腫瘍細胞の核と核小体を観察（すなわち細胞・核異型に着目）すると，低異型度癌の核は卵円形に近く，円みを帯び，内部にエオジンに赤く染まる明瞭な核小体を有している（図Ⅲ-56）．この赤い核小体をもった類円形腫大核が腫瘍腺管の全長にわたり均等分布している場合は癌の可能性が高い．これに対し，腺腫の核は紡錘形（縦長）で，基底部に対して垂直かつ整然と配列し，核小体は癌に比べると目立たない．その他，正常腺管や腺腫では，まず観察されない異様な形態を示す杯細胞や細胞質内の粘液

*60　たとえば，…with mucinous componentsと記載すると分かりやすい．また，腺癌以外の特殊な組織型（たとえば，内分泌細胞癌や扁平上皮癌）が併存している場合も必ず併記すべきである．

*61　簇出は「耳より」（→ 124 頁）を参照．

*62　細胞異型度の高い高分化腺癌は高異型度癌と呼ぶ．詳しくは「耳より」（→ 84 頁）参照．

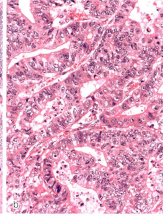
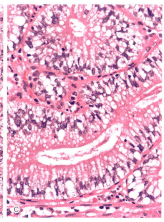

図Ⅲ-56　高分化管状腺癌
a：低異型度高分化管状腺癌．腫瘍細胞は高円柱状で，杯細胞分化は乏しい．核は基底部に整然と配列しているが，重積している．核は短紡錘形ないし類円形で好酸性の明瞭な核小体を有している．細胞構成がきわめて単調である点にも注目されたい．
b：高異型度高分化管状腺癌．腫瘍腺管の大きさは不揃いで，低異型度癌に比べて小さい．核は大小不規則で，基底部に対して軸性を失ってデタラメに配列している．
c：低異型度高分化管状腺癌．細胞質内粘液が多くても，核は円みを失わない点に注目．

過分泌像も腺癌と診断するための根拠となりうる*63．また，異型度の異なる腫瘍腺管の間に鮮明な境界が存在するか否かに着目することも腺腫と低異型度癌の鑑別に役立つ．

*63　これらの核は細胞質内粘液が多くても円みを失わない．これは癌の核の特徴でもある．

(3) 粘液癌の病理組織学的診断の要点

粘液癌は多量の粘液を細胞外に産生し，粘液結節(muconodule)を形成しながら浸潤性に増殖する腺癌である*64,65．粘液結節には分化型腺癌から構成されるもの(高分化型粘液癌)と，低分化腺癌や印環細胞癌から構成されるもの(低分化型粘液癌)とがあり，後者は前者に比べて5年生存率が低い傾向がある．また，粘液癌は通常の分化型腺癌に比べて再発率が高く，腹膜再発しやすい．それゆえ術後の方針を考慮するうえでも組織型と分化度を評価することは重要である．

*64　腫瘍の割面形態が膠様の透亮感を示すことから，以前は膠様腺癌と呼ばれていた．

*65　生検の際，粘液結節の噴出部を狙うとよい．

(4) 内分泌細胞腫瘍の病理組織学的診断の要点

① カルチノイド腫瘍　carcinoid tumor

カルチノイド腫瘍は，粘膜深層に発生し，緩慢に増殖しながら粘膜下層に浸潤する内分泌細胞腫瘍である．時に肝臓や領域リンパ節に転移するが，ほかの癌に比べると低悪性度の癌として理解されている．腫瘍径の小さなものはなだらかに立ち上がる粘膜内隆起を形成し，増大するにつれて粘膜下腫瘍の様相を呈し，頂部にびらん・潰瘍を伴うようになる．腫瘍の割面は乳白色ないしは淡黄白色調を呈し，髄様である．生検は隆起の頂部を狙うと確実に腫瘍組織を得ることができる．腫瘍細胞は弱好酸性の微細顆粒状細胞質と均一な小型円形核を有し，索状，充実胞巣状，腺房胞巣状など特徴的な配列を

示す．腫瘍間質は狭く，毛細血管に富む．核分裂像は稀である．HE 染色標本でも病理組織学的診断は可能であるが，生検組織では特殊染色を併用して診断精度を高めたほうがよい．切除標本における脈管侵襲の有無の検索手順は通常の大腸癌と同じである．なお，本組織型の多くは WHO 分類における神経内分泌腫瘍（neuroendocrine tumor; NET）の Grade 1（G1）に対応する．

② 内分泌細胞癌 endocrine cell carcinoma

内分泌細胞癌は細胞質に乏しく，大きさが均一な，小～中型主体の腫瘍細胞が充実胞巣を形成しながら増殖する癌である．腫瘍細胞は核クロマチンに富み，HE 染色標本のルーペ像は青い充実性腫瘍組織として認識される[66]．腫瘍の間質は毛細血管に富む．通常の大腸腺癌に比べて，核分裂像が目立ち，しばしば腫瘍胞巣内部に壊死や出血を伴う．また，脈管侵襲像も目立つ．そのため，肝臓や領域リンパ節への転移率がきわめて高く，生物学的には超高悪性度の大腸癌として位置づけられる．確定診断には内分泌細胞マーカーを用いた免疫染色が必須であり，充実型の低分化腺癌を確実に除外する必要がある．また，しばしば粘膜内癌部に分化型腺癌が確認され，内分泌細胞癌の先行病変と理解されている．前述のカルチノイド腫瘍とは組織発生が全く異なる．腫瘍細胞のきわめて高い増殖能を反映して，一部に粘膜下腫瘍の様相を示しつつ，出血や壊死を伴う癌性潰瘍を形成する[67]．

*66 通称，blue cell tumor と呼ばれる．一種の病理診断学用語である．

*67 潰瘍底部を深くそして執拗に生検することが本組織型の確定診断につながる．

耳より　6

大腸癌発育先進部における簇出の臨床的意義

病理学者 今井 環博士は自身の原著『人体癌腫発育状況の形態学的考察』（福岡医学雑誌 45：72-102，1954）のなかで簇出（そうしゅつ，ぞくしゅつ）を癌発育様式の 1 つとして捉え，「せいぜい癌細胞 2,3 個の幅に該当する細胞索をなして発育するか，あるいは個々に遊離細胞として発育し，多少とも低分化傾向を呈するもの」と定義しました．そして，簇出は癌組織塊の最辺縁である発育先端部（発育先進部と同義）で観察されやすいと明記しました．これを受け，1980（昭和 55）年頃から大腸癌における簇出の臨床的意義に関する研究が精力的に行われてきました．

大腸癌研究会「簇出検討プロジェクト委員会〔2005（平成 17）年発足〕」では，大腸腺癌における簇出を，「癌発育先進部間質に浸潤性に存在する単個または 5 個未満の腫瘍細胞からなる癌胞巣」と定義しました．HE 染色標本上での評価法は，簇出が最も目立つ領域を 1 か所だけ選出し，20 倍の対物レンズを用いて癌発育先進部を観察し，同視野内の簇出巣の個数を数えます．そして，簇出の程度を一視野当たりの簇出巣の個数により 3 段階（4 個未満を Grade 1，5 個以上 9 個未満を Grade 2，10 個以上を Grade 3）に分類しました．この方法を用いて大腸粘膜下層浸潤癌のリンパ節転移危険因子としての簇出の臨床的意義を解析した結果，簇出高度（Grade 2,3）群のリンパ節転移率は，軽度（Grade 1）群のそれに比べて有意に高率であることが判明しました．さらに，高度簇出は独立したリンパ節転移予測因子となりうることが明らかとなり，高度簇出は内視鏡的摘除後の追加治療（リンパ節郭清を伴う腸管切除）を考慮すべき組織学的所見として位置づけられました．

（二村）

5 肝臓

1. 肝臓検体の取り扱い

1) 生検検体

　肝生検（盲目的）は大きく針生検と楔状生検に分けられる．

　針生検は，非腫瘍性疾患の診断を目的とする場合には16Gシュアカットなどの太い針が選ばれ，エコーガイド下で肝内腫瘤を狙撃生検する場合には，21G針などが使われる．後者により採取された組織は当然のことながら糸のように細いか小断片状で，肝小葉の観察には適さない．

　楔状生検は腹腔鏡下や他疾患での開腹時などに行われる．針生検検体よりも容積的に大きな組織は得られるが，肝縁かつ被膜から1cm未満の生理的にも膠原線維の多い部位しか採取されないことが多く，観察される線維化が病的か否かの評価が難しいことが少なくない．

2) 生検標本の検索における注意点と工夫

　肝臓針生検（とくに経皮的穿刺）は比較的安全に行えるようになったとはいえ，患者に苦痛と検査後の不自由さを強いる検査であることに変わりはない．そこで，得られた検体から最大限の情報を引き出すために，臨床側も病理側もそれぞれいくつかの工夫をすべきである．

(1) 標本提出時の注意（臨床サイド）

　電顕や通常の病理診断以外の検体採取が必要な場合は，穿刺針のまま湿らせたガーゼに包んで病理検査室に運び，そこで処理を行うとよい．採取した検体をそのままホルマリンの入ったビンに入れると検体が曲がったり捻れたりしたまま固定されることがあるので，組織を転がすようにいったん濾紙などに付着させて一緒にそっとホルマリンに浸す．こうすると細長い検体の端から端までの全長を組織標本にすることができる．また捻ったり，伸ばしすぎたり，ピンセットでつまんで挫滅させたりしないようにする．

　非腫瘍性疾患の生検診断を行う際には，とくに臨床情報が不可欠である．肝臓の病理形態学は，傍証ともいえる，多くは非特異的な所見をさまざまに積み上げて少しでも病態に近づこうとする作業であるからだ[*1]．具体的には，ウイルス感染状態のほか，自己抗体の有無，アルコール摂取，生活習慣病，薬物服用歴，そして問題となっている肝障害の経過などである．

　腫瘍生検の場合も臨床情報が必要なのはいうまでもないが，さらに組織採取時には病変と周囲肝の両方が含まれるように工夫してほしい．1つの針生

*1 「臨床情報がなければ肝生検診断はできない」と心にとどめておいていただきたい．

検組織内に両組織を含めることが難しい場合（とくに術中迅速病理診断の場合）は，病変から離れた背景肝組織を別に採取することが望まれる．高分化な肝細胞癌の診断は背景との比較によって診断が確実となることが少なくないからである．

(2) 標本数（病理サイド）

1枚のプレパラートにのせる切片の数を増やす．切片の数が増えると得られる情報が増え，1つの微細な所見をほかの切片で確認することもできる．生検検体は小さいため，最初の段階で複数枚*2の薄切を行っておいたほうがよい．追加で何回も薄切することは，貴重な生検検体のロスを増やすことになる*3．

*2 特染，免染のため．

*3 毎回の薄切時には，薄切面を揃えるための粗削りを行う必要があり，これが検体のロスにつながる．

(3) 特殊染色（病理サイド）

HE染色を基本とし連続切片に鍍銀染色，アザン染色，エラスチカ・ワンギーソン（elastica van Gieson；EVG）染色，PAS染色，ジアスターゼないしはアミラーゼ消化後PAS染色，鉄染色，銅染色などを臨床情報にあわせて行う*4．

*4 最低限のセットはあらかじめ決めておいたほうがよい．

鍍銀染色は，HE染色で観察困難な細網線維を黒く染めることで，肝細胞の索状配列や小さな脱落巣を認識しやすくする．細網線維は，肝臓では類洞壁に網目状に見られる．アザン染色，EVG染色は膠原線維，弾性線維を染め出すことで種々の線維化を明瞭化する．PAS染色は，細胞質にグリコーゲンが豊富な肝細胞を濃い赤紫に染め強調する．これによりインターフェイス肝炎〔interface hepatitis，削り取り壊死（piecemeal necrosis）〕が認識しやすくなる．ジアスターゼないしはアミラーゼ消化後PAS染色は酵素でグリコーゲンを消化したあとにPAS染色を行うことで糖蛋白質のみを染め出し，貪食細胞であるマクロファージ*5を浮き上がらせる．鉄染色は鉄の，銅染色は銅の沈着を明らかにしてくれる．

*5 セロイドマクロファージという．

免疫染色（移植後肝障害でウイルス感染が疑われる場合など）については検出すべきウイルスがわかっている場合は初めから，その他の場合は未染標本だけつくっておいて，必要なときに染色を行えるようにしておくと，時間と標本の無駄が少なくなる．

3) 切除検体の取り扱い

固定前の肝臓外科切除標本を前にしたら，まず次のことをチェックする．

○ **固定前肝切除検体を前にしたときのチェック項目**
  1. 臨床診断，画像情報
  2. 感染症の有無
  3. 術式・検体のオリエンテーション
  4. 切除断端（とくに太いグリソン鞘の断端）

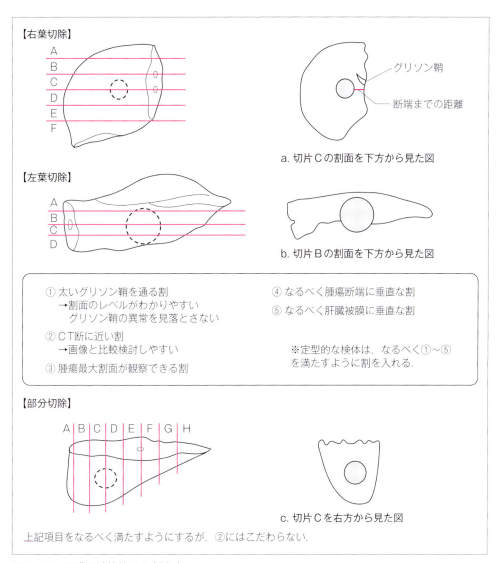

図Ⅲ-57　肝臓切除検体の入割方向

　臨床診断，画像情報に目を通したら，次に必ず感染症の有無を確認する[*6]．ほかの摘出臓器に比べ，肝炎ウイルスの感染率が非常に高いからである．

　検体の種類（どういう手術が行われたか）とオリエンテーションを理解するには，肝臓切断面に見られる大きなグリソン鞘を確認していくと，体内の残存肝との位置関係がわかりやすい[*7]．切断面に異常所見（腫瘍の露出，変色域など）がないかを観察し，太いグリソン鞘については術糸を取り除いてそれぞれ門脈や胆管の内腔も観察する．肝被膜側の観察も行う．

　次に新規割面の観察へと移るが，割は腫瘍と切除断端との距離がわかるような方向で1～2 cm間隔で平行に入れる（図Ⅲ-57）．肝細胞癌の場合，結節を形成するものでは発育は膨張性で境界明瞭なことが多く，一般に肉眼的な

[*6] 感染症情報を伝えないのは医療従事者としても問題．

[*7] CT像などを思い浮かべてみるとよい．

切除断端の評価が最終的な評価になることが多い．ホルマリン固定前の検体
での割面観察の際は，主結節周辺に早期病変が認められないか，不完全な被
膜形成部で腫瘍の露出がないかなどに注意する．また，術前の画像所見で門
脈腫瘍塞栓の所見を見た場合，手術時にはそれより増大（伸長）していること
が多いので，そのつもりで検索に臨む．

　固定に際して，肝臓のような充実臓器は板にピンで打ちつけるより，ホル
マリンを入れたタッパウェアなどにそっと沈めておくほうがよい*8．また，
腫瘍周囲に被膜を形成する肝細胞癌は，腫瘍部内圧が高まっているため割面
から膨隆してくることが多い．このため割面を下にして固定板に打ちつける
か，標本化したい側を容器の底に向けてホルマリン槽に沈ませるようにす
る．

　固定後はそれぞれの切片をさらに薄くスライスして病変の見落としがない
ようにする．代表的割面は原則的に全面を組織標本とする．小さな腫瘍なら
腫瘍を含む全割面を組織標本とするのが望ましい．さらに断端に最も近い部
分や背景肝組織（とくに小結節性病変などがあればすべて）も忘れずに切り出
す．

*8　検体同士が重なら
ない様にするなどの気
配りも必要である．

2. 肝臓の非腫瘍性病変へのアプローチ

　非腫瘍性びまん性病変に対する手術検体のほとんどは肝移植検体であるた
め，主に肝生検標本からのアプローチについて述べる．

　臨床情報を確認したら以下の手順で標本を見ていく．

1) 肝臓針生検（非腫瘍性病変）標本の観察手順

◯ 肝生検観察の手順
1. プレパラートの肉眼観察
2. 弱拡大での小葉構造の観察
3. 門脈域の観察
4. 実質域の観察

　まず，組織プレパラートを顕微鏡にセットする前に，肝臓組織標本の形状
やサイズなどを確認する．断片化している場合には，介在部に門脈-門脈性
ないし門脈-中心静脈性の架橋性線維化（bridging fibrosis）が存在していた可
能性があるので膠原線維成分の残存を強く疑って，組織辺縁をよく観察する
必要が出てくる．

　次に弱拡大像にして小葉構造が保たれているかを見る．架橋性線維化に隔
てられた再生結節が見られれば肝硬変と診断できるが，幅の広い膠原線維索
しか採取されていなくても疑診の根拠とはなりうる．そのほか，門脈域や中
心静脈が異常に接近していることなどは，広汎な肝細胞の脱落を疑わせる．
前述のとおり肝細胞索の乱れは鍍銀染色で観察しやすい．肝細胞の脂肪化も

大滴性ならば弱拡大像で容易にわかる.

　中拡大や強拡大像での観察では,まず門脈域に拡大がないかを見る.拡大がある場合には,膠原線維の増生によるのか,炎症細胞の浸潤によるのか,双方によるのかを考えながら観察する.門脈域の3要素である門脈,肝動脈,小葉間胆管が揃っているか,破壊はないか,なども重要である.あわせて実質域との境界をまたぐ炎症巣(インターフェイス肝炎)(図Ⅲ-58a)や偽胆管(細胆管)増生がないか,浸潤する炎症細胞の種類,リンパ濾胞や肉芽腫(図Ⅲ-58b)の有無などを確認する.

　実質域では,肝細胞の風船様変性(ballooning),小さな肝細胞の巣状壊死(spotty necrosis)(図Ⅲ-58c)や好酸性小体(acidophilic body/Councilman body)(図Ⅲ-58d),大滴性脂肪変性(図Ⅲ-58e),胆汁うっ滞像(図Ⅲ-58f)などの有無や,あれば分布を確認する.

2) 頻度の高い病変と組織学的評価

(1) ウイルス肝炎　viral hepatitis

① 急性ウイルス性肝炎

　肝炎とは炎症細胞の浸潤を伴って肝細胞がびまん性に障害を受けた状態といえる.このうち急性肝炎は6か月未満の経過で臨床的に治癒する疾患群である.多くは肝炎ウイルスや Epstein-Barr(EB)ウイルス,サイトメガロウイルスなどの急性感染により起こる.

　本来一過性の疾患であり,病因診断も血中のウイルス抗原・抗体価およびウイルス DNA や RNA の測定によって大半が可能なため,今日では組織像まで確認する機会は少ない.急性肝炎(ないしは急性肝障害)における生検は,ウィルソン(Wilson)病や後述する薬物性肝障害および自己免疫性肝炎(autoimmune hepatitis)など急性の経過を示しうるほかの疾患,慢性肝炎の急性増悪などとの鑑別のために行われることが多い.また,肝炎の重症度判定を目的とする場合も時にある.

　組織学的にはさまざまな形の肝細胞障害とリンパ球,組織球主体の炎症細胞浸潤が見られる.単細胞性の好酸性小体や肝細胞の巣状脱落である巣状壊死が小葉内に多発する像を基本とし,細胞傷害の強さによって小葉中心性の帯状壊死(zonal necrosis)や架橋性の壊死(bridging necrosis)も出現する.残存肝細胞には風船様変性が認められる.リンパ球は門脈域にも浸潤するが,一般に慢性肝炎に比べて軽度であることが多い.また,限界板は比較的よく保持されており,著明なインターフェイス肝炎を見ることは少ない.多発する組織球は脱落した肝細胞を胞体内に貪食しているため,弱拡大像でもジアスターゼないしアミラーゼ消化後 PAS 染色で容易に認識できる.原則として膠原線維の増生がない点を,先行する慢性肝疾患があったとは考え難いことの根拠とする[9].

　なお劇症肝炎は,わが国では「初発症状発現から8週以内に高度の肝機能障害に基づいて肝性昏睡Ⅱ度以上の脳症をきたし,プロトロンビン時間が

*9　病理組織学的には,門脈などに線維化が生じたら慢性と判断される.

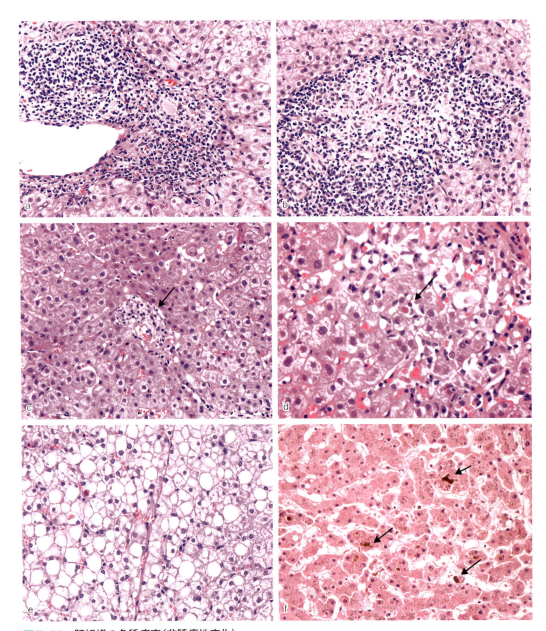

図Ⅲ-58　肝組織の各種病変(非腫瘍性変化)

a：インターフェイス肝炎(interface hepatitis)．門脈域の炎症細胞浸潤が，門脈域から肝小葉(肝臓実質組織)にも拡がった像．削り取り壊死(piecemeal necrosis)も同義で使われる．活動性のある強い炎症所見と理解される．
b：類上皮細胞肉芽腫．原発性胆汁性胆管炎(PBC)の門脈域に見られた例．肉芽腫自体はPBCに特異的なものではない．
c：巣状壊死(spotty necrosis)．肝小葉内の少数の肝細胞が壊死に陥り炎症細胞が軽度集簇した像(→)．インターフェイス肝炎と同様，肝炎の活動性の指標の1つとなる．
d：好酸性小体(acidophilic bodyまたはCouncilman body)(→)．アポトーシスを起こした肝細胞と考えられている．
e：大滴性脂肪変性．脂肪肝のときに見られる．
f：胆汁うっ滞．毛細胆管内にうっ滞した胆汁滴が見られる(→)．

表Ⅲ-9 新犬山分類

1. Staging

門脈域より線維化が進展し小葉が改築され肝硬変へ進展する段階をF0〜F4に分類する.

F0：線維化なし
F1：門脈域の線維性拡大
F2：線維性架橋形成（P-P bridging fibrosis が主体）
F3：小葉の歪みを伴う線維性架橋形成（P-C bridging fibrosis も出現）
F4：結節形成傾向が全体に認められる肝硬変

2. Grading

門脈域の炎症細胞浸潤の程度, インターフェイス肝炎, 小葉内の細胞浸潤と肝細胞の変性ならびに壊死（spotty necrosis, bridging necrosis など）で活動性をA0〜A3に分類する.

A0：壊死・炎症所見なし
A1：軽度の壊死・炎症所見
A2：中等度の壊死・炎症所見
A3：高度の壊死・炎症所見

40％以下を示す肝炎」と定義された臨床診断名であり, 組織学的には急性肝炎重症型や遅発性肝不全（late-onset hepatic failure）などの類縁疾患も含め, 広汎性あるいは亜広汎性肝細胞壊死と診断することになる.

② **慢性ウイルス性肝炎** chronic hepatitis

慢性肝炎は「臨床的には6か月以上の肝機能検査値の異常とウイルス感染が持続している病態」であり「組織学的には門脈域にリンパ球を主体とした細胞浸潤と線維化を認め, 肝実質内には種々の程度の肝細胞の変性・壊死所見を認める. そして, その組織所見は線維化と壊死・炎症所見を反映させ, 各々線維化（staging）と活動度（grading）の各段階に分け表記する」と定義されている（1996年, 新犬山分類）（表Ⅲ-9）.

C型ウイルス性肝炎は, それに対する抗ウイルス薬によるウイルスの排除が高率にできるようになり, 生検されることは激減している. また, 画像診断（エラストグラフィーなど）による線維化評価法の進歩も生検が減ったもう1つの理由であろう.

(2) 薬物性肝障害 drug induced hepatic disorder

医薬部外品などを含め, すべての化学物質は潜在的に肝障害を起こす可能性をもっている[*10]. したがって, 肝生検の診断に際しては, 常にその可能性について病理学的に考慮すべきである[*11].

薬物性肝障害は, 障害の機序からは, 中毒性と特異体質性に分けられ, 後者はさらにアレルギー特異体質と代謝性特異体質に分けられる. また, 血液生化学データから肝細胞障害型, 胆汁うっ滞型, 混合型に分類されることもある（表Ⅲ-10）.

さらに薬物は自己免疫性肝炎発症の要因となる場合があり, 薬物起因性自己免疫性肝炎（drug induced autoimmune hepatitis；DIAIH）と呼ばれる.

*10 抗菌薬によるものが最も多いが, 健康食品などによるものも増加しているようだ.

*11 何かいつもと違う肝障害, 胆管障害や血行障害などを見たら薬剤性因子の関与を疑ってみたほうがよい.

表Ⅲ-10　薬剤性肝障害診断基準の使用マニュアル

この基準で扱う薬物性肝障害は肝細胞障害型，胆汁うっ滞型もしくは混合型の肝障害であり，ALT が正常上限の 2 倍，もしくは ALP が正常上限を超える症例と定義する．
ALT および ALP 値から次のタイプ分類を行い，これに基づきスコアリングする．

　　肝細胞障害型　ALT ＞ 2 N ＋ ALP ≦ N　または　ALT 比 /ALP 比≧ 5
　　胆汁うっ滞型　ALT ≦ N ＋ ALP ＞ 2 N　または　ALT 比 /ALP 比≦ 2
　　混合型　　　　ALT ＞ 2 N ＋ ALP ＞ N　　かつ　2 ＜ ALT 比 /ALP 比＜ 5
　N：正常上限，ALT 比＝ ALT 値 /N，ALP 比＝ ALP 値 /N

DDW-j 2004 ワークショップ薬物性肝障害診断基準の提案.
〔滝川一, 他：肝臓 46(2)：85-90, 2005 より抜粋〕

DIAIH では高齢者，女性，急性発症が多く，発熱，皮疹，好酸球増多なども比較的特徴的とされる．

　肝細胞の障害形態としては風船様変性，脂肪変性，好酸小体化，巣状壊死，帯状壊死，架橋性壊死などあらゆるパターンを示しうる．ほかの原因による障害・炎症像との相対的な差異としては以下のような特徴があげられる．

1. 小葉中心性の帯状壊死が門脈域を含むほかの炎症性変化より強い[*12].
2. 壊死炎症性変化に比して胆汁うっ滞が強いものがある．
3. 門脈域へ炎症細胞が浸潤している場合には，好酸球や好中球の混在が目立つ．
4. 類上皮細胞肉芽腫が実質域などに出現することがある．

　上記は，いずれも非特異的な組織所見であり，実際の薬物性肝障害の診断においては，薬物服用との時間的関係[*13]があること，薬物以外の原因が除外できること，原因として疑われる薬物が肝障害を起こしやすいものであるかなどをふまえたうえで組織像を評価していく．

(3) 自己免疫性肝炎　autoimmune hepatitis；AIH [*14]

　自己免疫性肝炎は，肝細胞障害の発症と持続に自己免疫機序が関与していると考えられる慢性に経過する肝炎であり，中年以降の女性に好発することが特徴である．原則的には既知の肝炎ウイルス，アルコール，薬物による肝障害，およびほかの自己免疫疾患に基づく肝障害は除外される．また，治療に際し免疫抑制薬，とくにコルチコステロイドが著効を示す．

　組織学的所見は，いずれも非特異的で，弱い活動性を示す慢性肝炎像〜高度の肝壊死，肝硬変まである．典型例では，壊死・炎症反応が強く，顕著なインターフェイス肝炎や帯状壊死が見られる．拡大した門脈域内や線維性隔壁内に取り残された肝細胞巣のロゼット化が見られる．門脈域や小葉への形質細胞の浸潤が目立つが，ないからといって自己免疫性肝炎の除外はできない．胆管に軽度のリンパ球浸潤を見ることはあっても，胆管上皮の破壊はない．

　診断基準として，国際自己免疫性肝炎グループの診断基準(1999 年)〔病理組織所見も含む臨床診断基準であり，組織所見としては，インターフェイス

[*12]　薬物代謝酵素が小葉中心優位の肝細胞(Zone 3)に分布しているためと考えられる．また punched out zonal necrosis と言われ，残存肝実質との境界が比較的明瞭なのが特徴である．

[*13]　アレルギー機序の場合，5〜90 日で発症するとされる．

[*14]　自己免疫現象の関与が強く疑われる代表的な肝疾患に，①自己免疫性肝炎(AIH)，②原発性胆汁性胆管炎(PBC)，③原発性硬化性胆管炎(PSC)の 3 つがある．厳密には病因確定がなされておらず，オーバーラップや周辺・類似疾患との鑑別にもさまざまな議論が続けられている．

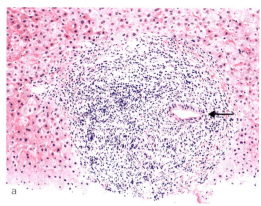 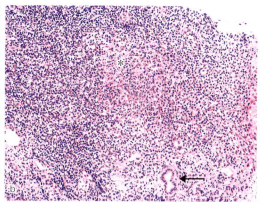

図Ⅲ-59　原発性胆汁性胆管炎（PBC）
a：慢性非化膿性破壊性胆管炎（CNSDC）の像．小葉間胆管上皮は再生性（→）．
b：CNSDCに加え，類上皮肉芽腫性病変も認められる（*）．小葉間胆管（→）．

肝炎（+3），リンパ球形質細胞優位な浸潤（+1），肝細胞ロゼット形成（+1）にプラススコアがつけられている〕があるが，同じグループが2008年に発表した簡易版には，エンペリポレシス（emperipolesis）[*15]という所見が新たに加えられ，以上のうち3つの所見があれば典型的自己免疫性肝炎とされる．

[*15] 肝細胞のなかにリンパ球が侵入する像．

(4) 原発性胆汁性胆管炎　primary biliary cholangitis ; PBC

原発性胆汁性肝硬変は，中高年の女性に好発する自己免疫性肝疾患で，中等大の小葉間胆管あるいは隔壁胆管の慢性非化膿性破壊性胆管炎（chronic non-suppurative destructive cholangitis ; CNSDC）により慢性肝内胆汁うっ滞をきたし，最終的には肝硬変に至る疾患である[*16]．

厚生労働省の研究班によると，次のいずれか1つに該当するものをPBCと診断する．

○ PBCの診断基準
1. 組織学的にCNSDCを認め，検査所見がPBCとして矛盾しないもの．
2. 抗ミトコンドリア抗体（AMA）が陽性で，組織学的にCNSDCの所見を認めないが，PBCに矛盾しない組織像を示すもの．
3. 組織学的検索の機会はないが，AMAが陽性で，しかも臨床像および経過からPBCと考えられるもの．

[*16] 現在，PBC患者の70〜80％は無症候性である．そのこともあり国際的な動向をふまえ，わが国では2016年4月に原発性胆汁性肝硬変（primary biliary cirrhosis）から原発性胆汁性胆管炎（primary biliary cholangitis）に名称が変更された．

この基準に準じれば，組織学的所見なしにもPBCと診断可能であるが，オーバーラップ症候群が疑われる例や非典型例では組織学的な確認や組織学的病期分類を用いた予後予測などが有用であることは言うまでもない．

PBCでは肝内小型胆管の消失をきたすが，その先行病変として，前述のCNSDCが出現する（図Ⅲ-59）．CNSDCでは，胆管周囲にリンパ球，形質細胞の浸潤を伴い，胆管上皮自体も種々の程度に傷害され，変性像，核の多層

表Ⅲ-11　中沼の PBC 病期分類

Score	A. 線維化	B. 胆管消失	C. オルセイン陽性顆粒沈着
0	門脈域での線維化がないか，あるいは線維化が門脈域に限局	胆管消失がない	陽性顆粒の沈着なし
1	門脈域周囲の線維化，あるいは不完全な線維性隔壁を伴う門脈域線維化	1/3 以下の門脈域で胆管消失をみる	1/3 以下の門脈域の周辺肝細胞(少数)に陽性顆粒の沈着をみる
2	種々の小葉構造の乱れを伴う架橋性線維化	1/3～2/3 の門脈域で胆管消失をみる	1/3～2/3 の門脈域の周辺肝細胞(種々の程度)に陽性顆粒の沈着をみる
3	再生結節と高度の線維化を伴う肝硬変	2/3 以上の門脈域で胆管消失をみる	2/3 以上の門脈域の周辺肝細胞(多数)に陽性顆粒の沈着をみる

	A. 線維化, B. 胆管消失 各スコアの合計	A. 線維化, B. 胆管消失, C. オルセイン陽性顆粒沈着 各スコアの合計
Stage 1(no progression)	0	0
Stage 2(mild progression)	1～2	1～3
Stage 3(moderate progression)	3～4	4～6
Stage 4(advanced progression)	5～6	7～9

〔中沼安二ら(2006)，厚労科研班会議(2010)より〕

化，乳頭状増生を見ることもある．また CNSDC 周囲に，好酸球浸潤が目立つことや類上皮肉芽腫形成などもしばしば見られる．これらの胆管障害に伴い，肝実質域には胆汁うっ滞と慢性肝炎様変化が出現する．

　組織学的な病期分類は Scheuer と Ludwig による分類[*17] が広く使われてきたが，最近，活動度(胆管炎，肝炎)と病期/進行度(線維化，胆管消失，オルセイン陽性顆粒沈着)を分けて評価する分類(表Ⅲ-11)が提唱され，定着しつつある．

*17　PBC の病期分類
Ⅰ期：CNSDC など炎症が門脈域に限局
Ⅱ期：炎症が門脈域周辺に拡がり偽胆管増生が出現
Ⅲ期：実質域に線維性隔壁が出現
Ⅳ期：肝硬変

(5) 原発性硬化性胆管炎　primary sclerosing cholangitis ; PSC

　原発性硬化性胆管炎(PSC)は，肝内外の広汎な胆道系組織が非特異的な慢性炎症と線維化によって障害される疾患である．

　PSC の診断は，胆道造影の所見からつけられる．その際，炎症性腸疾患の合併，および胆道系外科手術の既往や総胆管結石など二次性硬化性胆管炎の否定や IgG4 関連硬化性胆管炎との鑑別などが診断的に重要である．

　肝生検は PSC 自体の診断目的というより，他疾患の除外，移植の適否診断を目的とした病期・進行度判定などで行われている．

　針生検で採取される肝内の隔壁胆管や小葉間胆管などに病変が存在する場合は，胆管周囲に同心円状の線維化(onion-skin lesion)[*18] が見られ，胆管上皮には傷害像が乏しいことを特徴とする(図Ⅲ-60)．

*18　PSC で高率に見られ，診断価値も高いとされるが，肝内結石症や何らかの胆管障害で二次的に肝内小型胆管に見ることもあり，PSC に特異的所見とはいえない．

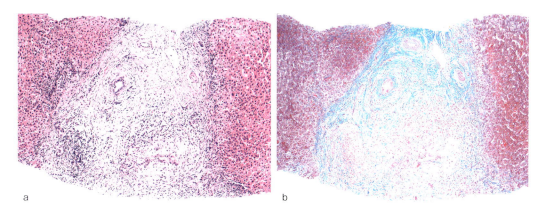

図Ⅲ-60　原発性硬化性胆管炎(PSC)
a：門脈域に線維化が見られるが，とくに小葉間胆管を同心円状に取り巻くような線維化(onion-skin lesion)が認められる．
b：アザン染色標本．膠原線維が青く染め出されている．

(6) アルコール性肝障害　alcoholic hepatopathy

　エタノールを量依存性の肝毒物とみなし，年余にわたる飲酒で慢性の変化が強いと考えれば，アルコール性肝障害の組織像は理解しやすい．一般にアルコール性脂肪肝，アルコール性肝線維症，アルコール性肝炎，アルコール性肝硬変の4つに分けて考えられている．

　脂肪肝とは肝細胞が胞体内に脂肪滴を蓄えた状態である．この脂肪滴のサイズによりさらに亜分類がなされる．大滴性とは1粒で核を偏在させるほどの大きな脂肪滴によって胞体が占拠された様をいう．カロリー過多などで普通に見られる組織像である．一方，小滴性とは核が肝細胞の中心に位置したまま胞体が小さな脂肪滴によって埋めつくされた比較的特殊な状態を指す．

　アルコール性脂肪肝は，小葉中心優位の大滴性脂肪変性を主な組織像としている．原則としてカロリー過多性などと差がない．

　アルコール性肝線維症とは，中心静脈壁の線維性肥厚(perivenular fibrosis)や小葉中心性の個々の肝細胞を取り囲むような細い膠原線維の増生(pericellular fibrosis)にはじまって，門脈域からも星芒状に線維索が伸び出した状態を指す．多くの場合，前述の脂肪肝を伴っている．明確な定義はないが，この名称は炎症細胞浸潤の乏しい例に相応しいとされている．

　狭義の(臨床的な)アルコール性肝炎とは大酒家が急激な過量飲酒により黄疸，腹痛，発熱，白血球増加を示す状態とされている．広義の(組織学的な)アルコール性肝炎とは，脂肪肝や肝線維症，肝硬変など慢性病変のうえに急性の肝細胞壊死・変性が加わった像を指す．肝細胞は風船様に腫大し，マロリー小体や好中球浸潤が見られることもある．やはり分布が小葉中心優位であると特異性が高くなる．

　肝硬変はアルコール性も含め後述する．

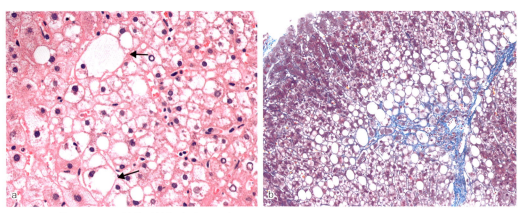

図Ⅲ-61 非アルコール性脂肪性肝炎(NASH)
a：肝細胞の風船化(hepatocellular ballooning)(→).
b：アザン染色．個々の細胞を取り囲むような線維化(pericellular fibrosis)．大中の脂肪滴沈着が見られる．

(7) 非アルコール性脂肪性肝疾患 non-alcoholic fatty liver disease；NAFLD／非アルコール性脂肪肝炎 non-alcoholic steatohepatitis；NASH

わが国でも肥満やメタボリック症候群の増加を背景に，NAFLD/NASH患者が増加しており，今後もその増加が予想される[19]．

NAFLDの診断のためには，臨床的に，肝障害や脂肪肝の存在診断の後に，アルコール性肝障害のほか，ウイルス性肝炎，自己免疫性肝炎などの各種慢性肝疾患を除外する必要がある．そして，NASHと非アルコール性脂肪肝(non-alcoholic fatty liver；NAFL)の鑑別診断，NAFLDの重症度(主に肝線維化の程度)の評価，治療効果の判定などのために肝生検が行われる．

NAFLDの組織学的分類は，Matteoni分類が一般的に使われており，①肝細胞の脂肪化(steatosis)，②小葉内炎症細胞浸潤(inflammation)，③肝細胞の風船様腫大(ballooning hepatocyte)(図Ⅲ-61a)[20]，④肝臓の線維化(fibrosis)(図Ⅲ-61b)，⑤Mallory-Denk小体(MDB)[21]の有無の見極めが重要である(表Ⅲ-12)．

(8) IgG4関連疾患

IgG4関連硬化性胆管炎症例に対する肝生検で病変部が採取される頻度は30～50％程度とされる[22]．肝生検におけるPSCとの鑑別点としては，PSCでは炎症細胞浸潤が少なく，炎症による門脈域の腫大がないこと，線維化が強いのに対して，IgG4関連胆管炎では，IgG4陽性形質細胞が多く，高度の線維化(onion-skin fibrosis)や線維性閉塞性胆管炎(fibrous obliterative cholangitis)などは見られない．

症例はかなり少ないと考えられるが，AIHの基準で確診に入る症例に，血清IgG4高値で，門脈域にIgG4陽性形質細胞が多数浸潤する症例があり，IgG4関連AIHと呼ばれている．

[19] NAFLDからの肝細胞癌発症の可能性もあり，またNAFLDではほとんど線維化のない状態からも肝細胞癌が発症しうることが報告されており，注意が必要と考えられる．

[20] 高度の細胞傷害に基づく細胞内骨格の変性により細胞形状の保持ができなくなり，その結果肝細胞が風船のように膨化してしまった状態．

[21] 細胞変性により細胞内の中間径フィラメントが凝集した好酸性の細胞質内構造物．

[22] 肝内胆管に病変が及ばない症例ではもちろん診断に至らない．

表Ⅲ-12　Matteoni 分類

分類	定義	診断
Type 1	肝細胞脂肪化	単純性脂肪肝
Type 2	Type 1 ＋ 小葉内炎症	単純性脂肪肝
Type 3	Type 2 ＋ 肝細胞風船化	NASH
Type 4	Type 3 ＋ Mallory-Denk 小体あるいは線維化	NASH

(9) 肝硬変　liver cirrhosis

　代償期/非代償期などの接頭語をつけることにより，今日では臨床診断名として使われている肝硬変だが，古典的には組織診断名であった.

　国際委員会によって 1956 年になされた定義は,

　　1. 肝全体に及ぶびまん性の変化である
　　2. 少なくともある時期に肝細胞壊死が存在した
　　3. 確実な所見として，実質の再生結節と小葉構造の改築が存在する

以上の 3 条件を満たす病変とされている.

　これはさまざまな肝障害の終末像に共通する所見であるが，病因により多少の差異は存在する. 急性増悪を起こしがちな B 型肝炎由来などでは，肝細胞の再生も時期によって勢いが異なるため，大小さまざまな結節をつくりやすいが，肝硬変の進行とともにウイルス増殖が弱くなり壊死・炎症性変化が軽減し，再生結節は大型化し，線維性隔壁は狭くなる傾向にある. 一方，C 型肝炎由来では，再生結節や線維性間質での壊死・炎症反応が強く，隔壁は厚くなる傾向にある. アルコール性は，薄い線維性隔壁に区画された 3 mm 程度の均一な結節をつくることが一般的である. ただし，いずれも大まかな傾向であり，診断の決め手とまではならない.

(10) 肝移植後肝障害　liver damage after orthotopic liver transplantation

　移植後の合併症は，時間経過により疾患の頻度が異なるため，時期，患者背景も考え，組織学的鑑別と重症度の判定を行い，また治療による変化を判定する必要がある. 移植後早期の合併症は，手術による合併症，拒絶反応と感染症が主体であるが，移植後晩期には原疾患の再発などさまざまな要素を考慮する必要がある. また移植後晩期に免疫抑制剤の中止や減量に際して起こる急性拒絶反応（late-onset acute rejection）は移植後早期の急性拒絶と組織像がやや異なり，中心静脈の perivenulitis のみの場合や門脈域の肝炎様の組織像が前面に出ることが多い. 移植後の肝機能異常を起こす病態について基本事項を述べる.

① 虚血再灌流傷害　ischemia-reperfusion injury

　生体肝移植でも起こりえると考えられるが比較的少ない. 主に肝細胞膨化と肝細胆管内の胆汁うっ滞が見られる.

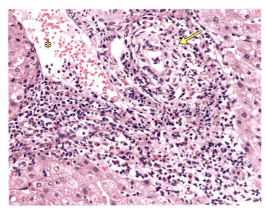

図Ⅲ-62 急性拒絶反応
門脈域に強い炎症細胞浸潤(好酸球も混在している)があり，胆管の炎症性傷害(→)や静脈内皮炎(＊)も認められる．

図Ⅲ-13 急性拒絶反応のRejection Activity Index(RAI)の概要

門脈域の炎症
1点：少数の門脈域／リンパ球主体／拡大は目立たず
2点：ほとんどすべての門脈域拡大／混合炎症細胞
3点：ほとんどすべての著明な門脈域拡大／多くの芽球，好酸球を含む混合炎症細胞／肝実質への炎症の波及

胆管の炎症性傷害
1点：少数の胆管周囲炎症細胞浸潤／胆管上皮の反応性変化(軽度)
2点：ほとんどすべての胆管への炎症細胞浸潤／胆管上皮細胞に変性所見を示すところあり
3点：ほとんどすべての胆管に変性所見／部分的な内腔の破壊を伴う場合あり

静脈内皮炎
1点：過半数に達しない内皮炎像(内皮下のリンパ球浸潤)
2点：ほとんどすべてに内皮炎像
3点：2＋中等～高度の中心静脈周囲炎が周囲にも拡がり肝細胞壊死に関与

② 急性拒絶反応(図Ⅲ-62)

拒絶反応は炎症の起きた時期ではなく，組織像の違いによりacuteとchronicに分けられているが，肝移植のBanff meeting(2016)では，それまでAcute cellular rejection(ACR)とされていたものはT cell-mediated rejection(TCMR)と呼ぶようになった．Rejection activity index(RAI)は，ⓐ門脈域の炎症細胞浸潤，ⓑ胆管の炎症細胞浸潤，ⓒ静脈内皮炎の三徴候で評価される(表Ⅲ-13)[*23,24]．

移植後数か月後に見られる急性拒絶反応では，芽球様大型リンパ球が少ない，限界板の破壊がやや目立つ，内皮炎が少ない，小葉内炎症がやや目立つなどの特徴を示すことがある．

③ 慢性拒絶反応

大部分の胆管に及ぶ胆管上皮の変性，泡沫細胞による閉塞性動脈症，50％を超える門脈域での胆管消失，のいずれかが見られ，臨床的には進行性の胆汁うっ滞を示す．

④ 富形質細胞性拒絶 plasma cell rich-rejection[*25]

[*23] HE標本は少なくとも2枚作製し，少なくとも5個以上の門脈域を観察することが推奨されている．

[*24] RAI Scoreが2点前後までは不確実(indeterminate)，3点前後は軽度(mild)，5点前後では中等度(moderate)，6点前後以上で高度(severe)と判断されるが，それぞれの点数はあくまで目安に過ぎない．

[*25] 肝移植のBanff meeting(2016)でde novo自己免疫性肝炎から名称変更された．

⑤ 抗体関連拒絶反応　antibody-mediated rejection；AMR

これまで通常の肝移植では AMR の存在はほぼ無視されていたが，2016 年の Banff meeting で取り上げられた[*26]．

⑥ 感染症

肝生検では，サイトメガロウイルス，単純ヘルペスウイルス，アデノウイルス，EB ウイルス感染などを免疫組織化学や *in situ* ハイブリダイゼーション法で指摘することが可能である．

⑦ 原疾患の再燃

ウイルス肝炎，PBC，PSC，ほか．

*26　免疫組織化学染色（C4d）が必要となる．

(11) 骨髄（幹細胞）移植後肝障害　liver damage after hematopoietic cell transplantation

骨髄移植（骨髄幹細胞移植）後の肝障害の評価のために，肝臓針生検が施行されることがある．診断に際しては，移植片対宿主病（graft-versus-host disease；GVHD）以外に前処置の影響〔とくに静脈閉塞症（veno-occlusive disease；VOD）〕，薬剤性肝障害の有無，ウイルス感染症の有無などを鑑別する必要がある．実際の標本にはこのような像が混在しているものが多く，何が最も肝障害にかかわっているかの評価を行うことが重要であり，また難しいこともある．その場合，個々の所見の読み取りに加え，移植からの日数や使用薬剤とその投与量など，その背景の情報が不可欠である．一般に，30 日未満の早期には，ウイルス，真菌感染症や VOD が問題となることが多いが，2，3 週間を過ぎた頃から急性 GVHD がこれらに加わる．

GVHD[*27] の典型的所見は胆管に見られるので，まず（小葉間）胆管上皮細胞の異型化，配列の不整，胆管壁の破壊などがないかを見る[*28]．胆管に変化がある場合は通常胆汁うっ滞像も見られ，肝臓実質細胞の再生所見も伴っている．

VOD では，中心静脈の内皮下に浮腫や線維化が見られ，内腔は狭窄ないし閉塞する．その周囲の肝実質には出血と実質細胞の脱落が見られる．

ウイルス感染で頻度が高いものはサイトメガロウイルス感染で，典型的ウイルス感染細胞は光顕レベルでも核内封入体として同定できるが，免疫組織化学や PCR 検査で同定される場合もある．

*27　骨髄移植後，約 100 日までに起こるか，その以降に起こるかで急性と慢性 GVHD を分けていたが，最近では日数ではなく，徴候により急性と慢性を分けるようになってきている．

*28　実質主体に炎症細胞浸潤を見る症例も時に経験されるので注意が必要．

3. 肝臓の腫瘍性病変へのアプローチ

肝臓原発性腫瘍のなかで，実際の臨床現場で遭遇するのは，悪性では肝細胞癌，胆管細胞癌，良性では血管腫がそのほとんどを占める．原発性腫瘍のほか，転移性腫瘍が多いのも肝臓の特徴でもある．さまざまな腫瘍が肝臓に転移するが，外科切除の適応となるものとしては大腸癌からの転移が圧倒的に多い．

単発/多発は別としてエコーガイド下に肝内の限局性腫瘍を狙撃生検する

場合，想定される主な疾患は肝細胞腫瘍（異形成結節〜早期肝細胞癌，その他の小型の肝細胞癌），および原発不明時の転移性肝腫瘍である．

　肝細胞癌はハイリスク群がわかっているため，無症状時からスクリーニング検査で微小病変が拾い上げられるようになり，さらに引き続いてラジオ波療法を行うこともあって生検される．今後は，NAFLD関連肝癌の増加も予想されており，これらの拾い上げは新たな課題となる可能性がある．同じ原発性肝癌でも肝内胆管癌は比較的大型化してからの発見がしばしばで，腫瘍穿刺による播種の危惧もあるため画像的に診断されることが多い．

1）悪性腫瘍

（1）肝細胞癌　hepatocellular carcinoma；HCC, liver cell carcinoma

　肝細胞癌は肝細胞に類似した組織・細胞形態を示す腫瘍で，背景に肝硬変や慢性肝炎を合併していることが多い．通常，細胞成分に富んだ充実性・結節性病変を形成し，固定前に割を入れると，表面に膨隆することが多い．また，腫瘍割面には出血，壊死，胆汁産生を示唆する緑色調などがしばしば混在している．

　肉眼的に以下の5型[*29]に分類する．

> ○ 肝細胞癌の肉眼型（図Ⅲ-63）
> 　1．小結節境界不明瞭型
> 　2．単純結節型
> 　3．単純結節周囲増殖型
> 　4．多結節癒合型
> 　5．浸潤型

[*29] 『臨床・病理原発性肝癌取扱い規約』による．

① 小結節境界不明瞭型

　早期の肝細胞癌に相当する肉眼像である（図Ⅲ-63a）[*30]．組織学的には，多くの進行肝細胞癌が腫瘍形成性で圧排性増殖を示すのに対し，小結節境界不明瞭型を示す腫瘍は，肝細胞索を置換するように進展しており，門脈などを破壊する力を有していない段階と考えられる．早期肝細胞癌は，脂肪化を伴いやすく腫瘍を確認する指標となるが，必ずしも早期肝細胞癌のみに見られるものではないことや，腫瘍の範囲と脂肪化は一致するとは限らないことも知っておく必要がある．さらに，このような小結節境界不明瞭型病変のなかに，通常型（進行癌）が出現していることがあり，このような場合は結節内結節像（"nodule-in-nodule"appearance）と呼んでいる（図Ⅲ-63b）．

[*30] 慢性肝炎などの長期観察例の増加や近年の画像診断精度の向上を反映して，このような病変がたくさん見つかるようになってきている．

② 単純結節型

　膨張性増殖を示す腫瘍結節で球状を示す（図Ⅲ-63c）．この型に限らず，進行癌の腫瘍結節内には既存の門脈域が見られないのが普通である．結節内部には，出血部や胆汁産生などの成分が混在することはあるが，結節内部で完結している．

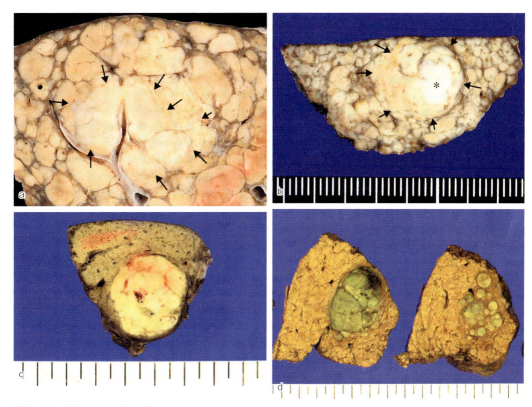

図Ⅲ-63　肝細胞癌の肉眼像

a：小結節境界不明瞭型（早期肝細胞癌）：周囲の肝組織に比べて，わずかに色合いの薄い領域があるが，被膜様構造などはなく，周囲との境界は不明瞭でにじむように見える（→）．周囲の肝組織は結節状を示す肝硬変の状態である．
b：結節内結節型：aと類似した境界不明瞭な領域（→）の中に，比較的境界明瞭な白色調の病変（＊）が認められる．早期肝細胞癌内に出現した進行癌である．このような像を"結節内結節"と呼ぶ．
c：単純結節型．境界明瞭な類球状の腫瘍結節である．
d：多結節癒合型．いくつかの結節が集簇・融合して見られる．本症例は緑色調割面を示すものがあり，これらは胆汁産生能を有していることを示唆している．

③ 単純結節周囲増殖型

結節からコブ状に小結節が突出するように見られるもの．

④ 多結節癒合型

いくつかの結節が融合状に集簇している腫瘍の肉眼像（図Ⅲ-63d）で，この結節には多中心性発生，脱分化像，転移結節などが混在している可能性がある．

結節性肝細胞癌は，一般に腫瘍細胞成分に富み線維性間質成分は少ないが，一部に硬化型（scirrhous type）と呼ばれる線維増生の目立つ肝細胞癌がある[*31]．腫瘍細胞自体は肝細胞に類似性を示すが，時に肝内胆管癌との鑑別を要することがある．

[*31] このタイプも多結節癒合型に含まれる．

⑤ 浸潤型

手術切除例では見ることは少ないが，部分像として見られることはある．

組織学的に，高分化型肝細胞癌の組織像の特徴は，正常肝細胞に類似していることである（図Ⅲ-64）．細胞質はしばしば好酸性を示し，索構造を形成

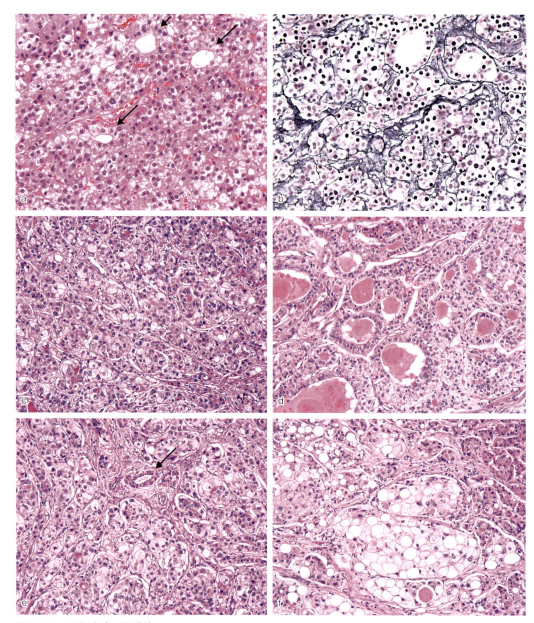

図Ⅲ-64 肝細胞癌の組織像

a：高分化型肝細胞癌．細胞異型性も比較的弱く，索構造も細い．一部に腺様配列が見られる(→)．
b：高分化型肝細胞癌（aの連続切片の鍍銀染色標本）．鍍銀染色で細網線維が染め出されることにより索構造の乱れがより明瞭になる．
c：中分化型肝細胞癌．中索状構造を示す．
d：中分化型肝細胞癌．偽腺管構造が目立つ．腔内の物質は粘液ではない．
e：中分化型肝細胞癌．進行肝細胞癌であることの傍証として腫瘍血管(→)が見られる．
f：低分化型肝細胞癌．大索状構造を示し，腫瘍細胞は脂肪化を伴う．脂肪化自体は高分化肝細胞癌でもしばしば見られる．

する*32. この索構造の厚みは，肝細胞癌の分化の程度を示す1つの大きな所見であり，高分化なものは2,3層構造だが，分化が悪くなるにつれ，その厚みが増す．また，索が吻合したり断裂したりしていることも多い*33.

中分化型肝細胞癌は，高分化型に比べて索構造がやや太くなり，偽腺管構造の形成もしばしば見られ，胆汁産生を示すものもある．

低分化型肝細胞癌は不揃いな高N/C比の異型細胞が充実性に増殖するパターンを示す．手術材料でなら太い索状配列を認識できることもあるが，針生検のHE染色で指摘するのは困難な例が少なくない．時に多核巨細胞の混在も見る．

腫瘍細胞が胞体の乏しい裸核状となり構造や配列も規則性を失って密なだけの状態になると，肝細胞癌の範疇から外れ未分化癌と呼ばれるようになる．

肝細胞癌の組織異型度(grade)には，分化度のほか，Edmondson分類(Ⅰ・Ⅱ・Ⅲ・Ⅳ型)もしばしば用いられる．おおむね，分化度(高・中・低・未分化)分類に一致するが，若干ずれているところがある．たとえば，Edmondson Ⅱのうち，索状構造の幅が細いものは高分化型に，Ⅲ型のうち，索状構造が明瞭で多形性が比較的軽微なものは中分化型に，そしてⅣ型のうち，不明瞭ながら索状構造がうかがわれるものは低分化型に相当する．このような肝細胞癌の組織像は，ある程度の大きさになると，1つの腫瘍内にしばしば混在している*34.

肝細胞癌は，しばしば門脈や肝静脈を侵襲し，肝内転移のもとになる．肝細胞癌細胞は接着性が強く，門脈内や肝静脈内，時に肝内胆管内で腫瘍塞栓を形成して発育し，肝外門脈や肝静脈から下大静脈を越え右心房に達することもある．

(2) 肝内胆管癌（胆管細胞癌） intrahepatic cholangiocarcinoma

肝内胆管癌とは，左右の肝管を一次分岐とした場合，二次分岐以降を肝内胆管と呼び，この領域にみられる癌腫のことである．肝細胞癌に比べて頻度は低い(原発性肝癌の約5%)が，最近増加傾向にある．

肝硬変を合併することの多い肝細胞癌と異なり，大半の肝内胆管癌は正常肝に発生するが，C型肝炎ウイルス陽性例も約25%と少なくない*35. 結節状に発育することが多いが，胆管上皮を這うように肝門部へ進展することがあるため，十二指腸側の胆管断端は別に検索する必要がある*36.

◆ 肝内胆管癌の肉眼分類（図Ⅲ-65）
  1. 腫瘤形成型：肝実質に境界明瞭な腫瘤を形成するもの（図Ⅲ-66）
  2. 胆管浸潤型：胆管に沿って樹枝状に進展するもの（多くの例で末梢胆管が拡張）
  3. 胆管内発育型：胆管内腔への乳頭状・顆粒状発育を主体とするもの

これらが混在する場合は優勢なもので分類する．肝切除例で最も多いのは

*32 形状は鍍銀染色を行うと観察しやすい．

*33 観察に際しては，まず低倍率で腫瘍胞体の狭さからくる核密度の高まりを認識するとよい．生検検体でも，非腫瘍部を見つけ，それと見比べることが大切である．

*32 Edmondson Ⅱ＞Ⅲ，のように優勢な組織像から記述しておくとよい．

*35 肝細胞癌の切除に際しては，可能な限り非腫瘍部を残そうとするが，肝内胆管癌は肝予備能に余裕のある例では根治性を考慮して肝臓が大きく切除されることが多い．

*36 術中迅速病理診断が行われることも少なくない．

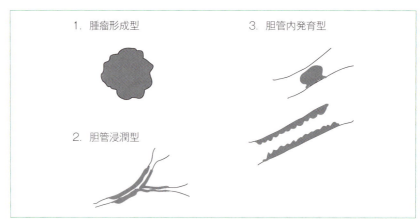

図Ⅲ-65 肝内胆管癌の肉眼分類

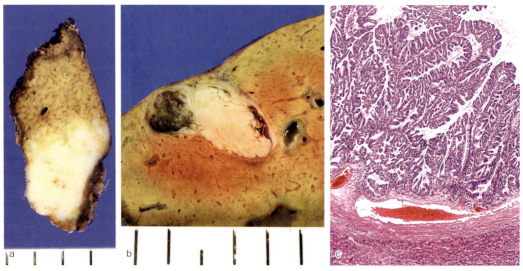

図Ⅲ-66 肝内胆管癌
a：腫瘤形成型．肝実質的に比較的境界明瞭な腫瘤を形成している．白色調の強い割面は豊富な線維増生を反映している．組織型は管状腺癌である．
b：管内発育型．胆管内に軟らかそうな充実性腫瘍が充満している．
c：管内発育型．著明な乳頭状，樹枝状を示した管内発育が見られる．

腫瘤形成型（約80％）である．胆管内発育型は肝外胆管病変も含めてその一部を胆管内乳頭状腫瘍（IPNB）として整理しようとする動きもある[*37]．

組織型は腺癌がほとんどで，腫瘤形成型では中分化型管状腺癌，胆管浸潤型では高分化型管状腺癌，胆管内発育型では乳頭状腺癌が多い傾向にある．

腺癌と確実に判断できるものでは，肝内胆管癌の診断に問題はないが，腫瘤形成型のなかには，前述のごとく間質線維増生を伴った硬化型肝細胞癌との鑑別が難しいものがある．

(3) 細胆管細胞癌　cholangiolocellular carcinoma

小型類円形の腫瘍細胞が増生した細胆管様の小管腔構造を示し，豊富な線

[*37] WHO分類2010では，IPNBと胆管上皮内腫瘍性病変（BilIN）を胆管癌の前駆病変に位置付けている．ここがHOT（→164頁）も参照．

維間質を伴って増生している*38.

（4）混合型肝癌（肝細胞癌と胆管細胞癌の混合型） combined hepatocellular and cholangiocarcinoma

1つの腫瘍内に肝細胞癌と胆管細胞癌へ分化した成分が混在，または併存しているものをいう*39. 肝細胞癌がその発育の過程で胆管癌に形態変化したものと考えられていたが，最近では，両者への分化が可能な肝幹細胞との関連も示唆されている.

（5）肝芽腫 hepatoblastoma

稀な小児の悪性肝腫瘍で*40，多くは5歳以下で診断されるが，先天性のものがあることも報告されている．男児は女児より発生頻度が高い（男：女＝2：1）．また，半側肥大症，大舌症，メッケル憩室，家族性大腸ポリープ症などに合併する場合がある.

肝細胞癌と同じく肝細胞に起源をもつと考えられるが，背景肝が一般には正常であること，癌の構成細胞に上皮のみならず非上皮成分が混在していることが多いこと，髄外造血が高頻度に見られることなどが，肝細胞癌と異なる点としてあげられる.

肉眼的には，通常，単発性で境界明瞭な大きな（約5〜20 cm）結節形成性腫瘍として認められ，さまざまな程度の変性，壊死，出血などを伴う.

組織学的には，悪性上皮成分の像により，胎児型（fetal type：高分化型），胎芽型（embryonal type：低分化型）に大別されるが，WHO分類では6亜型に分類している*41.

（6）肝臓粘液性嚢胞腫瘍 mucinous cystic neoplasms；MCNs

比較的稀な肝臓胞性腫瘍で，新WHO分類では，上皮下に卵巣様間質（ovarian-type stroma）を有する嚢胞状腫瘍*42で，膵臓MCNのカウンターパートと理解される．わが国ではきわめて稀である.

（7）転移性肝癌 metastatic tumors

転移性肝癌も予後の改善が見込める大腸癌由来などの場合には切除術が行われる．手術中，肉眼像だけで転移か原発性か判断できない場合は，迅速病理組織標本を作製すべきだが，肉眼像で難しいものは概して組織標本でも確定診断が難しいものである.

転移性大腸癌は中心壊死傾向が強く，割面では黄色調の壊死部が地図状に混在する（図Ⅲ-67）．時に，大腸癌は肝転移巣で胆管内を上皮置換性に進展する場合があり，このような病変が切除断端に達している場合があるので注意が必要である.

診断に際しては原発巣標本との比較検討が行える場合は必ず行う．とくに予測された腫瘍組織像と異なる場合は，手術した施設が異なる場合も，その

*38 『臨床・病理原発性肝癌取扱い規約（第5版）』で採用された概念である．また，WHO分類2010では，Combined hepatocellular-cholangiocarcinoma with stem cell features-cholangiolocellular typeとされたものに相当すると考えられる.

*39 WHO分類2010では衝突癌（collision tumour）はこのカテゴリーには含めない.

*40 国内での発症は1年に40〜60人.

*41 1．胎児型，2．胎児胚芽型，3．大索状型，4．未分化小細胞型，5．類奇形腫像を伴わない上皮間葉混合型，6．類奇形腫像を伴う上皮間葉混合型.

*42 『臨床・病理原発性肝癌取扱い規約（第5版）』では粘液性嚢胞腺癌が『乳頭状増生を示す粘液産生性上皮（胆管上皮に似る）で覆われた嚢胞状の悪性腫瘍』と定義されている.

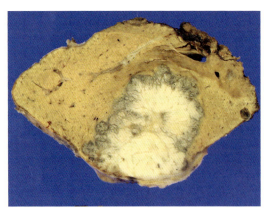

図Ⅲ-67 転移性肝癌（大腸癌）
腫瘍結節の内部には，黄白色調を示す広範な壊死部があり，辺縁部に，わずかに viable な腫瘍部が見られる．組織上には，内部にも viable な腫瘍腺管が断片状に残存していることが多い．

施設から標本を取り寄せる必要がある．サイトケラチンなど免疫染色がほかの(腫瘍)病変との鑑別に役立つこともある[*43]．

*43 原発不明癌の診断も参照(→36頁)．

2) 良性腫瘍および腫瘍様病変

(1) 肝細胞癌の前駆病変および関連病変

① 異型結節　dysplastic nodule

　肝内の結節性病変のうち，肝細胞癌の前駆病変もしくは関連病変として，異型結節がある．異型結節の肉眼的特徴は早期肝細胞癌の特徴に類似しており，通常 2 cm 以下の「小結節境界不明瞭型」を示す．肉眼観察のポイントは，早期肝細胞癌と同様，基本的には上皮細胞の増殖性病変なので，固定前の標本で割面をよく観察すると周りの組織よりもわずかに病変部が膨隆していることが多い[*44]．

*44 少し斜めから見るとよい．この所見をホルマリン固定後の肝臓で確認するのは困難である．

　組織学的には，早期肝細胞癌，異型結節では細胞密度と核異型性の軽微な上昇を捉えることが重要である．

② 肝細胞腺腫　hepatocellular adenoma, liver cell adenoma

　古くから知られていたが，WHO 分類 2010 により，分子病理学的性格を反映した免疫組織化学的染色により 4 つの亜型に分類された．

1. Hepatocyte nuclear factor 1 α (HNF1α) 不活化型 (H-HCA)
2. β-catenin 活性化型 (b-HCA)
3. Inflammatory HCA (I-HCA)
4. 分類不能型 (u-HCA)

*45 ただし，わが国では欧米ほど頻度は高くないとされる．

　経口避妊薬の服用歴のある妊娠年齢の女性に多いことが知られており[*45]，ホルモン製剤の服用中止や閉経によって多くの腫瘍は縮小する．また，男性患者のほとんどは蛋白同化ステロイドを服用していたボディビルダーであるという．

　正常な肝臓に単発性に発生することが多い．被膜に囲まれ，膨張性発育を示し，しばしば 10 cm 以上の大きさで見つかる．割面は比較的均一であるが，うっ血，出血や壊死を伴うこともある．

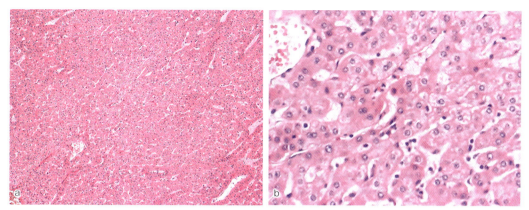

図Ⅲ-68 肝細胞腺腫
a：一見，正常の肝臓組織の様に見えるが，グリソン鞘が全く見られないことで腫瘍性病変とわかる．
b：索構造が軽度乱れているが，細胞異型性は弱い．

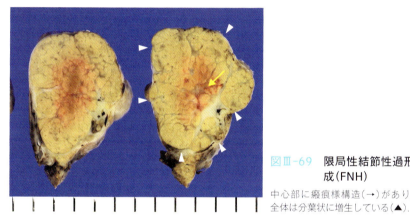

図Ⅲ-69 限局性結節性過形成（FNH）
中心部に瘢痕様構造（→）があり，全体は分葉状に増生している（▲）．

　組織学的には，正常肝実質に類似した索状構造を示して単調に増殖している（図Ⅲ-68）．細胞異型性に乏しく，胆汁産生，壊死，出血などは一般に認められない．腫瘍内には門脈域は認められない．

(2) 限局性結節性過形成　focal nodular hyperplasia；FNH

　肝細胞の再生性過形成病変で，限局性の血管異常（奇形）によって生じる病変と考えられている．30〜40歳代に発見されることが多く，女性にやや頻度が高い．肝臓の良性結節性病変としては2番目に多い．

　肉眼的に数mm〜15 cm大のものまである．中心瘢痕の形成がある分葉状の結節で，周囲組織との境界は明瞭だが被膜形成はない（図Ⅲ-69）．結節内には，異常に太い動脈のほか，静脈性血管，胆管を有することもあり，異常な門脈域である可能性も示唆されている．

　肉眼的な印象に比べ，組織像は血管像などを除くと変化に乏しく，周囲肝実質との境界すら不明瞭なことも稀ではない．つまり，構成細胞には異型性

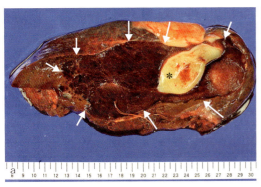
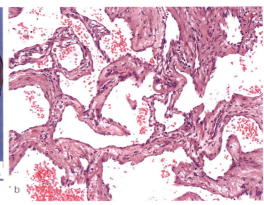

図Ⅲ-70　血管腫
a：腫瘍には血液が充満しており暗赤色調を示す（→）．内部には血栓（＊）を伴っている．
b：網目状の構造を示し，内部に血液を貯める．壁の表面は一層の血管内皮細胞が覆う．

はなく正常肝細胞に類似している．中心瘢痕部にはしばしば内膜の肥厚した比較的太めの異常血管が見られ，また複数の細い血管を伴っていることもある．

(3) 胆管腺腫　bile duct adenoma [46]

開腹時や腹腔鏡検査などの施行時に偶然見つかることが多い．肝被膜直下に見られる多くは1cm以下の病変である [47]．組織像は周囲との境界は，比較的明瞭であるが被膜構造は認められない．病変内に既存の門脈域の残存が見られることも多い．

(4) 血管腫　hemangioma

頻度の高い血管性良性腫瘍で，海綿状血管腫（cavernous hemangioma）の像を示すことが多い．小型のものは画像所見で診断されることから，切除されることはほとんどない．しかし，巨大化したものは切除されることがあり，また小型のものでも陳旧化し，線維化や石灰化を伴うとほかの手術中に生検されたり，部分切除されたりすることもある．病変内にはしばしば血栓が見られる（図Ⅲ-70）．

組織学的には，線維性隔壁からなる網目状の形態を示し，内腔面には平坦な血管内皮細胞が見られる．

(5) 血管筋脂肪腫　angiomyolipoma；AML（図Ⅲ-71）

脂肪組織，平滑筋組織（紡錘状，類上皮様形態を示す）および壁の肥厚した血管組織が種々の割合で混在して増生した良性腫瘍である．

成人（30～60歳代）の男女に見られる．脳の結節性硬化症に合併する例も知られている．

その組織形態や，免疫組織学的にHMB-45やMelan Aに陽性を示すことなどの特徴から，perivascular epithelioid cell（PEC）が増生した腫瘍（PECo-

[46] 腺腫と呼ばれているが，真の腫瘍であるかは議論のあるところである．

[47] 術中迅速標本では，肝内胆管癌や転移性腺癌との鑑別が難しい場合があるので注意が必要である．

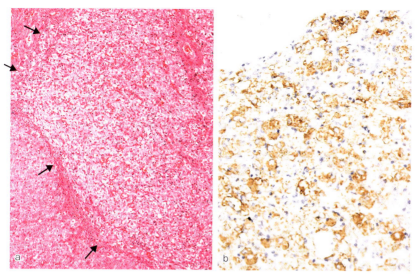

図Ⅲ-71　血管筋脂肪腫（AML）
a：脂肪成分に乏しい症例で，腫瘍細胞（perivascular epithelioid cells）は淡好酸性を示しており，一見肝細胞と類似している．図中央（→に囲まれる領域）が，腫瘍部．
b：免疫組織化学（HMB45）．腫瘍細胞は陽性を示す．

ma）の一種と考えられるようになっている．

　血管造影では染まりが見られ，肝細胞癌（HCC）との鑑別を要す．組織学的にも，とくに，脂肪成分の少ない症例では，淡好酸性の胞体を有した細胞が一見索状に配列することがあり，肝細胞癌との鑑別が難しい，もしくは肝細胞癌と誤られる症例がある[*48]．

[*48] まず，肝細胞癌として何か違和感を感じたら疑うことが重要である．"AMLは忘れた頃にやってくる！"

臨床-病理ブリッジング ② 臨床-病理の良好な連携が仕事を楽しくする！

　本書の主旨の大きな1つに病理と臨床の連携促進があります．病理診断はある面では形態診断ですが，最終的には総合診断であり，患者担当医からの情報の提供なしには的確な診断が難しい場合が少なくないからです．また，それぞれの症例でそのような過程を経ていかなければ，病理医の成長も限られたものになりますし，臨床-病理の良好な連携のもとに行う仕事のほうが純粋に楽しいということも，実は大きな理由です．

　臨床と病理の接点は探せばいくつかあります．院内なら臓器分野ごとの臨床病理カンファレンスがすぐに思いつきますが，形式張らずに一緒に画像や顕微鏡像を見ながら患者および病理像についての情報交換をすることこそ，濃厚かつ実際的な臨床-病理連携といえます．場所はどこでもよく，画像所見を供覧できる診療端末と顕微鏡がある所となると限られてしまいますが，病理標本のバーチャル化がもっと一般的になれば，モバイル端末を挟んでのディスカッションも容易になります．

　いずれにしろ，それぞれ違う視点で同じ対象について話し合うことは，第一に患者のためであり，結果としてわれわれそれぞれの世界を広げること，そしてそれを楽しむことにもなるのです．連携促進！

（福嶋）

6 胆道・十二指腸乳頭部

1. 胆道・十二指腸乳頭部検体の取り扱い

　胆道系腫瘍(とくに肝門部胆管癌)の検索に対してまず重要なのは，病変部の立体的理解である．この点，外科医は実感的に，また画像診断に精通した人も得意とするところであろう．ただし，Vater乳頭部の扱いや胆管枝の同定など，切除後の検体では意外に難しくなる場合が多いことも知っておく必要がある．

1) 胆管鏡下生検検体

　鉗子生検検体は，消化管の粘膜生検の扱いと基本的に同じでよい．もし，生検部位によって検体を区別して提出する場合は，番号をつけた濾紙に付着させてホルマリンに浸すか，検体ビンをそれぞれ検体(もしくは採取部)ごとに別にする．

2) 超音波内視鏡下吸引針生検・細胞診検体

　検体処理については，膵臓の項目を参照していただきたい(→165頁)．

3) 胆管擦過・胆汁細胞診検体

　膵液の扱いと同様で，なるべく速やかに氷の入ったカップなどに試験管を入れ，消化酵素の働きを抑制して自家融解を防ぐようにする．細胞の保存性や細胞回収率を高めるために添加物[*1]を加える方法もある．

[*1] アルブミン液，培養液，アルコール系添加物など．

4) 内視鏡的Vater乳頭部切除検体(図Ⅲ-72)

　消化管の粘膜切除検体に準じた取り扱いが推奨される．この際，膵管開口部，胆管開口部をしっかり同定しておくことが重要である．また，断端側(膵側)は，検体が固定板に押しつけられて挫滅状になりやすく，断端の評価に支障をきたす場合があるため，ピンでの張り付けの際，検体を板から少し浮かせた状態で固定するとよい．

　切り出しは，2～3mm程度の厚さで全割して，すべて組織標本とすべきである．もし，腫瘍部が小さい場合は，その部の割面の両対側面[*2]を標本としたほうがよい場合がある．

[*2] 観音開き．

5) 胆囊摘除検体

　胆囊摘除検体は，病変部を避けて長軸方向に内腔を展開し，続いて胆囊管

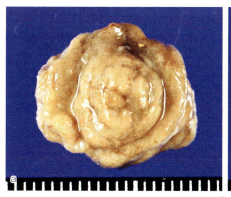
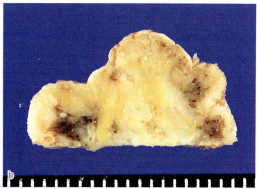
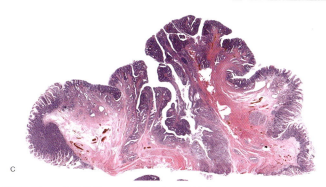

図Ⅲ-72　内視鏡的 Vater 乳頭部切除検体
a：粘膜面からみた像．著明に腫大した乳頭部自体が腫瘍部である．
b：検体 a の割面像．消化管の粘膜切除検体に準じて，垂直に平行割を入れていく．
c：b の HE 標本ルーペ像．露出腫瘤型腫瘍であることがわかる．胆管・膵管断端の評価が必要である．

も丁寧に展開する．外表からだけでは病変がわかりにくい場合は，臨床情報を参考にハサミまたはメスで底部に1か所に小さな孔を開けて，そこからゾンデや指などで探りながら展開していくとよい．胆嚢を展開したら病変の外観を周囲の粘膜面と比較しながら観察する．

　壁の肥厚と硬化が著しい場合も，原則は長軸方向に割を入れて展開するが，場合によっては固定のための割を入れるだけで，無理に展開せずにそのまま固定したほうがよい場合がある．

　胆嚢の固定も基本的に消化管と同様，粘膜を上にして，ピンで板に張り付けてからホルマリンに浸す．板に張り付けるときは粘膜の波打ちや偏りができすぎないように注意する．

　固定後胆標本の検索は，胆の腫瘍性病変またはそれが疑われる場合，5mm 程度の厚さで全割してすべてを組織標本とし，腫瘍（または異型上皮）の拡がりを検索しマッピングする．

6）胆管切除，肝門部切除検体

(1) 術中迅速病理診断を含めたホルマリン固定前検体の検索（図Ⅲ-73）

　病変が肝門部にかかる胆管癌の場合，胆管断端への腫瘍進展の有無によっ

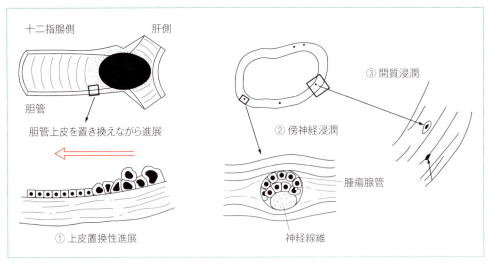

図Ⅲ-73 胆管癌の進展
胆管癌の術中迅速病理診断(主に胆管断端)に際しては癌の進展形態として，①上皮置換性進展，②傍神経浸潤，③(孤在性の)間質浸潤を念頭において観察する．

て手術切除範囲(肝切の範囲など)が大きく変わり，場合によっては手術中止の決定要因となるため，その組織学的判定を必要とすることが多い．

胆管癌のなかには浸潤性増殖とともに上皮置換性に進展するものがあり，胆管断端の迅速病理診断ではしばしば過形成上皮や上皮内腫瘍性病変との鑑別が問題になる．この場合，標本が胆管閉塞部の下流のものか，上流のものか(つまり肝側断端か，十二指腸側断端か)，胆汁ドレナージ用のチューブやステントが挿入されていたか否か，などの情報が重要となる．

胆管断端の評価は，胆管を輪切りにして検索するが[*3]，固定前検体のその後の検索は，管腔を長軸方向に展開して粘膜面を観察するのが基本である．その場合，胆管は太いもの(総胆管→総肝管→右肝管本幹→……)から開いていく．胆管を長軸方向に開いていくメリットは，胆管癌の場合はそれによる狭窄や拡張の様子がわかること，そして癌の粘膜進展もある程度把握することができることにある．上皮内癌の範囲は総胆管などの太いレベルでは胆管付属腺の小さな窪みの消失が指標になる．また迅速標本を採取したあとなら，ホルマリンで"半固定"して観察する方法もある[*4]．上皮内病変はそうしてみてもその判定が難しい場合が少なくないが，肉眼所見を加味することで顕微鏡所見が解釈しやすくなることがある．

胆道病変のように立体的理解を必要とするものの検索に際して重要なことは，あとからでも位置関係や所見がわかるように，胆管を展開するごとに写真を撮ったりスケッチをしたりして記録に残しておくことである．写真を撮る場合にはできれば「右肝管」などと書いたラベルと一緒に撮影しておくと，後で大いに役立つ．

固定後に胆管系の細かい検索をする場合には，むしろ固定前には胆管にはあまり割を入れすぎないほうがよい．

[*3] 胆管癌の進展様式として上皮進展のほかに間質浸潤，とくに傍神経浸潤が重要である．縦方向の切り出し標本ではこの胆管壁長軸方向への間質浸潤や傍神経浸潤を見落とす可能性がある．また，胆管上皮は脱落しており全周性に観察できることはむしろ少ないため，一か所で全体を代表させることはできない．

[*4] 粘膜面に少量のホルマリンをふりかけると，数分で癌-非癌部境界が明瞭化してくる場合がある．

胆管上皮はガーゼなどによる不用意な擦過によって容易に剥がれ落ちてしまうし，乾燥や挫滅が加わると，純粋な形態学的評価以前の問題で病理診断が困難（または不可能）となることがあるので注意が必要である[*5]．

(2) ホルマリン固定後検体の検索

固定後は，病変部を含めなるべく胆管に垂直方向に，連続的に割を入れて切り出す．上皮内進展範囲を切り出し図にマッピングするのは消化管などのときと同様である．ただし，それぞれの胆管枝への進展の様子もわかるように組織標本を作製する必要がある．壁深達度の評価は立体的な把握が必要であり，症例によっては評価が難しいが，全割標本を1つひとつ評価していく[*6]．

2. 胆道・十二指腸乳頭部病変へのアプローチ；非腫瘍性病変

外科的切除の対象となる病変や付随して見られる病変について述べる．胆管拡張を特徴とする病変としては，先天性胆道拡張症（膵胆管合流異常を伴う）のほか，胆嚢摘除後などの二次的拡張がある．また炎症性病変[*7]には，胆道系を一次的に侵す特殊な炎症性線維化疾患と，胆石や手術などによって二次的に生じるものとがある．

1) 先天性胆道拡張症 congenital biliary dilatation ; CBD

総胆管を含む肝外胆管が限局性に拡張する先天性の形成異常で，膵・胆管合流異常を合併するものをいう[*8]．ただし，肝内胆管の拡張を伴う例もある．胆管拡張は，胆管径，拡張部位，拡張形態の特徴などを総合して診断される．

発症は小児から成人まで幅広いが，思春期以降の発症は稀である．諸外国と比べてわが国に多い．また，女性に多い．胆管癌，胆嚢癌を合併している可能性があるため，病理学的検索では，ほぼ全割して検索する必要がある．

2) 原発性硬化性胆管炎 primary sclerosing cholangitis ; PSC

原因不明の炎症性機転により，肝臓内外の胆管にびまん性線維性硬化病変を形成し，慢性的胆汁うっ滞を示す疾患である．若年発症（20歳代）では潰瘍性大腸炎の合併が多く，40歳以上では慢性膵炎の合併率が高いとされる．高齢発症のPSCと考えられていたものの多くは，最近では後述する自己免疫性膵炎（autoimmune pancreatitis ; AIP）に伴うIgG4関連胆管炎の範疇に入るものが多いと考えられるようになってきている．

PSCの組織像は胆管壁の全周性の線維化と種々の程度の炎症細胞浸潤で，それぞれの所見はPSCに特異的なものではない．胆管手術後の狭窄でも類似の所見を示す場合があるので注意を要する．

---

*5　断端に"癌がない"からといっても喜ぶことではない．臨床側，病理側とも胆管標本の扱いについては細心の注意が必要である．

*6　TNM-UICC第8版（2017）で，pT因子が，壁浸潤の程度（mm単位の厚さ）で評価するように変更がなされたため，一層，輪切りでの組織学的評価が重要となった．

*7　とくに硬化性胆管炎と呼ばれる壁肥厚や胆管狭窄を生じる病変が重要．

*8　日本膵・胆管合流異常研究会の『先天性胆道拡張症の診断基準2015』による．

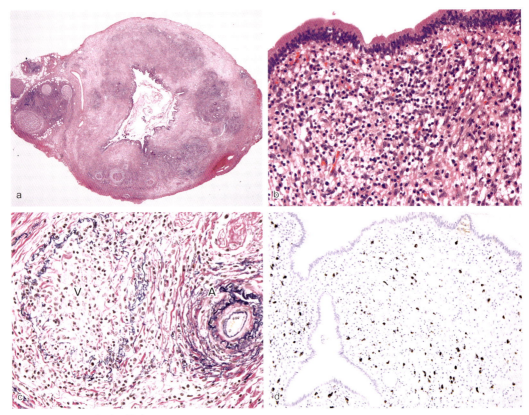

図Ⅲ-74 IgG4 関連胆管炎
a：ルーペ像．狭窄が見られた総胆管割面．
b：自己免疫性膵炎と同様で上皮は比較的保たれており，その上皮下に多数のリンパ球/形質細胞の浸潤が見られる．
c：弾性線維染色．閉塞性静脈炎の像（A：動脈，V：静脈）．
d：免疫組織化学（IgG4）．浸潤細胞内に多くの IgG4 陽性形質細胞が認められる．

3）IgG4 関連胆管炎　IgG4 related cholangitis（図Ⅲ-74）

AIP に合併して見られることが多いが，胆管に限局性に見られることもある[*9]．膵臓病変と同様，著明なリンパ球，形質細胞（lymphoplasmacytic）の浸潤と線維化（sclerosing）を特徴とし，しばしば病変内に炎症細胞浸潤と線維化を伴って内腔が閉塞した静脈（閉塞性静脈炎）が散見される．浸潤している形質細胞には免疫組織化学で IgG4 陽性を示すものが多い．

PSC と IgG4 関連胆管炎の病理学的鑑別点としては，病変の局在が異なり，PSC はびまん性病変をつくるのに対して IgG4 関連胆管炎では比較的限局性で腫瘤状病変を形成することもある．リンパ球・形質細胞浸潤はいずれにも見られるが，PSC では IgG4 陽性細胞が少ない．IgG4 関連胆管炎では，胆管上皮には変化を見ないことが多いが，PSC ではびらん性変化が強く，時に胆管上皮に異型性を伴う．

*9 AIP のほとんどは IgG4 関連疾患と考えられる．

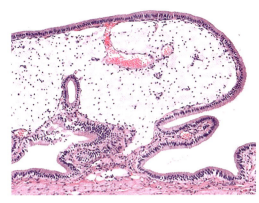

図Ⅲ-75 胆嚢コレステロール沈着
上皮下に泡沫組織球が集簇している．上皮には著変が見られない．

4) 胆嚢コレステロールポリープ，コレステロール沈着
cholesterol polyp, cholesterosis/cholesterolosis

　ポリープとは，隆起性病変を広く含む用語であり，胆嚢の場合，腹部超音波検査をはじめとする画像診断で見つかることが多い．胆嚢切除標本に見られるポリープ病変の多くは良性病変であり，その約半数がコレステロールポリープである[*10]．組織学的には，上皮下間質に脂質を豊富に含んだ組織球（foamy histiocytes, xanthocytes）が集簇した像が見られる（図Ⅲ-75）．上皮には通常異型性は認められない．

[*10] その他，過形成性ポリープ，肉芽性ポリープなどが多い．

5) 急性胆嚢炎　acute cholecystitis

　急性胆嚢炎の多くは結石を有しており，その胆嚢管などへの嵌頓によって起こる．嵌頓による血管の圧迫閉塞が循環障害を引き起こし，うっ血，浮腫，出血，フィブリン析出などの所見が見られ，二次的な感染を生じると好中球浸潤などの急性炎症細胞浸潤が目立つようになる（化膿性胆嚢炎）．壊疽性胆嚢炎では，壁全層性の壊死により層構造がゴースト化する．

6) 慢性胆嚢炎　chronic cholecystitis

　胆嚢摘出術で得られる標本で最も多い病変である．通常胆石を伴っている．全体に胆嚢壁は肥厚しており，粘膜ヒダは短縮し平坦化しているものが多い．壁肥厚は，主に種々の程度の線維増生と，筋層の肥厚よりなる．Rokitansky-Aschoff（ロキタンスキー・アショフ）洞が発達し，筋層以深に張り出し拡張していることが多い．上皮は再生性で，異型を伴うこともある．幽門腺化生上皮もしばしば出現する．炎症細胞浸潤はリンパ球，形質細胞が主体で粘膜表層に見られる．時に，胆嚢壁全体にリンパ濾胞の形成が見られるものもある[*11]．

[*11] リンパ濾胞性胆嚢炎（lymph follicular cholecystitis）と呼ばれる．

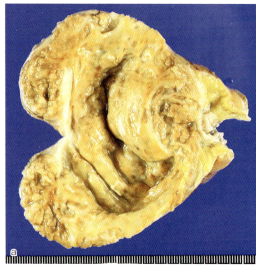
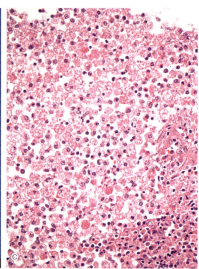
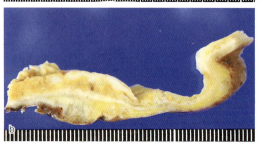

図Ⅲ-76　黄色肉芽腫性胆嚢炎
a：胆嚢展開像．壁は著明に肥厚しておりうまく展開できない．粘膜面はびらん状から一部線維性に平坦化している．全体に黄色調を示す．
b：割面像．肥厚した壁内に黄色調領域が帯状・斑状に見られる．
c：組織像．泡沫状の組織球が集簇している．場所によっては，好中球などほかの炎症細胞浸潤も目立つ．

7) 黄色肉芽腫性胆嚢炎　xanthogranulomatous cholecystitis

　脂質を豊富に含有し泡沫状の細胞質を示す組織球(xanthocytes)が集簇して，これにリンパ球や形質細胞，好中球なども加わり，肉芽腫性(granulomatous)病変を形成した胆嚢炎である(図Ⅲ-76)．脂質含有細胞の集簇のため胆嚢壁の割面は肉眼的には黄色調を示し著明に肥厚している．

　黄色肉芽腫は乳腺炎や腎盂腎炎でも見られるものがあるが，胆嚢の場合は胆汁に対する組織反応と推定されている．何らかの原因で胆嚢内圧が亢進したRokitansky-Aschoff洞から胆汁が周囲の胆壁に漏れ出した結果と考えられる．

　この黄色肉芽腫性胆炎は著明な壁肥厚に加え，周囲に炎症が波及し，画像上，癌の浸潤所見のように見えることがあるので，胆嚢癌との鑑別が難しい場合があることが知られている．

8) 腺筋腫症　adenomyomatosis/adenomyomatous hyperplasia(図Ⅲ-77)

　Rokitansky-Aschoff洞が発達し，その周囲に平滑筋束と線維組織が増生した病変で，限局性の場合とびまん性の場合とがある．びまん性に変化が見られる場合，臨床(画像)上，癌との鑑別が難しい場合がある．男性に多い．

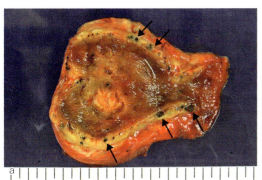
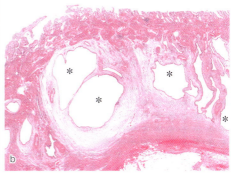

図Ⅲ-77 腺筋腫症
胆嚢壁がびまん性に肥厚しており，肥厚した壁内には濃緑色調の点/斑状部が散在している（→）．これは濃縮された（泥状）胆汁が拡張したRokitansky-Aschoff（ロキタンスキー・アショフ）洞内に貯まったものである（＊）．

9）乳頭部炎　papillitis

膵胆管系疾患に伴って見られることが多いが，非特異的なものもある．また，IgG4関連疾患で，IgG4陽性形質細胞浸潤を伴う乳頭部炎を見ることがある．

3. 胆道・十二指腸乳頭部病変へのアプローチ；腫瘍性病変

1）遠位肝外胆管癌および肝門部領域胆管癌　distal extrahepatic bile duct cancer and perihilar bile duct cancer（図Ⅲ-78，79）[12]

胆嚢癌に比べると，頻度は低く，男性例が多く，結石の合併は少ない．年齢のピークは70歳代である．

肝外胆管癌のリスクファクターとしては，原発性硬化性胆管炎（PSC），潰瘍性大腸炎（UC），胆管胞，膵胆管合流異常などが知られている．胆管結石は肝外胆管癌発生への寄与は少ないと考えられている．

肉眼的には，乳頭状隆起，狭窄，壁のびまん性肥厚などを示し，肉眼分類は「乳頭」「結節」「平坦」の特徴と「膨張」「浸潤」という特徴の組み合わせで表現する[13]．

組織像は，管状腺癌および乳頭腺癌でほとんどを占めるといってよい[14]．ただし，浸潤癌成分は分化度の異なるものが混在していることが多く，優勢な1つの組織型だけでなく，同じ病変内に認められた組織のバリエーションについても記録しておくほうがよい．

胆管内に乳頭状に発育する胆管癌と後述する"胆管内乳頭状腫瘍（IPNB）"との鑑別，病変のオーバーラップについては，未だに議論のあるところだが，病理学的には概ねコンセンサスが得られつつある[15]．

胆管癌の上皮内進展像と炎症などに伴う再生異型上皮，上皮内腫瘍性病変

[12] UICC/AJCC分類に準じて，『胆道癌取扱い規約』でも，3管合流部でこれら2つの領域に分類している．これらを明確に分類するのは実際の症例で難しい場合がある．

[13] 実際に病変を肉眼分類するとき，どれに分類してよいか迷うことが少なくない．胆管は径が小さく粘膜面からの病変観察が容易でないことや胆管壁が薄いことが原因である．胆管周囲の間質には癌浸潤が見られ，胆管内腔は高度に狭窄していることが多い．つまり胆管癌は粘膜面から判断される乳頭型，結節型あるいは平坦型という特徴より，「浸潤型」という特徴が前面に出ることが多い．

[14] WHO分類では，肝外胆管癌および胆嚢癌の組織型は，胆道型腺癌，腸型腺癌，胃型腺癌，粘液癌，淡明細胞腺癌，印環細胞癌，腺扁平上皮癌，扁平上皮癌，未分化癌などに分けられている．

[15] ここがHOT（→164頁）も参照．

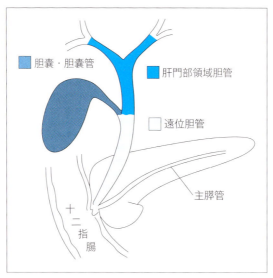

図Ⅲ-78　胆道の解剖学的分類

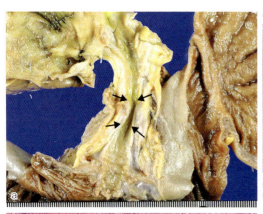

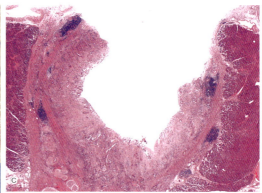

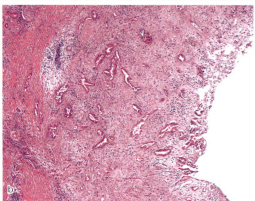

図Ⅲ-79　肝外胆管癌（平坦浸潤型）
a：肝外胆管がおよそ2cmにわたって強く狭窄している（→）．
b：狭窄部割面の弱拡大像．胆管壁がびまん性に肥厚している．
c：bの拡大像．組織型は管状腺癌で，腺管分化に乏しいものではないが，癌周囲の間質増生（desmoplasia）が目立つ．

などの鑑別は，ときとして非常に難しい場合がある．病理総論的には，細胞異型性，とくに核の異型性が重要であるが，免疫組織化学（p53，IMP3 など）も診断に役立つ場合がある．

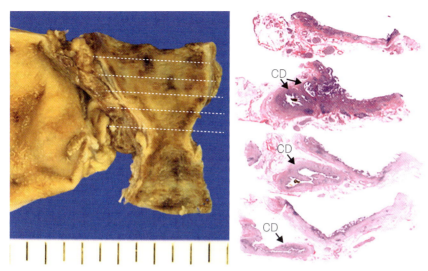

図Ⅲ-80　胆嚢管癌

胆嚢管癌が疑われた症例では，胆嚢管に垂直に割を入れるか，長軸方向に割を入れるかを事前によく考えてから切り出しを行う．写真は胆嚢管の直軸方向に割を入れて検索したもの．多くの場合，胆嚢管は蛇行しているため，いくつかの割面で胆嚢管の輪切り像も見られる（CD, cystic duct）．

2) 胆嚢癌　gallbladder cancer

　胆嚢癌はびまん性の壁肥厚を示すことが多く，隆起性病変で見つかることは比較的稀である．また，進行したもの以外は症状が出にくく，胆石症の診断で行われた胆摘出術標本に癌が偶然見つかることが多い．

　70歳代にピークがあり，男女比は1:2～1:5とされる．胆嚢癌の80～90％には胆石が見られ，胆嚢・胆管炎，潰瘍性大腸炎，クローン病，原発性硬化性胆管炎（PSC），膵胆管合流異常症などの胆道系疾患の既往は，胆嚢癌のリスク要因といわれている．

　組織型は，70～80％は管状腺癌である．腺扁平上皮癌または純粋な扁平上皮癌は，あわせると5％程度に見られる．

　肝十二指腸間膜に達するような進行癌は，上下胆管断端の評価，リンパ節転移の有無，肝内進展の有無・程度，腹膜浸潤の有無などの評価が必要である．

　早期胆嚢癌は，「組織学的深達度が粘膜（m）内または固有筋層（mp）内にとどまるもので，リンパ節転移の有無は問わない．ただし，Rokitansky-Aschoff sinus内の上皮内癌は，それが胆嚢壁のどの層にあっても，粘膜内癌（m癌）とする」と定義されている．

　胆嚢管に発生した癌も胆嚢癌に分類されるが[16]，胆管内にとどまる非常に高分化な腫瘍以外は，浸潤の程度が強くて原発巣を同定できないか，または胆管原発の可能性が推定されても証拠に乏しい場合が多い[17]．また，肝外胆管癌の疑いで切除されたもののなかで，胆管上皮病変より胆管周囲浸潤巣が目立つような場合は，胆管原発の可能性を考えて検索する必要がある（図Ⅲ-80）．

[16] 胆嚢管癌の分類として有名なFarrar DA（Br J Surg, 1951）の分類では，以下の3項目を満たすものとされる．①腫瘍が胆嚢管に限局していること，②胆嚢，肝管，総胆管への浸潤を欠く，③組織学的検索で癌の存在が確認される．

[17] したがって，最近は腫瘍の主座が胆嚢管にあれば「胆嚢管癌」と呼ぶ傾向にある．

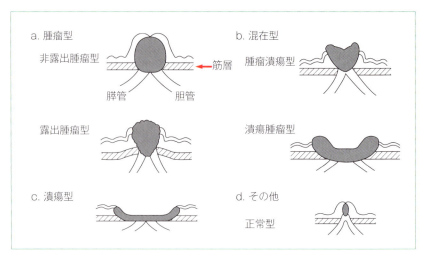

図Ⅲ-81　乳頭部癌の肉眼分類

〔日本肝胆膵外科学会（編）：臨床・病理 胆道癌取扱い規約（第6版），金原出版，p29，2013 より改変〕

3) Vater 乳頭部癌　cancer of the ampulla of Vater

　Vater 乳頭部癌は，上部消化管内視鏡検査時に見つかったり，比較的早期に肝機能異常や黄疸などで発見されたりすることが多いため，切除率も高い．また分化のよい癌が多いこともあり，術後の予後も通常の膵管癌や胆管癌に比べれば一般に良好である．さらに，内視鏡技術の進歩などを背景に，腫瘤型の一部は縮小手術の適応となりつつある．

　乳頭部癌の定義にはいくつかの説があるが，胆道癌取扱い規約では「Oddi（オッディ）筋に囲まれた部分」を乳頭部とし，その乳頭部に発生した，またはその占拠部位が乳頭部に主にあるものを乳頭部癌として扱っている．乳頭部には癌の発生母地として十二指腸粘膜，乳頭部胆管，乳頭部膵管，そして胆管と膵管の共通管などの上皮がある[*18]．

　肉眼型（図Ⅲ-81）と組織所見の相関をみると，乳頭部からの露出の有無にかかわらず腫瘤型では高分化型腺癌，潰瘍型では低分化型腺癌の割合が高くなる．同じく腫瘤型では，その癌深達度は Oddi 筋内にとどまるものが多い（約35％）のに対し，潰瘍型ではほとんどの症例が十二指腸浸潤を伴っている．

　早期乳頭部癌は，「組織学的深達度が粘膜（m）内または Oddi 筋（od）内にとどまるもので，リンパ節転移の有無は問わない」と定義されている（胆道癌取扱い規約）．

4) 胆道・乳頭部の神経内分泌腫瘍　Neuroendocrine neoplasms (NEN) of the bile tracts/ampulla of Vater

　胆道 NEN の頻度はかなり低いが，乳頭部では外向性に高分化な腺癌（腺腫のこともある）を伴い深部に，後述する NEC が見られる症例[*19]や，神経節細胞性傍神経節腫（gangliocytic paraganglioma），さらにはソマトスタチ

*18　腫瘍の主座を調べるためには，腫瘍を破壊しない程度に膵管，胆管に細いゾンデを挿入してそれぞれの開口部を確認する必要がある．

*19　これは，乳頭部の腺腫や腺癌には，高い頻度ではないにしろ，そのような神経内分泌腫瘍（NET）が深部に潜んでいる可能性があることも意味する．

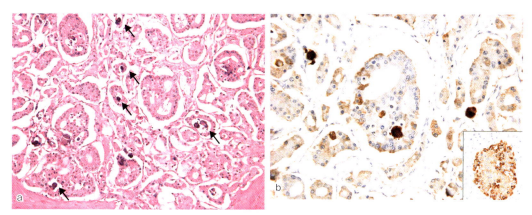

図Ⅲ-82 ソマトスタチン産生腫瘍
a：腺管様構造を示し，多くの腔内に砂粒体を入れる(→)．
b：免疫組織化学染色(ソマトスタチン)．膵ランゲルハンス島(インセット)．

ン産生神経内分泌腫瘍などが見られることがある．これらの乳頭部神経内分泌腫瘍の20％前後は神経線維腫症(1型)(von Recklinghausen病)に関連したものである．

WHO分類2010では，臓器横断的な視点から，用語や組織異型度(grading)の基準などが統一され，神経内分泌腫瘍(neuroendocrine tumor；NET)と神経内分泌癌(neuroendocrine carcinoma；NEC)に分けられ，さらに，NETをG1(核分裂像＜2/10 HPF，2％ Ki-67 index)(carcinoid)とG2(核分裂像2-20/10 HPF，3-20％ Ki-67 index)に分け，NEC(核分裂像＞20％)を細胞形態から小細胞癌と大細胞神経内分泌癌に分ける分類が示された[20]．

(1) 神経内分泌腫瘍　neuroendocrine tumor；NET G1/G2

胆囊や十二指腸乳頭部などに1〜2cm大の粘膜下腫瘍として見つかることが多い．乳頭部であればソマトスタチン産生腫瘍が多く，その組織像は腺管様構造を示すものが典型的である．またその1/3には腺管内に砂粒体を有する(図Ⅲ-82)．

(2) 神経内分泌癌　neuroendocrine carcinoma；NEC

十二指腸粘膜面に潰瘍を形成していることが多い(2〜3cm程度)．高齢者の男性に多い．腫瘍組織像は，肺の小細胞癌もしくは大細胞神経内分泌癌に類似したものがある．

(3) 腺内分泌細胞癌　mixed adenoneuroendocrine carcinoma；MANEC

粘膜表層に腺癌成分(比較的高分化なことが多く，腺腫しか見られないこともある)があり，それに連続して，その深部にNEC成分を見るものである(図Ⅲ-83)．

[20] 膵臓では，オルガノイドを示す高分化な組織像を示しながら高い増殖能を有する症例があり，2017年に改訂された膵の神経内分泌腫瘍分類では，Pan-NET G3とされたが，そもそも内分泌臓器ではない胆道，Vater乳頭部ではほとんど問題にならないと考えられる．

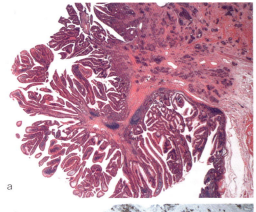
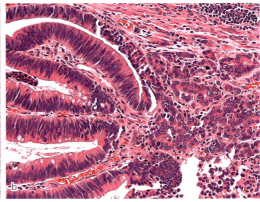
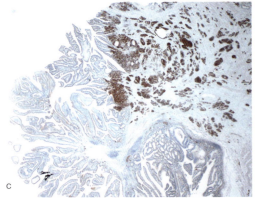

図Ⅲ-83　Vater乳頭部腺神経内分泌癌
a：管腔側に隆起する乳頭状腫瘍（中〜高異型度腺腫および腺癌）が見られ，深部間質への浸潤を伴っている．
b：腺腫部（上部）と神経内分泌癌（下部）との境界部の拡大像．
c：免疫組織化学染色（シナプトフィジン）．aの連続切片．深部成分のみが神経内分泌細胞への分化を示している．

(4) 神経節細胞性傍神経節腫　gangliocytic paraganglioma

Vater乳頭部から十二指腸内腔にもポリープ状（平均1.5 cm）に突出していることが多い．組織学的には，神経内分泌細胞，紡錘形のSchwann（シュワン）細胞様細胞および神経節細胞への分化を示す細胞からなる．

5) 良性腫瘍および前癌病変

従来，胆管の上皮増殖性病変は，隆起をつくる病変で異型性の面から癌といえないものは腺腫（adenoma）や乳頭腫症（papillomatosis），粘膜面が比較的平坦なものは異形成（dysplasia）と呼ばれていたが，WHO分類2010では前者の多くを胆管内乳頭状腫瘍（intraductal papillary neoplasm of the bile duct；IPNB）[*21]，後者を胆管上皮内腫瘍性病変（biliary intraepithelial neoplasia；BilIN）というカテゴリーに入れ，いずれも浸潤癌へ進行する可能性のある病変とした．

胆嚢や乳頭部も，胆管に準じてintracystic papillary neoplasm, noninvasive pancreatobiliary papillary neoplasmやbiliary intraepithelial neoplasia, flat intraepithelial neoplasiaという用語での概念の整理が提案されているが，少なくともわが国では未だにコンセンサスの得られた概念とはいいがたい．したがって，ここでは胆嚢，乳頭部については腺腫のみ記載する．

*21　ここがHOT（→164頁）参照．

(1) 胆嚢腺腫　adenoma of the gallbladder

　胆嚢上皮の良性腫瘍である．多くは隆起性病変で境界は比較的明瞭である．胆石を合併することが多い．組織学的増生パターンから，管状，乳頭状，乳頭管状に分けられる．また，細胞分化からは，幽門腺型，腸型，腺窩上皮型，固有上皮型に分けられる．管状腺腫の多くは，幽門腺型である．軽度異型性病変が多いが，高度異型性病変から浸潤癌に至るものがあり，腺腫成分の一部に癌を伴うことはしばしば観察される．癌の合併率（癌化率）は，腫瘍全体の大きさに比例して上昇し，径15 mm以上の腺腫では，90%で癌の成分が認められるとの報告がある．

(2) Vater乳頭部腺腫　adenoma of the Vater papilla[22]

　乳頭部腺癌の辺縁部に腺腫成分を見ることは多く，大腸癌などと同様に，その腫瘍の発育進展にadenoma-carcinoma sequenceが示唆される．管状〜絨毛状腺腫までであるが，大腸などのそれらと同様，絨毛状腫瘍は悪性化の傾向が強いと考えられる．

[22]　WHO分類では，腸型腺腫とされた．

(3) 胆管内乳頭状腫瘍　intraductal papillary neoplasm of the bile duct；IPNB

　IPNBは，肉眼的に乳頭状，時に絨毛状病変として捉えられる胆道上皮の腫瘍である．管内発育傾向が強く，浸潤癌を伴う頻度も低い．以前，「胆管乳頭腫症（biliary papillomatosis）」と呼ばれていた胆管に多発する病変もこのカテゴリーに含まれる．膵臓の膵管内乳頭粘液性腫瘍（intraductal papillary mucinous neoplasm of the pancreas；IPMN）と類似して，粘液産生を示し胆管拡張を伴うものもあるが，それらの頻度はかなり低い[23]．

　組織学的には，狭い間質を伴って種々の程度に乳頭状に発育する腫瘍で，多くの症例では癌に相当する高度異型上皮からなる[24]．膵臓のIPMNと類似して，増生上皮には，その形態および粘液形質から，腸型，胃型，膵胆道上皮型，オンコサイト型などが見られるが，膵臓のIPMNに比べると膵胆道上皮型，オンコサイト型の頻度が高い[25]．

[23]　正確には，肝内病変では比較的多いが，肝外胆管ではかなり少ない．このためIPMNのMが表す"mucinous"を含まずIPNBとされた（Bはbile ductの頭文字）．

[24]　肝内病変の場合は，低異型度病変が混在することがある．

(4) 胆管上皮内腫瘍性病変　biliary intraepithelial neoplasia；BilIN

　BilINは平坦な病変であり，肉眼的に捉えることは難しい．つまりBilINは組織学（顕微鏡）的に，その細胞の異型性から捉えられる病変であるといえる．低乳頭状を示し，核の偽重層化を示すこともある．それらの構造異型，細胞異型性からBilIN-1〜3までのグレード分類がなされる．BilIN-1, 2は低異形成，BilIN-3は上皮内癌も含む高度異形成病変に相当する．

[25]　ただし同じ病変内の複数の種類の細胞の混在率は膵臓よりかなり高い．

ここがHOT 3　胆管内乳頭状腫瘍（IPNB）のゆくえ

粘液産生膵腫瘍から膵管内乳頭粘液性腫瘍（IPMN）への変遷にも一言では言い表せない20年ほどの歴史がありましたが，いわばその「後追い」として提唱された胆管内乳頭状腫瘍（IPNB）にも予想以上の紛糾が待っていました．これは2010年に国際的に権威のあるWHO分類に採用された後も続きました．いや，むしろそれをきっかけに議論が再燃したということもできるでしょう．

IPNBの議論が収まらない理由はいくつかあげることができます．
❶ IPMNのカウンターパートとしてIPNBが登場したが，相違点が多い．
❷ 肝内胆管にできた場合と肝外胆管にできた"IPNB"の特徴が異なる．
❸ 管内発育型胆管癌（肝外胆管では乳頭状胆管癌）との違いが不明瞭で，そもそもこの分類／名称の必要性に疑問が灯る．

というようなことが主なものでしょう．そこで，日本胆道学会と胆管腫瘍の症例数が多い韓国で協力してこの問題を解決しようと日韓合同プロジェクトが始まり，現在も進行中ですが（2018年5月現在），病理学的にはおおよそのコンセンサスが得られてきました．

そのなかで強調されるようになったことは，胆道系にも膵管内乳頭粘液性腫瘍（IPMN）と類似した特徴を示す腫瘍（図①）が存在しており，それは通常の胆管癌からは区別する必要があるだろうということ．その頻度は，肝内に比べると肝外胆管にはかなり少ないこと．乳頭状に発育するそのような腫瘍は，乳頭状発育を示す胆管癌（図②）とは形態的にはある程度区別が可能であるということ，などです．ただ，この図②をIPNBと同系の腫瘍と考えるか，胆管上皮内腫瘍性病変（BilIN）から発育進展するとされている通常の胆管癌（図③）のバリエーションの範囲とするのがよいのかは，上記，日韓合同プロジェクトにおける臨床病理学的結果や分子病理学的検索結果待ちといったところでしょう．IPMNの歴史の教訓も生かし，今度こそIPNBの問題にケリがつくとよいなあと思っています．

（福嶋）

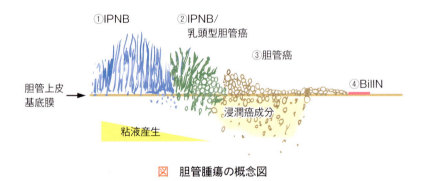

図　胆管腫瘍の概念図

7 膵臓

1. 膵臓検体の取り扱い

1) 穿刺生検または穿刺吸引細胞診検体

　生検に至るケースは，臨床（画像を含む）的には膵管癌疑いであることがほとんどであったが，超音波内視鏡下に穿刺細胞診や穿刺生検ができるようになってから，あらゆる病変がその対象となった．

　膵臓針生検・細胞診検体は，1本の組織片として提出されることは稀で，バラバラの微小な断片状の検体である．したがって，検体のロスを避けて診断可能な標本にするためのいくつかの工夫が必要である．

　まず，細胞診標本用検体の処理の際，採取された検体をスタイレットなどを用いてシャーレに押し出したあと，凝血などを避けて透明感のある白色調の微小組織片をつまみ採る必要がある*1．次に，細胞診標本には圧挫標本とセルブロック標本とがあり，あらかじめどちらで標本を作製するかを決めておく必要がある．セルブロック標本は，細胞診用の液状検体を遠心しホルマリン固定してパラフィンブロックを作製し薄切して標本を作製するものである．通常の組織標本と同様，免疫組織化学などを後からでも追加して行えるのが利点であり，検体が微小かつ微量で，通常の包埋（パラフィンブロックに入れ込む作業）が困難な場合にとくに有効な方法である．

　通常の組織標本・セルブロック標本のいずれでも検体が微小で微量であることに変わりはない．したがって，病理サイドでは，複数の薄切（とくに，再薄切）が困難と考えられる場合は，あらかじめ特殊染色用に未染標本を連続的に数枚作製しておくと組織検体のロスを少なくすることができる．

2) 膵液・膵管ブラシ細胞診検体

　膵管の拡張や不整な膵管狭窄病変の診断のために，膵生検に代わる形態的診断法として，膵液や膵管のブラシングによる細胞診用検体が提出されることがある．細胞診のみでの確定診断は困難なことが少なくないが症例によっては有用である．

　膵液検体および膵管ブラシ検体は，採取したらなるべく氷の入ったカップなどに試験管を入れ消化酵素の働きを抑制して自家融解をできるだけ防ぐようにする．膵液検体は，粘液を含むことが多いので，検体をスピッツ試験管に入れた後，冷えた生理食塩水を入れ*2，スポイトでパンピングし，粘液成分を切る．続いて，遠心器にかけ（2,000～2,500 rpm，5分間），試験管の管底に沈殿する粘液をすべてスポイトで吸い上げ，スライドガラスにのせて，摺

*1　細胞検査士が現場に出向いてその場で検体処理を行っている施設もある．その際，検体の適否の確認のためDiff-Quik®染色が用いられることが多い．

*2　施設によっては，細胞の変性防止や細胞回収率の向上のため，培養液やゼラチン液の添加なども行われている．

り合わせ後，95％アルコールで湿固定する．

3) 術中迅速病理検体

膵臓切除時の術中迅速病理検体には，腫瘍本体，膵断端の評価のための検体，リンパ節転移の有無の確認，および肝転移や播種を疑う腹膜結節に腫瘍が見られるか否かの確認のための検体などがある．とくに膵切除断端やリンパ節などが提出されることが多く，慢性膵炎を伴い線維組織の豊富な組織のなかに少量のパラパラとした異型上皮細胞を癌の浸潤と判定することは，時に非常に難しい*3．その場合，腫瘍本体の凍結切片標本を同時に作製して比較することは，より正確な断端評価のために有用なことがある．

*3 膵癌症例の断端評価はすべての術中迅速病理診断のなかでも診断が難しいものの1つである．

(1) 膵切除断端検体

断端部検体のどちらの面を組織標本の観察面にするかという点が問題になることがある．メスで切った割面は面が均一で薄切もしやすく，できあがった標本の質も比較的良好であることが多いが，一方，真の手術切除断端面のほうを評価してほしいという要求が出されることもある*4．しかし，実際には，真の切除断端は凹凸が強く，また切除時の挫滅や電気メスによる熱変性も加わっており，標本の作製のみならず標本観察に支障をきたすことが多いのは問題である*5．このため，特別の要求がない場合は，新たな割面（おそらく真の断端から1〜3 mm）を観察面にして評価したほうがよいと考えている．実質的に考えて，膵癌の浸潤が断端から1〜3 mmの部に確認された場合，断端に達している可能性はきわめて高いだろう．

*4 糸が付けられて提出されることもある．外科医の立場からすれば，ギリギリのところで切断したのであろうから，その要求も理解できる．

*5 結果として，偽陰性が多くなる．

(2) 腫瘍本体の検体

慢性膵炎か膵癌かの診断を術中に問われることがある．この場合，最初の割面に腫瘍と考えられるところがあれば通常どおり標本を作製すればよいが，肉眼上，また組織上，癌の存在が明らかでない場合は，いくつかの平行割を入れて検索しなければならない．いずれにしろ，複数の割を入れる場合，固定後の詳細な検索になるべく支障がないように，入割の向きや部位を考えてから行うようにする．

(3) その他，リンパ節，肝内結節，腹膜結節

取り扱いは，通常のほかの術中迅速病理診断検体と同様である．

4) 手術切除検体
(1) 膵頭十二指腸切除検体
① ホルマリン固定前

膵頭十二指腸切除検体の取り扱いの難しさの1つには，膵臓が十二指腸，胃，門脈，胆管などに囲まれており，病変とこれらの関係を3次元的に理解する必要があることがあげられる．

検体を前にしたら，まず身体のなかでの位置関係をイメージして，それに近いように置いてみる．そうすれば，病変部と主な構造物や切除断端との位置関係がわかってくる．それができたら，病変部を意識しながら，周囲の管腔物*6を展開していく（図Ⅲ-84）．通常の検索では，いきなり病変に割を入れるのではなく病変の周りからアプローチしていくほうが効率がよく，オリエンテーションを失うことにもなりにくい．また割を入れる前に外表面への腫瘍の進展具合なども観察する．腹膜面の引きつれ，濁りや，切離面においては色調や硬さが異なる部などに注意する．

摘出標本内のリンパ節の処理は通常は外科医が行う．この場合，リンパ節をどこまで採取して別に提出するかということが問題になることがあるが，リンパ節の検索（転移の有無）は膵臓の病理組織標本につけたままでも可能なので，少なくとも主病変部に接していたり固着したりしているようなリンパ節はそのまま膵本体に付けたままにしておいたほうがよい*7．

囊胞性病変の場合，切除対象となる病変の多くは，膵管内乳頭粘液性腫瘍（IPMN）である．したがって，このような病変が想定される場合は，まず拡張した膵管を展開していくと病変の拡がりや主膵管とのかかわりなどが把握しやすくなる．ただし，固定後標本での病変の再構築を優先する場合は，膵管内にホルマリンを注入して，そのまま固定したほうがよい．囊胞内容物を細胞診に出す場合は，あらかじめ注射器を準備し，小さく孔を開けた時点で，なるべく血液の混入を避けるようにして，内容液を吸引する．

主膵管に主座をおく膵管内腫瘍であれば，著しく拡張した主膵管内に軟らかい乳頭状，絨毛状の腫瘍が充満していることが多い．膵管分枝の病変でも，主膵管は通常よりやや拡張している場合が多く，これは主膵管との交通があることを意味している．また囊胞状を示す分枝発生の膵管内腫瘍でも，主膵管上皮に連続性または非連続性の上皮病変が見られることがあるのでよく観察する．

検索が終了したらホルマリン固定する．固定方法にはいくつかあるが，一般的に行われているのは，展開した胆管を上にして固定する方法である．この方法では，胆管上皮の固定が十分にできること，膵背側の切離面にアーチファクトが加わりにくいなどが利点としてあげられるが，体内での膵臓の形状や向きを復元するのがやや難しくなり，画像所見との比較などには向かない．その点，膵腹側を上向きにして固定する場合は，その後の切り出しで，CT断を意識して割を入れていくことで，画像との比較検討が行いやすくなる．この場合は，胆管をあえて展開せず*8，固定後に検索するのがよい．膵臓を上にして固定する場合は，膵背側切離面を固定板に押しつけてしまいがちで，組織標本上での浸潤の有無の評価が難しくなる場合があるので，固定板へのピン止めはやや緩めにしたほうがよい．

大きな囊胞性病変は，割を入れ内容物が流出してしまうと虚脱状態になる．これをこのままホルマリンに浸すと，もとの状態に復元するのが難しくなる．病変が比較的小さい場合は，ホルマリンを含ませたガーゼなどを囊胞

*6 十二指腸，胆管，合併切除されていれば門脈なども．

*7 膵癌では周囲のリンパ節に直接浸潤することが多いためである．

*8 胆管内腔には，ホルマリンを早めに注入しておく必要がある．

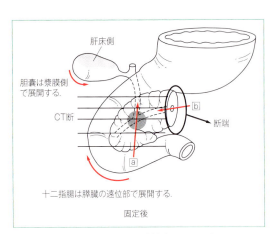

図Ⅲ-84 膵頭十二指腸切除検体の切り出し

・病変を確認(含，迅速病理診断)するために割を入れる場合は，固定後の切り出し予定の方向と垂直方向に入れる(赤矢印)．
・固定後に水平割で標本をつくる予定であれば，ⓐの方向に割を入れる．
・膵管内腫瘍の場合は主膵管から病変の所在を探りながら展開していくと主膵管との連続性がわかりやすいが(ⓑ)，立体構造を保持したまま固定する方法もある．

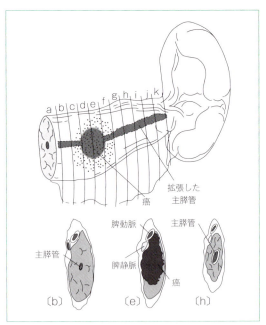

図Ⅲ-85 膵体尾部切除検体の切り出し

主膵管に垂直になる向きで，3～5 mm 幅の平行割を入れる．脾臓を切り離すと腹側・背側がわかりにくくなるが，脾動静脈を目印にすれば，オリエンテーションがつきやすい．

腔内に入れて虚脱を防いだり，大きなものでは嚢胞壁が変にめくれたまま固定されたりしないように注意する．

② ホルマリン固定後

固定後検体の膵臓の切り出し方向には，主膵管に垂直に行う方法と，膵切除断端以外を水平方向に切り出す方法とがある．固定後検体の切り出しで最も重要なことは，膵臓検体に連続的(4～5 mm 間隔)に割を入れて，それぞれの切片の割面において，細いゾンデを使って膵管や胆管の走行を確認し，切り出し図に記録しておくことである．可能なら，標本造影の写真を見ながら膵管や胆管の狭窄具合を確かめていくとよい．組織標本上，切除断端部がどこなのか，門脈(圧痕)部は？……などについても切り出し図に書いておく[*9]．それを終えたら，それぞれの所見を頭のなかで立体的に再構築してみることが重要である[*10]．そして最終的には，その後の検鏡によって組織所見が肉づけられ病変の病理学的理解の完成につながる．

組織標本を，どの程度(何個)作製するかは，病変によっても異なり，施設によっても方針が異なるだろうが，可能であれば，膵臓部分は全割し，腫瘍のないところも含め，ほぼすべての割面を組織標本とするのがよい．

(2) 膵体尾部切除検体

体尾部切除は構造の位置関係は比較的単純であるが，脾臓を切り離してしまうと，あとから検体の向き(上下，背腹)を間違えてしまうことがあるので

[*9] 組織プレパラートになってからでは遅い．

[*10] できれば，毎回，病変の立体的再構築図を書いてみるようにするのがよい．

注意する．その場合は，脾動静脈を目印にするとよい．

固定前に病変に割を入れる場合は，水平方向に割を入れて観察するほうが周囲の膵臓との関係がわかりやすい．また，固定後に主膵管に垂直方向に割を入れる場合にも支障が少ない（図Ⅲ-85）．

耳より 7　生検での膵腫瘍診断—顕微鏡観察のポイント

膵生検診断を嫌う病理医は少なくありません．とってもストレスフルだからです．かくいう私も好きなわけではありませんが，逃げるわけにもいきませんので，色々情報を集めながら，時には腹を括りながらやっています．そんな経験則から得られた生検標本観察のポイントを書きます（図）．

異型細胞が見られない場合は，サンプリングエラー，その他の不適切検体，自己免疫性膵炎（autoimmune pancreatitis；AIP），腫瘍壊死，ほか，が考えられます．臨床担当医と情報交換する必要があります．

異型細胞が見られた場合は，まず大雑把に膵管上皮系か非膵管上皮系かと考えながら見ます．多くの場合は，臨床診断が書かれていますので，通常の膵癌じゃなさそうだったら，広く考えましょう．非膵管系腫瘍の鑑別は，生検標本では，その形態のみでは難しい場合が多々ありますから，免疫組織化学は必須です（マーカーについては 37 頁を参照）．

膵管癌を否定できない，もしくはそれが疑われる場合は，項目❶〜❻などに注意しながら観察してください．

間質組織と一緒に採取されている場合は，間質線維の流れと腺管走行が無秩序であるかどうかなど，またその線維化が desmoplasia と考えられるものかなどを見ます．腺管上皮が遊離状に見られることは多く，その場合，腺管に腺腔があるか，腺腔形状が不整ではないか，腺管内に壊死はないかなどを考えながら見て，強拡大では，細胞内粘液の有無，小腺管の中での核の大小不同が目立たないか，核小体の腫大，不整はないかが重要です．遊離上皮片だと，それでも確定診断は難しい場合が少なくありませんので，検体量に余裕があれば，免疫染色（p53, IMP3, ほか）などを加えると，最後のあと押しをしてくれる場合があります．

ちなみに，切除検体の断端などの評価では，上記に加え，膵管の分布が既存の小葉構造を思わせるまとまりがない，動脈と隣接して腺管が見られる，傍神経浸潤，脈管侵襲像が見られる，などの所見が浸潤癌の診断に役立ちます．

（福嶋）

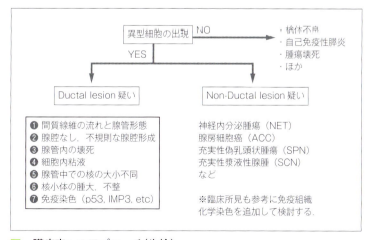

図　膵病変へのアプローチ（生検）

170 　Ⅲ 基礎編(2)　臓器・病変別　病理学的アプローチ

後腹膜への癌の進展具合が問題となる場合は固定板にピンで打ちつけず，前述のように緩めにピン止めするか，板に張り付けての固定は行わず，容器などにホルマリンを浸して固定したほうがよい．ピンで打ちつけると問題の後腹膜面が固定板に押しつけられたまま固定されてしまうことになり，評価しづらくなることがある．

固定後の膵体尾部切除検体の切り出しの原則は，主膵管に垂直方向に切っていく方法である（図Ⅲ-85）．

(3) その他の検体

膵全摘出術検体，膵部分切除検体などが想定されるが，膵頭十二指腸切除検体もしくは膵体尾部切除検体の扱いを基本にしてオリエンテーションをつけ，部分切除では断端の評価に気をつけるくらいで，あとは特別に配慮することはない．

2. 膵臓の結節状病変へのアプローチ

膵臓腫瘍の90％以上は，膵管癌や膵管内腫瘍などの膵管上皮系の腫瘍であり，その残りが内分泌腫瘍，腺房細胞癌などである．

画像所見からのアプローチにも役立つように，ここでは，非腫瘍性病変も含め大きく結節状病変と囊胞状病変に分けて説明する（図Ⅲ-86）．

1) 浸潤性膵管癌　invasive ductal carcinoma [11]

*11 『膵癌取扱い規約』の分類に準じて記載する．WHO分類をはじめ国際的には pancreatic ductal adenocarcinoma（PDAC）と呼ばれることが多い．

浸潤性膵管癌（以下，膵管癌）は膵臓腫瘍のなかで約60％を占める．その60～70％は膵頭部に発生し腫瘍径3～5 cm 程度で見つかることが多い．膵体尾部のものは膵頭部のものより進行して見つかることが多く，また，稀に膵全体にびまん性に拡がる症例や多発性に見られるものもある．

膵管癌の肉眼割面像は，一般に白色調で硬く，周囲の非腫瘍部膵組織との境界が不明瞭である（図Ⅲ-87a）．境界明瞭なものも比較的稀に見られるが，そのような症例は腫瘍割面に多発する小胞（孔）を見るか（図Ⅲ-87b），または比較的髄様に増殖する低分化な癌であることが多い．

膵管癌の組織像は中～高分化型管状腺癌がほとんどで，中型～小型の腺管構造を主体として増殖，浸潤する．

比較的高分化なものでは，癌の浸潤結節内に膵管内（進展）成分を見ることが多い．また，大型腺管を形成し，その内腔に乳頭状に発育したり，小型で比較的異型性の軽い癌細胞からなる腺管像，腺管形成傾向に乏しく孤在性に近い浸潤像などもしばしば同じ標本内に混在して認められる．

癌浸潤部はさまざまな程度の間質線維の増生（desmoplasia）を伴っており，これも膵管癌組織の大きな特徴の1つである（図Ⅲ-88）[12]．また，膵癌周囲には膵癌による閉塞性慢性膵炎を伴っていることが多く，このため線維化や萎縮した腺房細胞や導管上皮化生などが見られ，癌の浸潤との鑑別が難しい

*12 膵癌の肉眼像が白っぽくて硬いのはこの線維増生のためである．

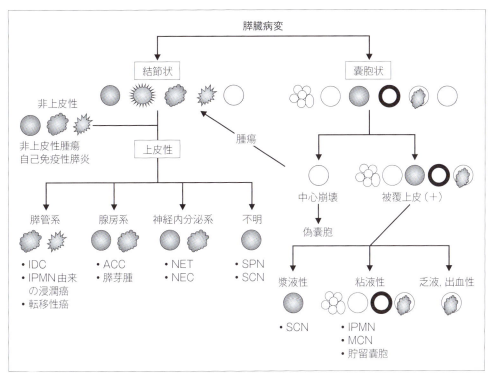

図Ⅲ-86　膵臓病変の鑑別診断アルゴリズム

IDC, invasive ductal carcinoma；IPMN, intraductal papillary mucinous neoplasm；ACC, acinar cell carcinoma；NET, neuroendocrine tumor；NEC, neuroendocrine carcinoma；SPN, solid pseudopapillary neoplasm；SCN, serous cystic neoplasm；MCN, mucinous cystic neoplasm.

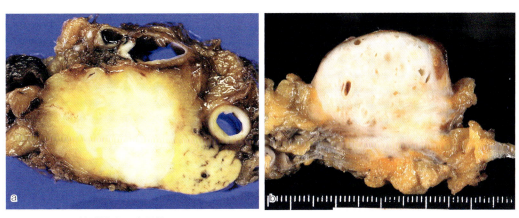

図Ⅲ-87　浸潤性膵管癌の肉眼像

a：灰白色調の境界不明な像を示す．周囲の脂肪組織にも浸潤しており，周辺では黄色の脂肪組織と混在している．
b：周辺の一部は脂肪と混在し(a)に似るが，全体に比較的境界明瞭で，結節内部には，小さな孔が多数見られる．

場合がある[*13]．リンパ管侵襲，静脈侵襲像がしばしば見られる．また，傍神経浸潤像はほとんどの症例で見られ，神経周囲腔に腫瘍腺管が入り込んでいる（図Ⅲ-88a）．

　浸潤性膵管癌は，腺癌の場合は分化度（高分化型，中分化型，低分化型）の

[*13] 耳より（→169頁）も参照．

172　Ⅲ 基礎編(2)　臓器・病変別　病理学的アプローチ

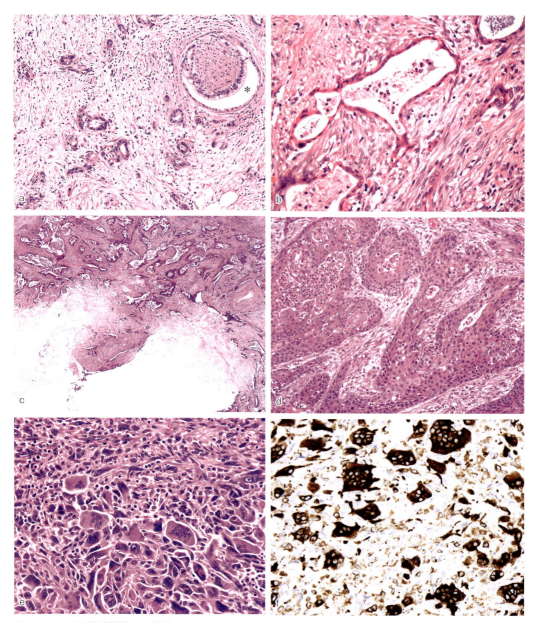

図Ⅲ-88　浸潤性膵管癌の組織像

a：腺癌．傍神経浸潤像(*)が見られる．
b：腺癌．癌周囲には強い線維増生(desmoplasia)が見られる．
c：囊胞状壊死を示す管状腺癌．
d：腺扁平上皮癌．胞巣状で層状分化がうかがわれる．腫瘍内の随所で腺様構造も見られる(一部で粘液染色陽性)．
e：破骨細胞様巨細胞の出現を伴う退形成癌．分化方向の不明瞭な未分化な腫瘍(一部で上皮マーカーが陽性を示した)に，多核の巨細胞が混在して認められる．
f：免疫組織化学染色(CD68)．多核巨細胞がCD68で染め出されることから組織球由来の細胞であることがわかる(eと同一症例)．

表Ⅲ-14　膵神経内分泌腫瘍の WHO 分類　（2010 年度版と 2017 年度版の比較）

2010	2017
Neuroendocrine tumor（NET）G1（carcinoid） 　<2 mitoses/10 HPF, ≦ 2% Ki-67	Well-differentiated PanNENs*: PanNETs** 　PanNET G1 　　< 2 mitoses/10 HPF, < 3% Ki-67
Neuroendocrine tumor（NET）G2 　2-20 mitoses/10 HPF, 3-20% Ki-67	PanNET G2 　　2-20 mitoses/10 HPF, 3-20% Ki-67 　PanNET G3 　　>20　mitoses/10 HPF, >20% Ki-67
Neuroendocrine carcinoma（NEC） 　≧ 20 mitoses/10 HPF, >20% Ki-67 positive cells ・Small cell neuroendocrine carcinoma ・Large cell neuroendocrine carcinoma	Poorly differentiated PanNENs: PanNECs 　>20 mitoses/10 HPF, >20% Ki-67 　Small cell type 　Large cell type
Mixed adenoneuroendocrine carcinoma（MANEC）	Mixed neuroendocrine-non-neuroendocrine neoplasm（MiNEN）

＊：PanNEN；pancreatic neuroendocrine neoplasm　＊＊：PanNET；pancreatic neuroendocrine tumor

みで分類される．腺癌の亜型としては，規約では，腺扁平上皮癌，粘液癌，退形成癌[*14]のみであるが，WHO 分類ではほかに，混合分化を伴う癌（carcinomas with mixed differentiation），肝様癌（hepatoid carcinoma），髄様癌（medullary carcinoma）なども膵管癌の亜型としている．

　切除膵標本における病理学的進展度評価は，膵癌の場合，腫瘍径と膵内胆管，十二指腸，膵周囲組織，大血管への浸潤，膵外神経叢および他臓器（下大静脈，腎臓，腎静脈，副腎，胃，大腸，脾臓など）への浸潤の有無によって行われている．さらにこれらの因子にリンパ節転移，遠隔転移の有無を総合して膵癌の進行度（stage）が決定される[*15]．

*14　未分化癌と同義語．退形成癌の亜型としては「多形細胞型」「紡錘細胞型」「破骨型多核巨細胞を伴う型」がある．

2）膵神経内分泌腫瘍　pancreatic neuroendocrine neoplasms；PanNENs

　膵臓の神経内分泌腫瘍は，まずオルガノイド構造などの組織学的特徴の有無から高分化型と低分化型に分けられ，前者は膵神経内分泌腫瘍（pancreatic neuroendocrine tumor；PanNET），後者は膵神経内分泌癌（pancreatic neuroendocrine carcinoma；PanNEC）と呼ばれる（表Ⅲ-14）．そして，PanNET を核分裂像や Ki-67 陽性率で，G1（核分裂像＜ 2/10 HPF，＜ 3% Ki-67 index），G2（核分裂像 2-20/10 HPF，3-20% Ki-67 index），G3（核分裂像＞ 20/10 HPF，＞ 20% Ki-67 index）に分ける．PanNEC は細胞形態から小細胞癌と大細胞神経内分泌癌に分けられる．また，外分泌成分と神経内分泌成分のそれぞれが 30% を超えて混在する場合は，腺神経内分泌癌（mixed neuroendocrine-non-neuroendocrine neoplasm；MiNEN）と呼ばれる．

*15　UICC/AJCC 第8 版では，腫瘍径のみでの評価に変更になった．思うに，わが国の病理学的検索のような細かな検索を行わない場合，サイズしか採用しうるものがないのだろうとも想像される．

（1）膵神経内分泌腫瘍　pancreatic neuroendocrine tumor；PanNET

　膵神経内分泌腫瘍は，従来"膵ラ氏島腫瘍（islet cell tumor）"とも呼ばれ，症候性と無症候性に分けられることもある．症候性は，血漿中のホルモンレ

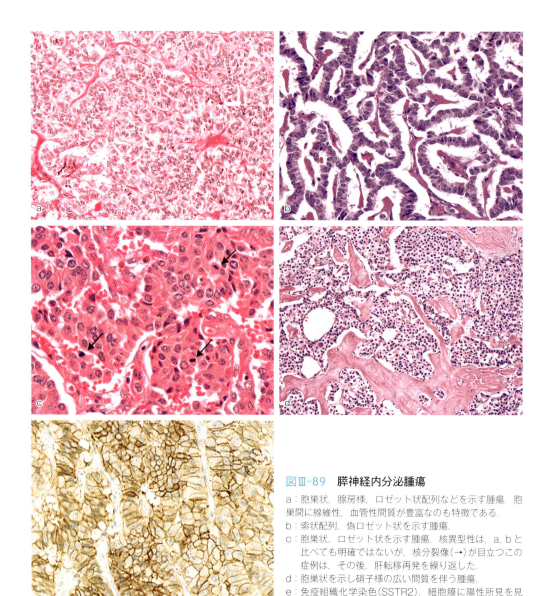

図Ⅲ-89　膵神経内分泌腫瘍
a：胞巣状，腺房様，ロゼット状配列などを示す腫瘍．胞巣間に線維性，血管性間質が豊富なのも特徴である．
b：索状配列，偽ロゼット状を示す腫瘍．
c：胞巣状，ロゼット様を示す腫瘍．核異型性は，a, b と比べても明確ではないが，核分裂像（→）が目立つこの症例は，その後，肝転移再発を繰り返した．
d：胞巣状を示し硝子様の広い間質を伴う腫瘍．
e：免疫組織化学染色（SSTR2）．細胞膜に陽性所見を見る．

*16　症候性 PanNETs にはインスリノーマ（約45%），ガストリノーマ（約20%），グルカゴノーマ（約15%），ソマトスタチノーマ（約5%）などがある．

ベルも上昇しており，それに伴う臨床症状も起こしてくる*16．

　肉眼的には結節状，淡褐色調で多くは境界明瞭である．ただし，時に内部が崩壊し胞状を示したりすることがある．

　組織学的には，神経内分泌系腫瘍の特徴である索状，リボン状配列やロゼット様配列を代表とするオルガノイド構造が見られる（図Ⅲ-89）．グリメリウス染色では胞体内顆粒（黒褐色）の存在が確認され，クロモグラニン A，シナプトフィジンなどの神経内分泌マーカーに陽性を示す．また，腫瘍の性状によっては，特定のホルモン（インスリン，グルカゴン，ソマトスタチンなど）に陽性を示す．しかし，たとえば臨床的にインスリノーマ（insulinoma)の症状と血清インスリンの上昇をみた場合も組織学的には陽性所見を得られないこともある[*17].

明るく大きな胞体からなる場合があり(clear cell variant)，これは von Hippel-Lindau(VHL)病に合併するものに見られることが多い[*18]．

間質線維増生が目立つものとしてインスリノーマがあり，アミロイド沈着を伴うこともある．また，線維化により膵管狭窄とその末梢での膵管拡張で見つかる症例があり，これはセロトニン産生腫瘍に多いことが知られている．

高分化型の膵神経内分泌腫瘍は，浸潤性膵管癌に比べたら，明らかに予後はよい．無症候性症例の5年生存率は65%で，10年生存率は45%と報告されている．WHO分類2010で組織gradingに採用された核分裂像やKi-67 index以外にも，予後因子として，腫瘍の大きさ(＞2 cm)，壊死巣の存在，脈管侵襲像を見ること，膵外への浸潤，リンパ節転移や遠隔転移などは，予後不良に関連するとされている[*19]．また，免疫組織化学でソマトスタチン・レセプター(SSTR)type 2陽性(図Ⅲ-89e)の場合，ソマトスタチンアナログによる治療効果が期待できる．

(2) 神経内分泌癌(小細胞癌/大細胞神経内分泌癌) neuroendocrine carcinoma；NEC

膵原発の小細胞癌/大細胞神経内分泌癌はきわめて稀である．組織像は，肺のそれぞれと類似している．悪性度の高い腫瘍である．

---

*17 反対に，免疫組織学的にインスリン陽性像が見られたからといって「インスリノーマ」とは診断できない．症候性腫瘍は，あくまで臨床所見をふまえたうえで診断しなければならない．

*18 この組織型を見た場合には逆にVHL病の可能性を考え臨床的にほかの腫瘍が存在しないかを調べる必要がある．

*19 免疫組織化学ではCK19，c-kitが予後不良マーカーとされるほかCD99，CD44，P27，EGF，HGFRはいくつかの因子と予後との関連が報告されているが，まだ十分にコンセンサスの得られたものはない．

耳より 8 PanIN(パニン)のその後

Pancreatic intraepithelial neoplasia (PanIN)分類は，膵管上皮内病変に対する言葉の違いや定義の違いによる不合理をなくすために1999年にHruban教授らによって提唱されたもので，最近では臨床家にも広く知られるようになりました．2001年に原著論文として発表されてから，2004年，2015年の改訂を経て，当初3段階分類であったPanINは2段階分類となりました．簡単にまとめると以下のようになります．

Low grade PanIN：平坦状〜乳頭状．核異型に乏しいものから，いくらかの細胞異型を示す粘液性細胞からなる膵管上皮病変(従来のPanIN-1およびPanIN-2)．

High grade PanIN: 高度の細胞異型を示す膵管上皮病変．平坦状病変は稀でほとんどが乳頭状を示す(従来のPanIN-3．上皮内癌相当)．

日本の研究者には，high grade PanIN = CIS (carcinoma in situ)というのが，若干馴染めないという意見もありますが，これまでの研究からわかってきた「low grade PanINの臨床的意義はきわめて低い」ということを反映しています．当初，PanINは，膵癌前駆病変の研究を推進するための統一基準の提唱という意味合いが強かったのですが，予想以上の臨床現場への普及を受け，それを強く受けて改訂されたと言えます．

PanINにより膵癌の発育進展に関する研究が進んだことは確実ですが，これまでにもしばしば指摘しているhigh grade PanINと通常の浸潤癌のギャップは未だ小さいとは言えません．そこをどう埋めていくか，他の前駆病変がクローズアップされてくるのか，膵癌の前駆病変/初期病変について，これからが正念場とも言えます． (福嶋)

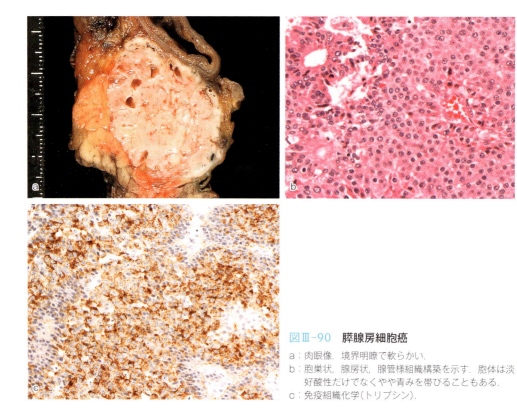

図Ⅲ-90　膵腺房細胞癌
a：肉眼像．境界明瞭で軟らかい．
b：胞巣状，腺房状，腺管様組織構築を示す．胞体は淡好酸性だけでなくやや青みを帯びることもある．
c：免疫組織化学（トリプシン）．

3) Solid-pseudopapillary neoplasm；SPN

しばしば囊胞状病変として見つかるが，充実性病変で見つかる場合もある．径20mm以下のものは，被膜をもたず，壊死の少ない充実性腫瘍が多い．周囲との境界が明瞭だが境界線は不整で，周囲の膵実質組織（腺房組織）と地図状に接する[*20]．

病変の特徴については囊胞状病変の項（→186頁）で述べる．

4) 腺房細胞癌　acinar cell carcinoma；ACC

膵腺房細胞への分化を示す悪性腫瘍である．膵臓組織を構成する細胞の大部分は腺房細胞であるが，腺房細胞への分化を示す腫瘍は外分泌系腫瘍の1〜2%と非常に少ない．

成人男性に多いが，幼少時にも発生することが報告されている．

切除症例の平均は約10cm大[*21]で，境界は明瞭，腫瘍は軟らかい（図Ⅲ-90a）．割面は多結節性（分葉状）で淡褐色調を示し，壊死や囊胞状変性がしばしば混在する．また，膵管内に進展しそこで乳頭状に増殖する症例も報告されている．

組織学的には，線維成分が少なく比較的髄様な増殖を示す．腫瘍細胞は腺様もしくは腺房様配列を示すことが多いが，充実性成分もしばしば混在して

[*20] このような像を浸潤と考えるか否かはしばしば問題となる．

[*21] 最近は比較的小さいうちに見つかるものが多くなってきた．

いる（図Ⅲ-90b）．大型の1個の核小体を有することも特徴とされる．このような形態的特徴で腺房細胞癌を疑うことはできるが，最終的な組織診断には免疫染色が不可欠といえる．トリプシン*22，BCL-10，リパーゼなどがある（図Ⅲ-90c）．免疫染色で注意すべきことは，腺房細胞癌でも神経内分泌マーカー陽性細胞が見られる場合は少なくないことである*23．したがって，一部の神経内分泌マーカーの陽性所見のみから，診断を神経内分泌腫瘍にすべきではない．

*22　α1-アンチトリプシンは役に立たない．

*23　とくにシナプトフィジン．

5）膵芽腫　pancreatoblastoma

膵芽腫はさまざまな分化傾向（腺房細胞，扁平上皮細胞のほか，膵管，内分泌細胞，間葉細胞への分化も示しうる）を示す小児に多い悪性腫瘍である．発症頻度は少ないが成人発症例もあり男性にやや多い．悪性度の高い腫瘍であり，1/3の症例では発見時にすでに他臓器転移が見つかっている．

腫瘍は径10 cm程度の大きさで見つかることが多く，非腫瘍部との境界は明瞭で分葉状を示す．部分的に被膜を有していることもある．

組織学的には，腺房細胞への分化を示す成分が主体をなすことが多く，それに扁平上皮細胞への分化成分（squamoid nests）が混在して見られる．また，小型の未分化な腫瘍細胞からなる成分も見られる．

！ここがHOT　4　癌の化学療法・放射線療法後の病理組織学的評価

最近，癌に対して薬物療法や放射線療法を行った後に外科切除される症例が増えています．その場合，癌の治療感受性や治療から手術までの期間などにもよりますが，切除標本内にはさまざまな組織変化が認められます．この病理組織学的評価については，それぞれの臓器の癌取扱い規約を見ていただくとして，ここでは，「多くの施設で使用され，かつ臨床的意義のエビデンスが明確となっているEvans分類ならびにCAP分類を基盤とし，両分類との整合性に配慮しつつ，これらの分類ではやや曖昧にされてきた部分（治療により癌が完全に消失した間質領域，膵管内病変の扱い）を明確にした」と力強く書かれている『膵癌取扱い規約』に注目し，実際の評価におけるポイントを書き出してみます．これは，膵臓に限らず，多くの臓器で適用可能と思われますが，臓器ごとに評価の方法や判定基準などが異なる場合がありますので，その点は注意する必要があります．

- なるべく全割標本で行い，生検検体は対象としない．
- 判定は浸潤巣のみで行う．
- 癌の推定残存率とは，治療前の推定腫瘍量に対する「生存しうると判断される癌細胞（核濃縮，核崩壊，核融解，核消失を示す細胞）」の割合である．
- "宿主の組織反応"と見なされる，黄色肉芽腫様の像，癌細胞を伴わない粘液湖，様々な程度の炎症細胞浸潤，線維化などから癌の残存率を推定する．
- 評価の難しい例では，原則，効果の低い方を選択する．

（福嶋）

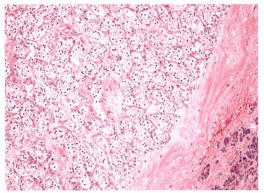

図Ⅲ-91 膵充実性漿液性腺腫
淡明〜淡好酸性胞体と小型類球形核を有した腫瘍細胞が腺房/腺管状に増生している．周囲との境界は明瞭（右下に既存の膵腺房組織が見られる）．時に腎癌の転移との鑑別を要す．

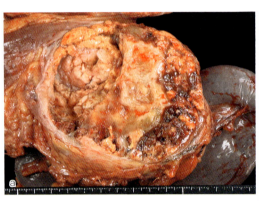
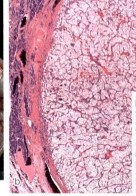
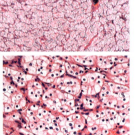

図Ⅲ-92 腎細胞癌の膵転移
膵尾部に出血壊死を伴う黄色調の腫瘍が見られる．たとえ腎癌の既往（手術歴）が10年前であっても，孤発性の転移再発をきたすことがあるので，十分な病歴の収集が必要である．

6) 充実性漿液性腺腫　solid serous adenoma

漿液性嚢胞腫瘍の亜型とされている．構成細胞はグリコーゲンに富む明るい胞体と類球形の小型の核を有しており，腺房様に配列している（図Ⅲ-91）[*24]．通常型（microcystic type）やほかの亜型（macrocystic type）などとの生物学的差違は不明である．

7) 転移性腫瘍　metastatic neoplasms

さまざまな腫瘍が膵臓に転移しうるが，膵臓への孤発性転移は，腎癌を除くと稀である．

腎癌は，境界明瞭な黄色調の充実性結節で出血や変性を伴うことが多い（図Ⅲ-92）．組織学的には，充実性漿液性腺腫との鑑別を要す[*25]．

大腸癌，肺癌，子宮体癌なども稀に孤発性転移を示す．

原発巣を組織所見のみから示唆することが可能な場合はあるものの，実際の診断に際しては，臨床経過や臨床検索の情報をもとにした総合的検索が必要である．

*24　針生検標本などでこのような像が見られた場合は，腎癌の転移との鑑別は常に意識すべきである．

*25　図Ⅲ-91とⅢ-92を見比べれば，両者がいかに類似しているかがわかるだろう．

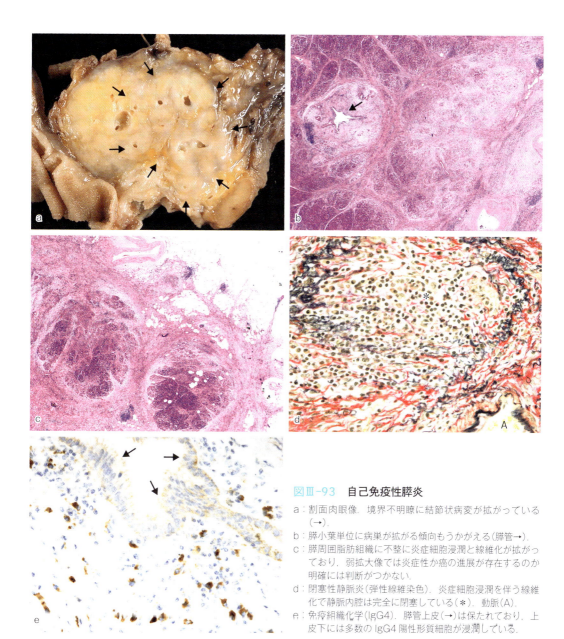

図Ⅲ-93　自己免疫性膵炎
a：割面肉眼像．境界不明瞭に結節状病変が拡がっている（→）．
b：膵小葉単位に病巣が拡がる傾向もうかがえる（膵管→）．
c：膵周囲脂肪組織に不整に炎症細胞浸潤と線維化が拡がっており，弱拡大像では炎症性か癌の進展が存在するのか明確には判断がつかない．
d：閉塞性静脈炎（弾性線維染色）．炎症細胞浸潤を伴う線維化で静脈内腔は完全に閉塞している（＊）．動脈（A）．
e：免疫組織化学（IgG4）．膵管上皮（→）は保たれており，上皮下には多数のIgG4陽性形質細胞が浸潤している．

8) 自己免疫性膵炎　autoimmune pancreatitis；AIP（図Ⅲ-93）

　自己免疫性膵炎には，結節性（腫瘤性）病変として検出されるものがある[*26]．中高年の男性で閉塞性黄疸で発症する場合もあり，画像では膵臓が腫大して膵管は狭細化している．

　組織学的にみると，膵管枝周囲のリンパ球，形質細胞浸潤，線維化が目立つわりに膵管上皮に変化（破壊，粘液細胞化生など）が乏しく，また周辺には閉塞性静脈炎の像がしばしば散見される．リンパ濾胞形成が目立つことや，炎症細胞浸潤が神経周囲に目立つことも多い[*27]．

　また，著明な炎症細胞浸潤と線維化は膵内・外に拡がるが，閉塞性慢性膵

[*26]　"腫瘤形成性膵炎"と呼ばれることもある．

[*27]　涙腺炎，唾液腺炎，肺門リンパ節腫大，硬化性胆管炎，後腹膜線維症，間質性腎炎など全身性にさまざまな線維性，炎症性病変を伴ってくるIgG4関連疾患の分症と理解される．

炎や通常のアルコール性慢性膵炎像とは若干異なり，辺縁部では膵小葉を削ぎ落とすような不整な拡がりを示し，膵周囲脂肪組織にもしばしば及んでいる（図Ⅲ-93b,c）．膵外のリンパ節などにも直接的に病変が拡がり，割面肉眼やルーペ像では，あたかも癌浸潤が膵周囲に進展しているかのような像を呈することもある*28．また膵管を狭窄させることによって閉塞性慢性膵炎に類似した小葉単位（小葉間，小葉内）の実質の萎縮・脱落と線維増生も認められる（図Ⅲ-93b）．このような組織像は Kawaguchi ら（1991）によって LPSP（lymphoplasmacytic sclerosing pancreatitis）と表現され現在に至っている．

*28　つまり，画像でもそのように見える可能性がある．

　自己免疫性膵炎は，現在2型に分類されている．LPSP 像を示す1型 AIP と，膵管上皮をターゲットとし，膵管上皮あるいは膵管内腔への好中球浸潤（granulocytic epithelial lesion；GEL）を伴う2型 AIP である．従来，idiopathic duct-centric pancreatitis（IDCP）と呼ばれていたものがほぼ2型 AIP に相当する．IDCP では LPSP に比べ，線維化巣には線維芽細胞が目立ち，細胞浸潤が一般に軽度であるが，時に好中球浸潤を伴い膵管上皮の破壊も見られるのが特徴である．また，LPSP ではほぼ必発の閉塞性静脈炎像や膵周囲脂肪組織への進展などは IDCP では稀とされる．また，患者は幅広い年齢に分布し，性差はなく炎症性腸疾患を合併するものがあるなど，LPSP との患者背景の違いも報告されている．

◎ Coffee Break 10　見込み診断

　消化管の粘膜内癌/上皮内癌において，日本の診断基準と欧米の診断基準が異なっているというのは，周知の事実です．欧米の合理的な考えでは，「基底膜，もしくは粘膜下層に浸潤している像がなければ，それは癌ではないと」いい，日本の病理医は，「顔つき（異型性）だけで癌とわかる」と豪語？し，実際そうして多くの症例に癌という診断をつけた病理報告書が作成されています．

　これに少しだけ似た診断に"粘液癌"の問題があります．膵管内乳頭粘液性腫瘍（IPMN）の特に分枝型病変では，末梢で膵管外の間質に粘液が漏れ出て粘液の溜まりを形成しているのを見ることが時々あります．これは，低異型度の IPMN でも見られる場合があることから，細胞が浸潤性をもって壁を突き破った結果ではなく，圧による小さな亀裂や破裂によるものと考えら

れています．しかし，この粘液の溜まりを見て「粘液癌」と診断する病理医がいます．先に「少しだけ」癌の捉え方と似ていると書きましたが，実のことを言うと大きく異なります．前者は，実体のある悪い顔つきをもって，それを悪性だと同定するもので，それをもって「どこかに浸潤癌があるはずだ」と言っているわけではないからです．一方，後者は見えないものを見たことにして浸潤癌と言っているわけです．おそらくその考えに取り憑かれている病理医は，一度たまたま何かで痛い目にあったという経験に基づくか，そうなるのではという見込み診断をしているのだろうと思われます．病理とは，そこに見えた事実を元に構築するものであり，見えないものを，どこかでそんなことになっているに違いないという妄想診断をするのは断じて間違っていると思います．

（福嶋）

3. 膵臓の囊胞状病変へのアプローチ

　結節状病変に比べて，囊胞状の病変は画像上検出されやすく，検診などで偶然見つかることも多い．それらには貯留囊胞やリンパ上皮性囊胞などの非腫瘍性病変と腫瘍性病変がある．囊胞状形態を示す膵腫瘍には，囊胞状に発育する腫瘍（粘液性囊胞腫瘍，漿液性囊胞腫瘍，膵管内腫瘍など）と変性や組織崩壊により二次的に囊胞状を示す腫瘍（充実性偽乳頭状腫瘍，一部の神経内分泌腫瘍，一部の転移性腫瘍）がある．

　ここでは，一般に遭遇する頻度の高い腫瘍から説明する．

1）膵管内腫瘍　intraductal neoplasms

　膵管内腫瘍は，膵管内乳頭粘液性腫瘍（IPMN）と膵管内管状乳頭腫瘍（ITPN）の2種類に分類される（表Ⅲ-15）[*29]．

(1) 膵管内乳頭粘液性腫瘍　intraductal papillary mucinous neoplasm；IPMN

　膵管内（intraductal）で乳頭状（papillary）に発育し，通常，豊富な粘液（mucin）産生を特徴とする腫瘍である．細胞，組織異型度により腺腫（IPMA）と癌（IPMC）に分けられる[*30]．膵管外に進展して浸潤癌となるものがある．

　高齢男性の膵頭部に好発する．膵管系のどのレベルからも発生するが，比較的太い膵管（主膵管や一，二次分枝）を主座とすることが多い．主膵管発生の典型例では円筒状，分枝膵管発生例では囊胞状やぶどうの房状を示す．

[*29] 次版（第5版）のWHO分類では，オンコサイト型IPMNを，intraductal oncocytic papillary neoplasm（IOPN）としてIPMNから独立させる改訂が行われる．

[*30] 国際的にはボルティモア・コンセンサスに基づきlow gradeとhigh gradeに分けられるようになっている．

表Ⅲ-15　膵管内腫瘍の特徴

	IPMN			IOPN	ITPN
	腸型	胃型	胆膵型	オンコサイト型	
組織形態	絨毛状．粘液含有円柱上皮．低異型度～高異型度まで．	比較的低乳頭状．胃腺窩上皮類似．分枝型では平坦も．低異型度が多い．	樹枝状構築．高異型度が多い．	樹枝状構築．胞体が好酸性で豊富．比較的高異型度が多い．	管状・乳頭状腫瘍壊死（＋）．粘液（－）高異型度．
MUC1	－	－	＋	＋／－	＋
MUC2	＋	－	－	－	－
MUC5AC	＋	＋	＋	＋	－
MUC6	－	＋／－	＋	＋	＋

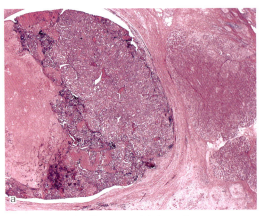
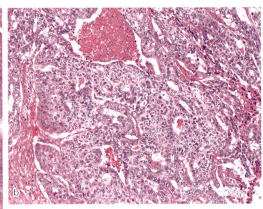

図Ⅲ-94 膵管内管状乳頭腫瘍（ITPN）
a：巣状の壊死を伴った結節状の腫瘍が膵管内に充満している．
b：管状，乳頭状を示し，細胞異型は概して強い．

組織診断は，増生した上皮の異型性の最も強いところでつけられる．つまり上皮の構造異型と細胞異型から上皮内癌と判定される部分が見いだされれば，規約上は，"intraductal papillary-mucinous carcinoma, non-invasive" となる[*31]．

増殖している上皮細胞や発育形態/細胞分化にはバリエーションがあり，発現している MUC（ムチン・コア蛋白）の種類と組み合わせて，胃型（gastric）[*32]，腸型（intestinal），胆膵型（pancreatobiliary），オンコサイト型（oncocytic）[*29] などに分類される（表Ⅲ-15）．それぞれの組織亜型と浸潤形態や悪性度にある程度の傾向はみられるが，1つの症例にも異なる組織像が混在することは稀ではない[*33]．

浸潤癌を伴うものもあり，その程度はさまざまである．管状腺癌像であっても 5 mm 未満の浸潤症例では，臨床予後は非常によいことが報告されている[*34]．肉眼レベルでも浸潤が確認できる症例では，通常型浸潤癌と同様の臨床症状（全身倦怠感，体重減少，黄疸）を示すものがあり，病変が通常型浸潤癌やほかの膵管内腫瘍に比べて大きく，近隣組織（十二指腸，総胆管）への浸潤やリンパ節転移も高頻度に見られるようになる．浸潤癌の組織像は粘液癌像か管状腺癌像であることが多い．

(2) 膵管内管状乳頭腫瘍　intraductal tubulopapillary neoplasms；ITPN

膵管内管状乳頭腫瘍は，明瞭な粘液産生を示さず，主に細胞異型性の強い細胞からなる腺管増生を示す膵管内腫瘍である．IPMN とは，臨床病理学的に比較的明確な違いがある（図Ⅲ-94）．

まだ報告が少なく正確な頻度は不明であるが，報告例および筆者の経験からも膵管内腫瘍の 2〜5％ 程度ではないかと考えられる．報告例では男女での発生頻度は変わらず，年齢は 35〜84 歳（平均 56 歳）と広い．

肉眼的には，膵管内に充満する充実性結節性病変を形成し，肉眼レベルの

[*31] ただし，たとえば high grade（moderate to focally severe atypia）などと記述的に伝えることを否定するものではない．

[*32] さらにこのなかに腺窩型，幽門腺型が含まれる．

[*33] 腸型は太い膵管に多く，浸潤癌は粘液癌の形態を示すことが多い．胆膵型，オンコサイト型では管状腺癌の浸潤が多い傾向にあるが，混在する例も少なくない．胃型は分枝に多く低異型度のものが多いが，浸潤癌に進展するものでは予後が悪くなる．

[*34] 『膵癌取扱い規約』も第6版までは "微小浸潤（minimally invasive）" のカテゴリーがあったが，国際的にはもともとなく，同第7版から姿を消した．

粘液産生を欠いている．報告されている平均腫瘍径は6cm程度である．

組織学的には，腫瘍腺管の密な増生が主体であるが，乳頭状構造も種々の割合で混在している．組織学的にも粘液産生はほとんど認めない．腫瘍細胞の異型性は全域で比較的均一に高く，低異型度成分との混在，移行は認められない．巣状の腫瘍壊死がしばしば見られるのも特徴的である．40%の症例で浸潤癌を伴うとされる．

免疫組織化学では，膵管上皮と同様CK7（陽性），CK19（陽性）を示し，腺房細胞マーカー（陰性）を示す．腸型マーカー（MUC2）（陰性），胃型マーカー（MUC5AC）（陰性）であるがMUC1（陽性）を示す．また，膵管上皮腫瘍でしばしば認められる*K-ras*，*Braf*の遺伝子の変異を欠く．

2) 膵粘液性嚢胞腫瘍　mucinous cystic neoplasm；MCN

嚢胞性に発育する粘液産生性の腫瘍である．間質に「卵巣様/型間質（ovarian-type stroma）」が見られる．腫瘍はIPMN同様嚢胞外に進展して浸潤癌を伴って見つかるものがある．

好発は中年女性の膵体尾部で，男性例の報告もあるが例外的である（＜5%）．漿液性嚢胞腫瘍と同様，無症状のことが多く，画像診断で偶然見つかることが多い．手術切除時の腫瘍径は7〜10cmの場合が多かったが，最近は3〜4cm大の小さな病変のうちに切除されることも稀ではない．

膵管系との連絡はないものが多いが，切除検体の膵管造影を行うと膵管との連絡が確認される場合がある．

肉眼像の特徴は厚い被膜（嚢胞壁）に包まれた大きな嚢胞状病変で，大きな嚢胞内に小型嚢胞が数個存在することもある（cyst-in-cyst pattern）（図

！ここがHOT　5　PL（神経叢浸潤）とは何か？

『膵癌取扱い規約』のなかで「PL（神経叢浸潤）」ほど，外科医と病理医のイメージが食い違う因子はないのではないかと思います．それぞれが全く別のことをイメージしているということに気づいたのは，比較的最近のことです．また，実は外科医同士でも，また病理医同士でもそのイメージがかなりズレているのではないかと思う節もあります．一応，比較的多くの病理医に支持されるだろうと思われるPLの定義を書いておきますと，「膵背面に見られる太めの神経束またはその周囲腔に癌が浸潤する像」，一方外科医には，「上腸間膜動脈切除部に連なるように見られる結合組織の束」と考えていらっしゃる方が多

いようです．これが海外に行くと，また少し違ってくると思われます．

医学における用語の重要性については，いろいろなところで書いたり話したりしていますが，日本の漢字はそれ自体が意味を持つため，ある程度の共通認識ができる反面，それからずれる場合は，なかなか同じものをイメージできなくなってしまうようです．やはり，言語＋視覚的な情報共有を心がける必要があるということと，規約などで用いる共通言語には，より一層，言葉や漢字の効果的な選び方が必要とされると，あらためて感じている今日この頃です．（福嶋）

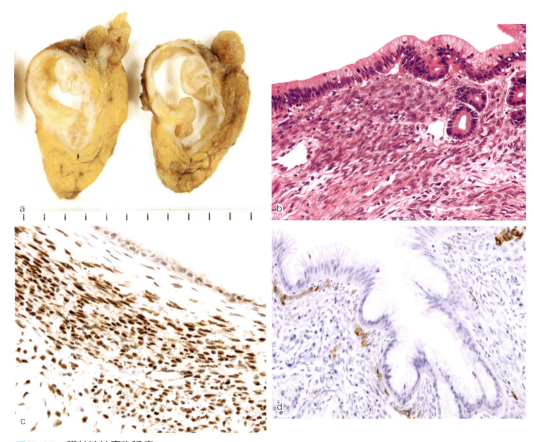

図III-95　膵粘液性囊胞腫瘍
a：割面肉眼像（固定後）．病変は 2.4×2 cm 大と小さいが，胞壁は線維性で比較的厚い．囊胞内に小さな囊胞形成が見られる（cyst-in-cyst像）．
b：卵巣様間質（ovarian-type stroma）．上皮下の間質に細胞密度の高い紡錘状細胞からなる間質組織がある．
c：免疫組織化学染色（ER）．核に陽性所見が見られる．
d：免疫組織化学染色（α-inhibin）．卵巣様間質内に陽性を示す細胞（luteinized cells）の小胞巣が散在している．

III-95a）．多房性囊胞の場合，それぞれの囊胞腔によって粘液をためているもの，出血を伴っているものなど，内容液の性状にムラがある場合がある．囊胞壁の厚さについては，比較的小型の病変でも厚い壁を有していることが多く，これは卵巣様間質との関連が示唆される．

組織学的に，上皮成分はIPMNと類似しており，異型性の弱い腺腫相当から非浸潤癌と見なされる強い異型上皮まであり，さらには浸潤癌を伴うものもある[*35]．

上皮下の間質には卵巣様間質が見られることが多く，反対にこの所見が確認されない場合は，分枝型IPMNとの鑑別が難しい場合がある（図III-95b）[*36]．卵巣様間質は，典型的には紡錘状細胞が細胞密度高く増生しているものをいう．また，紡錘状細胞に混じってluteinized cellと呼ばれる類円形核を有した細胞の集簇を見ることもある．

卵巣様間質の紡錘状細胞は筋原性マーカー（αSMA，Desmin）がびまん性

*35　IPMNでしばしば見られる腸型のvillousな像やオンコサイト型などはMCNでは稀である．

*36　IPMNでは拡張した管壁から粘液が漏れ出て，それに対する組織反応（肉芽組織，炎症細胞浸潤など）を伴っていることが多く，その場合，卵巣様間質様に見えることもあるので注意が必要．

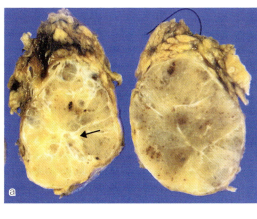
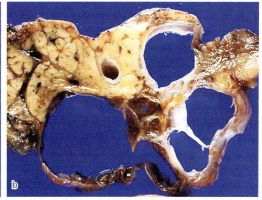
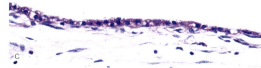
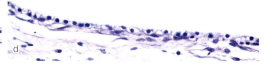

図Ⅲ-96　膵漿液性囊胞腫瘍
a：通常型(microcystic type)の割面肉眼像．海綿のような概観を示し，中央に星状の瘢痕様構造を見る(→)．
b：大型囊胞型(macrocystic type)の割面像．1cm前後の胞が数個見られる．病変全体は外方に凸を示す．
c：囊胞内腔面を被覆する腫瘍細胞の胞体は明るく，PAS陽性を示す．
d：このPAS陽性は，酵素(ジアスターゼ)により消化されるため，粘液ではなくグリコーゲンとわかる．

に陽性を示し，また多くの症例でその核にprogesteron receptor(PgR)，estrogen receptor(ER)(図Ⅲ-95c)が陽性を示す．Luteinized cellはα-inhibin(図Ⅲ-95d)，calretinin，StAR(steroidogenic acute regulatory protein)などに陽性を示す[*37]．

3) 膵漿液性囊胞腫瘍　serous cystic neoplasm；SCN

　内腔に漿液を入れた多房性囊胞性腫瘍である．

　40～60歳代の女性の膵体尾部に好発する．無症状のことが多いが，囊胞が大きくなるとそれに関連した症状を起こしうる．悪性例はきわめて稀である[*38]．SCNは，von Hippel-Lindau(VHL)病に合併することがあり，それぞれの発見の契機となることがある[*39]．

　囊胞は通常"microcystic"と表現されるように，径2～5mm程度の小さな胞の集簇からなることが多い(図Ⅲ-96a)．漿液性囊胞腫瘍の亜型として，おおむね径1cm以上の囊胞形成を見るもの(macrocystic SCN)(図Ⅲ-96b)や，肉眼的に充実性病変と捉えられるような病変(solid serous adenoma)[*40]もある．囊胞内容液はほぼ無色透明の漿液である．

　いずれの型も非腫瘍部との境界は明瞭で，microcystic typeでは中心に瘢痕様構造(時に石灰化を伴う)を見ることが多い(図Ⅲ-96a)．通常，囊胞と膵管系との連絡はない[*41]．

　組織学的には，胞内腔面の被覆細胞は単層立方上皮で，一般に構成細胞はグリコーゲンを豊富に含有しているため胞体は明るく，PAS染色強陽性を示

[*37] このような事実は卵巣様間質にステロイド産生能の存在があったことを示唆しており興味深い．卵巣様間質が，この腫瘍の発生について何らかの解明の手掛りになるのではないかとの期待もある．

[*38] 他臓器転移が確認された場合に漿液性囊胞腺癌と診断される．

[*39] VHL合併症例にも非合併症例にもVHL遺伝子の両アレルの不活化が見られると報告されている．

[*40] 178頁も参照．

[*41] macrocystic typeで時に囊胞上皮と膵管上皮の移行を見ることがある．

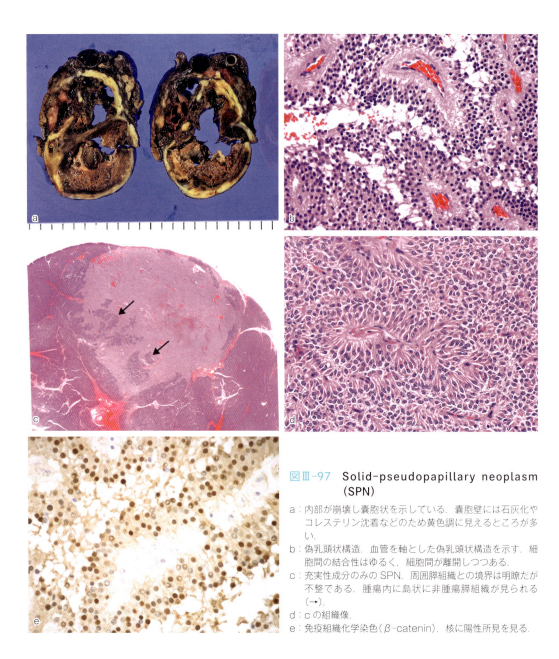

図Ⅲ-97 Solid-pseudopapillary neoplasm (SPN)

a：内部が崩壊し囊胞状を示している．囊胞壁には石灰化やコレステリン沈着などのため黄色調に見えるところが多い．
b：偽乳頭状構造．血管を軸とした偽乳頭状構造を示す．細胞間の結合性はゆるく，細胞間が離開しつつある．
c：充実性成分のみの SPN．周囲膵組織との境界は明瞭だが不整である．腫瘍内に島状に非腫瘍膵組織が見られる（→）．
d：c の組織像．
e：免疫組織化学染色（β-catenin）．核に陽性所見を見る．

す（図Ⅲ-96c,d）．稀に好酸性胞体を有する症例もある．細胞核は小型類円形均一で，異型性はほとんど認められない．免疫組織化学では，α-inhibin，MUC6 が陽性を示す．

4）Solid-pseudopapillary neoplasm；SPN

小血管周囲に腫瘍細胞が結合性ゆるく増生する像（偽乳頭状構造）を特徴とする腫瘍[*42]で，基本的に悪性ポテンシャルを有していると考えられている．腫瘍細胞の由来や分化方向はいまだによくわかっていない．
若年（20～30 歳代）の女性（90％）に好発する[*43]．膵臓における好発部位は

[*42] 腫瘍は二次的に囊胞化することが多く，以前は solid and cystic tumor と呼ばれていた．

[*43] 男性例は女性例よりも小さく，径 2 cm 以下のものは，被膜をもたず，壊死の少ない充実性腫瘍が多い．

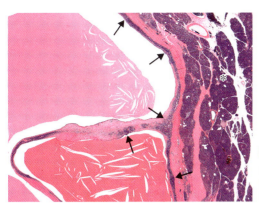

図Ⅲ-98　副脾の類表皮囊胞
あたかも膵病変(＊膵組織)のように見えるが，囊胞壁には脾組織(→)が縁どるように存在する．

とくにない．特別な症状がないため，10 cm 程度の大きな病変として見つかる場合が多かったが，最近は比較的小さな病変(3〜5 cm)が偶然発見されることも少なくない(図Ⅲ-97)．外科的に完全切除されれば，再発することは少ないが，そうでない場合，腹腔内などで再発を繰り返すことがある．

腫瘍は小血管に富み，腫瘍細胞はそれを中心に配列しているように見える(図Ⅲ-97b)．腫瘍の増大とともに血管の間が拡がり，腫瘍は血管周辺のみに見られる．前述のごとく，この組織像を真の乳頭状増殖に対して"偽乳頭状(pseudopapillary)"と表現している．個々の細胞の胞体は淡好酸性で核は類円形小型で比較的モノトーンであるが，核には軽度の皺が見られることがある．その他，好酸体(hyaline globules)，泡沫細胞の集簇，コレステリン・スリット，石灰化などがしばしば見られる．腫瘍の傍神経浸潤や静脈侵襲像などが見られることもある．

SPN の診断には神経内分泌マーカー陰性(focal に陽性を示すことはある)と β-catenin(核内局在)陽性(図Ⅲ-97e)，CD10 陽性が有用である．

5) 副脾の類表皮囊胞

膵尾部に見られた囊胞性病変を切除したところ，膵内ではなく副脾に生じた成熟奇形腫(デルモイド囊胞)であることがある．囊胞内腔には，角化物や黄色脂肪性物質などを入れていることが多い．

組織学的には，内胚葉，外胚葉，中胚葉系細胞に分化した成分が種々の割合で混在しており，囊胞病変の被覆は重層扁平上皮や線毛円柱上皮が多い．診断では，囊胞周辺に赤脾髄組織を見いだすことが重要である(図Ⅲ-98)．

6) 充実性腫瘍の囊胞性変化

通常は充実性(結節性)腫瘍に分類されるものにも種々の程度に変性壊死が加わり，見かけ上，囊胞性病変として捉えられることがある．

神経内分泌腫瘍は，時に内腔面が平滑な囊胞性病変を示すことがあり，画像診断，肉眼診断時に注意が必要である．膵管癌も内部が囊胞状変性をきたすことがあるが，囊胞性腫瘍と間違うほどの内部崩壊はまずない．

ここがHOT 6　ADMとAFL

膵癌の前駆病変といえば，本書でも取り上げているPanINやIPMNなどが有力候補として知られています．しかし，「見つかったときは進行癌」であることの多い膵癌が，「本当に，膵管の上皮で多段階的に発育進展した結果の浸潤癌なのか」という疑問は，少なからずこの分野の臨床家，研究者が疑問に思っていることなのかもしれません．

実は膵癌の前駆病変というのは，ほかにもいくつか候補があがっているのをご存知でしょうか．古くは内分泌細胞だ，腺房中心細胞だとも言われてきましたし，そして，最近，じわじわと注目を集めている病変にADMとAFLがあります．

ADMとは，acinar-to-ductal metaplasiaの略で，腺房細胞が膵炎などで脱落したあとに，おそらく腺房中心細胞あたりから新たにできる再生性の腺管状組織のことです（図1）．形態的には，肝臓に見られる細胆管に少し類似しています．AFLはatypical flat lesionの略で，ADM細胞に異型を伴い，さらに周囲を取り巻くような線維増生が見られるものと理解されます（図2）．これらの病変は，その後，膵管枝のPanINにつながっていく可能性やそのままの状態で浸潤癌になっていくのではという仮説もあります．その発育進展過程でPanINとは異なる分子異常も想定されています．

これらの前駆病変候補は，今後の膵癌の早期診断や膵癌の発育進展過程の解明にもつながる可能性があると私は期待しているのですが，残念ながら，まだこれらの研究のほとんどが動物実験レベルのことなのです．人でADM，AFLからの膵癌の進展仮説を証明することは難しく，これが今後の課題ともいえます．　　　　（福嶋）

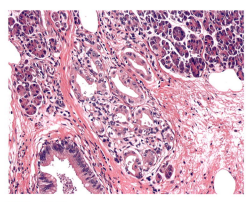

図1　ADM

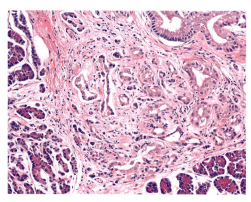

図2　AFL

8 リンパ増殖性疾患

1. 消化器リンパ腫へのアプローチ

1)リンパ増殖性病変を疑ったときの基本的な検索手順

基本的には下記のような手順で検索する[*1]．

○ リンパ増殖性病変を疑ったときの検索手順
1. リンパ腫か否か
2. リンパ腫ならホジキンリンパ腫か？　非ホジキンリンパ腫か？
3. 非ホジキンリンパ腫なら低悪性度群か？　高悪性度群か？
4. 非ホジキンリンパ腫ならB細胞性か？　T/NK細胞性か？
5. 非ホジキンリンパ腫なら病型分類は？

なかでも1．の仕分け作業が最も重要だが，最も難しい．それは，リンパ腫と紛らわしい組織像を呈する悪性腫瘍や反応性リンパ増殖性病変(後述)が存在するからである．

[*1] リンパ腫の診断は主に免疫染色で行うと考えている臨床医も多い．だが，それは大きな誤解である．まずHE染色標本で形態診断を行い，ある程度病型を絞り込んだのち免疫染色を施行するのが通例である．

2) 生検組織診断における留意点

生検組織は，当該病変を構成する組織の一部でしかない．そのため臨床診断名と生検組織診断名が一致しないこともある．もし，両者の間に離齬が生じたら確からしい診断にたどり着くために，各種の情報を交換しよう．

3)消化管リンパ腫の概念

日本人のリンパ腫のうち，初発(原発)部位が節外臓器と判断された症例(これを節外性リンパ腫という)は約50%を占める．そして節外性リンパ腫に占める消化管リンパ腫の比率は約30%で，胃・腸管が圧倒的に多く，その大部分が非ホジキンリンパ腫である．部位別には胃が最多で，これに小腸や大腸が次ぐ．食道原発リンパ腫や消化管原発ホジキンリンパ腫に遭遇することはほとんどないと言ってもよい．なお，実臨床では消化管に初発したもの(これを消化管原発リンパ腫という)なのか，他臓器原発リンパ腫または白血病が二次的に消化管に浸潤したものなのかを見極めたほうがよいが，進行病期になる(ステージが高くなる)とその区別は難しい[*2]．

[*2] 造血器腫瘍の原発臓器の決定は固形癌に比べて難しい．

4)消化管リンパ腫の病型

病理組織学的にリンパ腫と診断したら，白血病と同様，早急な治療開始を要するタイプなのかどうかを判断しなければならない．これは最も重要である*3．事実，急速に進行し，腫瘤形成による狭窄や腸重積を起こしたり，潰瘍形成による穿孔（腹膜炎）を起こしたりする病型もあれば，きわめて緩慢に経過する無症候性の病型もある．病型の種類は多いが，遭遇する頻度が高いものは限られている．したがって，これらの病型の特徴を理解しておくことが重要である．

B細胞性リンパ腫では，びまん性大細胞型B細胞性リンパ腫がダントツで，これにMALTリンパ腫，濾胞性リンパ腫，マントル細胞リンパ腫，Burkittリンパ腫が次ぐ．

一方，T細胞性リンパ腫は，非NK細胞性かつHTLV-1陰性の末梢性T細胞性リンパ腫のほか，成人T細胞性白血病/リンパ腫や腸症関連T細胞性リンパ腫が知られる．

なかでもBurkittリンパ腫，腸症関連T細胞性リンパ腫，成人T細胞性白血病/リンパ腫（急性型またはリンパ腫型）はほかの病型に比べて急速に進行し，早急な治療開始を要する．そのためか，病理診断申込書に赤文字で「大至急！」と書かれることは珍しくない．本当の意味での至急だと理解している病理部門のスタッフの対応はきわめて早い．一方，MALTリンパ腫，濾胞性リンパ腫，マントル細胞リンパ腫は緩慢に経過するため，治療開始に緊急性はない．前二者は病期によっては治療せず，経過観察されることもあるが，マントル細胞リンパ腫の悪性度は決して低くないので化学療法が原則となっている．したがって，これら3つの病型の鑑別診断に苦慮したら，染色体転座の検索など分子生物学的手法を用いて確実に病型を決定することが大切である．なお，染色体転座の検索は消化器科の医師には馴染みが薄く，事前に自施設の腫瘍内科医や病理医のほか臨床検査部門の技師に検体提出方法と受付時間を相談しておくことを強く勧めたい．参考までに各種解析法に必要な組織検体の処理法を表Ⅲ-16にまとめた．

◉ 消化管リンパ腫の主な病型（2017年WHO分類・第4版 追補版）

1. 成熟B細胞性腫瘍
   - びまん性大細胞型B細胞性リンパ腫，分類困難型
   - MALT（節外性粘膜関連リンパ組織型辺縁帯）リンパ腫
   - 濾胞性リンパ腫
   - マントル細胞リンパ腫
   - Burkittリンパ腫
2. 成熟T細胞性腫瘍
   - 腸症関連T細胞性リンパ腫
   - 成人T細胞性白血病/リンパ腫
   - 末梢性T細胞性リンパ腫，分類困難型

*3 臨床の現場では非ホジキンリンパ腫を低悪性度群と高悪性度群に大別することがある．前者は緩慢に進行する（経過観察も可能な）群，後者は比較的進行が速い（早々に治療を開始したほうがよい）群と考えてよい．これらに超高悪性度群（生物学的にきわめて侵攻性の腫瘍で，早急な治療を要する群）を加えると，非ホジキンリンパ腫を臨床経過の違いから3群に分類できる．いまもなお，実用的な分類であり，汎用されている．

表Ⅲ-16　各種解析法に用いる組織検体の処理法

	検体の保存状態		
	新鮮検体	凍結保存検体	ホルマリン固定・パラフィン包埋検体*
細胞形態像の観察	△	△	○
細胞質と一部の細胞膜抗原に対する免疫染色	×	○	○
細胞膜上の免疫グロブリンに対する免疫染色	×	○	×
フローサイトメトリー法による形質解析*	○	×	×
サザンブロット法	○	○	×
PCR法	○	○	△
染色体解析：G-banding	○	×	×
染色体解析：FISH	○	○	△

○：可能，△：条件つきで可能，×：不可能
PCR：polymerase chain reaction
FISH：fluorescence *in situ* hybridization
*：粘膜生検組織が1つしかない場合，ホルマリン固定を優先する．一方，十分量の組織が採取された場合，壊死のない病変部組織の一部を生のままフローサイトメトリー法による形質解析に供する．

2. リンパ腫と反応性リンパ増殖性病変の鑑別

　消化管のリンパ増殖性病変において反応性か腫瘍性かの鑑別診断に苦慮する場面は多い．元来，ヒトのリンパ球は種々の抗原刺激により，大型化（芽球化）する．もちろん大型リンパ球がすべて腫瘍性リンパ球とは限らないので，構成リンパ球の大きさのみで，腫瘍性か反応性かを判断することはできない．事実，大型異型リンパ球が多数混在する反応性病変や核異型度の低いリンパ球から構成されるリンパ腫（たとえばMALTリンパ腫や濾胞性リンパ腫）が存在する．したがって，まずHE染色標本で巨細胞の有無，次に結節性構造の有無，最後に構成細胞の大きさと形態に着目しながら鑑別を進めることが基本中の基本である（図Ⅲ-99）*4．

*4　免疫染色は，形態観察で鑑別対象を絞り込んでから施行することが肝要．

1）鑑別の手がかり

(1) 巨細胞の有無

　まず間質組織内に認められる細胞の種類〔リンパ球系細胞，形質細胞，顆粒球系細胞，組織球，線維芽細胞，血管内皮細胞，本来存在しない異質な細胞（巨細胞，印環型細胞，色素含有細胞など）〕とその多寡をみきわめる．そのなかに大型細胞または異様な形態を呈する単核～巨細胞が目立つようであれば，成人T細胞性白血病／リンパ腫，びまん性大細胞型リンパ腫，悪性黒色腫，転移性肺癌などの悪性腫瘍のほか，ウイルス感染細胞（サイトメガ

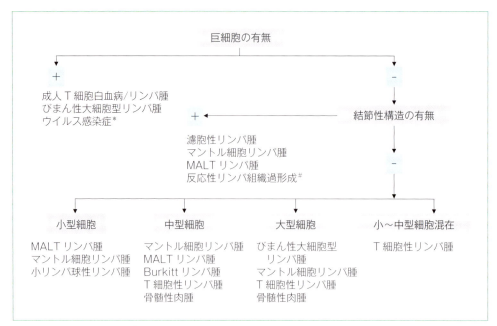

図Ⅲ-99　リンパ増殖性病変の病理学的鑑別診断過程
＊：サイトメガロウイルス感染細胞は，しばしば巨細胞化する．
＃：反応性リンパ組織過形成は H. pylori 感染胃炎，エルシニア小腸炎・回腸末端炎，クラミジア直腸炎でも認められる．

ロウイルス，など)や芽球化リンパ球(活性化リンパ球)，組織球の可能性を念頭におき検索を進める．

(2) 結節性構造の有無

結節性構造が明瞭な場合，本来の二次リンパ小節(これをリンパ濾胞という)なのか，腫瘍細胞から構成される結節なのかの鑑別を行う．細胞分布の極性が保たれた胚中心をもつ結節性病変の多くは反応性病変であり，胃では H.pylori 感染胃炎，腸管ではエルシニア小腸炎，クラミジア直腸炎などがある．胚中心には胚中心芽細胞(centroblast)と呼ばれる大型B細胞が常に存在しており，これを腫瘍細胞と誤認してはならない．また，反応性リンパ組織過形成のうち，濾胞の辺縁帯(マージナルゾーン)が拡大したものは，MALT リンパ腫と紛らわしい．

一方，胚中心が部分的または完全に消失した結節性病変の場合，濾胞性リンパ腫とマントル細胞リンパ腫を念頭におき検索を進める．なお，結節構造といっても輪郭が"明瞭"なものから"ぼんやり"としたものまでさまざまである．前者は濾胞性リンパ腫を，後者はマントル細胞リンパ腫を想起させ，これらは主観的ながらも診断価値の高い形態的所見である．したがって，低倍率視野で結節性構造の有無を丹念に検索する習慣を身につけたい(図Ⅲ-100)．

次に結節性構造がない場合，非特異的な炎症細胞浸潤巣なのか，腫瘍細

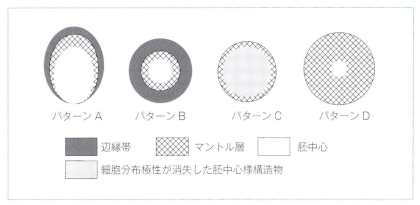

図Ⅲ-100　低倍率視野で観察する結節性構造
パターンA, Bは三層構造を示し, パターンC, Dは二層構造を示す. パターンAはリンパ組織過形成の基本型をなす. パターンBはマージナルゾーンパターンとも呼ばれ, リンパ組織過形成のほか, MALTリンパ腫でも観察される. パターンCは濾胞性リンパ腫, パターンDはマントルゾーンパターンとも呼ばれ, マントル細胞リンパ腫の基本型をなす.

のびまん性浸潤なのかを鑑別しなければならない. ここで着目すべき点は細胞構成である. 細胞構成がきわめて単調な場合, やはり腫瘍性病変の可能性を考慮する. また, 胚中心構造を欠いているのに核・胞体破砕物を貪食した組織球(tingible body macrophage[*5])や核分裂像が目立つ場合, 腫瘍性病変の可能性がある.

[*5]「染色性小体マクロファージ」と訳される.

(3) 構成細胞の大きさと形態

リンパ球の大きさは大型, 中型, 小型と表現し, 慣習的に組織球, 成熟リンパ球や血管内皮細胞の核と比較して判断している. 非腫瘍性リンパ球のうち, B細胞は小型から大型までさまざまであるが, 形質細胞やT細胞は総じて小型である. 一方, 腫瘍性リンパ球の核サイズは病型ごとに多様である(図Ⅲ-101). 大型の異型リンパ球がびまん性に増殖している場合, 大細胞型リンパ腫と考えてよい. 中型の異型リンパ球主体の増殖性病変のうち, 細胞構成がきわめて単調な場合はマントル細胞リンパ腫を, 核・細胞質の破砕物を貪食した組織球が多数介在する場合は, Burkittリンパ腫を想定して検索を進める. なお, リンパ腫組織の間質には多少のリンパ球が介在していることが通常である. もし, 介在リンパ球が全く確認できない場合は, 悪性黒色腫や低分化型癌など他系統の悪性腫瘍の可能性も考慮すべきである.

最後に, 構成細胞の核と胞体に着目する. たとえば, 平面的な切れ込みをもつ核が目立つ場合は濾胞性リンパ腫などのB細胞性腫瘍を, クルミの実のような複雑で立体的な切れ込みをもつ核が目立つ場合はT細胞性腫瘍を想起する. また, 核内封入体や細胞質内封入体として認識される好酸性球状構造物は形質細胞分化の形態的証拠となる[*6]. このようにHE染色標本から得られる情報を順序立てて吟味することが病理診断には必要である.

[*6] 形質細胞により産生された免疫グロブリンの凝集による球状構造物のうち, 核内に見られるものをDutcher(ダッチャー)小体, 細胞質内に見られるものをRussell(ラッセル)小体と呼んでいる. いずれもHE染色標本で観察可能な構造物である.

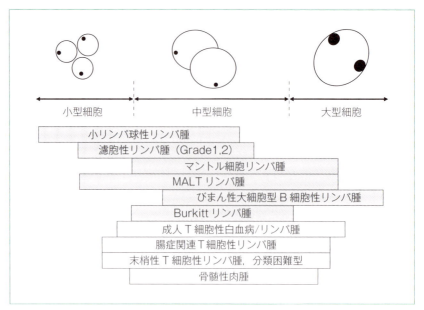

図Ⅲ-101　リンパ系腫瘍における核サイズの多様性
　　　はB細胞性リンパ腫，　　　はT細胞性リンパ腫を表わす．

2) MALT リンパ腫の病理像

　MALT リンパ腫は，別名，節外性粘膜関連リンパ組織型辺縁帯リンパ腫と呼ばれている．このあまりにも長い名称を嫌ってニックネーム的にマージナルゾーンリンパ腫と呼ぶこともある．現在，MALT リンパ腫は節外臓器に発生する低悪性度(予後良好)かつ低異型度(細胞形態は小型〜中型)のB細胞性リンパ腫として国際的に認知されている．本病型は背景に慢性持続的炎症性病変を有していることがあり，病理組織学的にはリンパ組織過形成(lymphoid tissue hyperplasia)との鑑別が常に問題となる．小さな生検組織では，リンパ組織過形成と MALT リンパ腫の鑑別に苦慮することが多く，臨床医・病理医にとってストレスが強い．

　日常診療で遭遇する胃の MALT リンパ腫は，*H. pylori* の除菌療法が奏効する群，びまん性大細胞型B細胞性リンパ腫に組織学的転化(large cell tranform)する群，*H. pylori* の除菌療法に抵抗性を示す群，以上の3群に分類される．現在，胃限局例の多くは *H. pylori* の除菌療法が第一選択となっている．除菌療法を施行しても病巣がなかなか縮小しない場合(たとえば，大きな腫瘤を形成した例や複数臓器に病変を形成した例)は放射線療法や化学療法が追加される．一方，腸管発生例は隆起型が圧倒的に多く，大きなものは腸重積などの急性腹症で開腹・腸管切除されることがある．

　次に胃・腸管 MALT リンパ腫の病理組織学的な特徴について整理する．成書には，① 濾胞の辺縁帯(マントル層の外側領域)を主座に置き，② 小

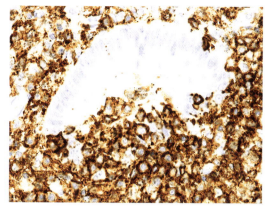

図Ⅲ-102 MALT リンパ腫におけるリンパ上皮病変

免疫組織化学染色（CD20 抗体）．粘膜固有層で増殖する腫瘍性 B 細胞（茶色の細胞）が既存の腺管の基底膜側から浸潤し，その一部を破壊している．これをリンパ上皮病変（lymphoepithelial lesion）と呼ぶ．

型～中型のリンパ球がびまん性に増殖し，③ しばしば形質細胞や淡明な細胞質をもつ中型リンパ球が混在し，④ これらのリンパ球が既存の腺上皮間に浸潤し，種々の程度に腺構造を破壊する（図Ⅲ-102），と記載されている．

　一般的に MALT リンパ腫は，ほかの B 細胞性リンパ腫に比べて，構成細胞（リンパ球）の核異型度は低い．そのためリンパ組織過形成との形態的鑑別も難しく，生検組織ではなおさらそうである．その状況下にあって鑑別診断の糸口となりうる手法が免疫グロブリン軽鎖（κ 鎖と λ 鎖）陽性率の検索である．

　免疫グロブリン軽鎖の発現状況はホルマリン固定組織切片を用いた免疫組織化学染色でも検討できるが，細胞質内の免疫グロブリンに限定される．したがって，形質細胞分化が目立つ MALT リンパ腫の診断には有用である．一方，フローサイトメトリーは細胞膜上の免疫グロブリンを検索しており，ホルマリン固定組織切片を用いた免疫組織化学染色よりも検索精度が高い．もし，内視鏡的粘膜切除術（endoscopic mucosal resection；EMR）やポリペクトミーによって十分量の組織採取が期待できる場合は新鮮検体の一部をフローサイトメトリー法に供したい[*7]．病変部のリンパ球における免疫グロブリン軽鎖陽性率が同程度であれば反応性（非腫瘍性）と判断され，いずれかの軽鎖陽性率が極端に高ければ腫瘍性病変すなわち B 細胞性リンパ腫の可能性がきわめて高いと判断してよい（図Ⅲ-103）[*8]．この判断結果と細胞・組織形態を勘案すれば，より確からしい病理診断を得ることができる．

3）反応性リンパ増殖性病変の病理像

　肉眼的には乳白色調の半球状～多結節性隆起として認識され，頂部に浅い潰瘍を伴うこともある．また，多発することもある．歴史的には，胃発生例は反応性リンパ細網細胞増生（reactive lymphoreticular hyperplasia；RLH），直腸発生例は口蓋扁桃になぞらえて直腸扁桃（rectal tonsil）と呼ばれてきた[*9]．また，これらの多くは現在の MALT リンパ腫に分類されるべきと考えている研究者も少なくないが，そう簡単に割り切れるものでもない．

[*7] フローサイトメトリー法に用いる検体は，決してホルマリンに浸漬せず，生理的食塩水で湿らせたガーゼに包んで検査部に提出する．

[*8] 免疫グロブリン軽鎖発現に著しい偏りを認める現象を，免疫グロブリン軽鎖制限・拘束（light chain restriction）という．この現象は，B 細胞性リンパ腫と診断するための強力な根拠となる．

[*9] リンパ細網系という用語が使われなくなって久しい．そのためか最近は RLH は reactive lymphoid tissue hyperplasia の略語として用いられるようになった．

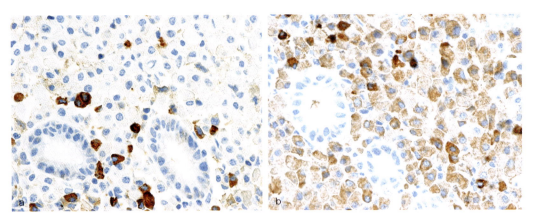

図Ⅲ-103 胃MALTリンパ腫における免疫グロブリン軽鎖制限
a：免疫組織化学染色（免疫グロブリンκ鎖抗体）．細胞質にκ鎖が発現した形質細胞様リンパ球（茶色の細胞）は少数である．
b：免疫組織化学染色（免疫グロブリンλ鎖抗体）．ほとんどの形質細胞様リンパ球がλ鎖を発現している．写真aに比べて免疫グロブリン軽鎖発現に明らかな偏りがある．この現象はリンパ球が腫瘍性(clonal)に増殖していると判断するための強力な根拠となる．この染色結果をもってB細胞性リンパ腫と診断できる．

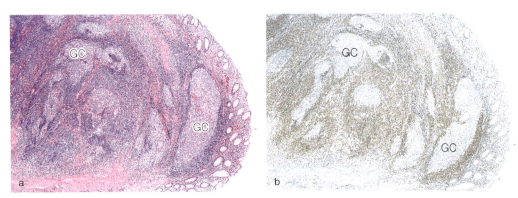

図Ⅲ-104 下部直腸のリンパ組織過形成
a：粘膜深部から粘膜下組織にかけてリンパ組織が増生している．胚中心(germinal center；GC)は種々の程度に拡大し，マントル層周囲の辺縁帯も拡大している．本例は新鮮組織を用いたフローサイトメトリーでは免疫グロブリン軽鎖制限は認められず，リンパ組織過形成と診断した．
b：免疫組織化学染色(BCL-2抗体)．BCL-2陽性細胞はマントル層と辺縁帯に主に分布し，胚中心(GC)内部ではごく少数である．この染色結果をもって濾胞性リンパ腫を確実に否定できる．

　　　　　　　　　　　病理組織学的には粘膜内および粘膜下組織にかけてのリンパ組織過形成が基本所見である（図Ⅲ-104）．具体的には，胚中心が拡大したり，マントル層（暗殻）や辺縁帯（マージナルゾーン）が拡大したりする．拡大した胚中心内部には染色性小体マクロファージが目立つことが多い．なお，胚中心におけるリンパ球の分布極性は必ず保たれている．MALTリンパ腫との鑑別においては，辺縁帯のB細胞の形態を評価することが重要である．もし，同領域に軽度にくびれた核をもつB細胞，すなわち胚中心様細胞(centrocyte-like cell)や淡明な胞体をもつB細胞（単球様B細胞）が明らかに増加していれば，MALTリンパ腫の可能性を考えたほうがよい（図Ⅲ-105）．一方，診断の決め手に欠ける場合，MALTリンパ腫以外のB細胞性リンパ腫を鑑別・除外

8 リンパ増殖性疾患　197

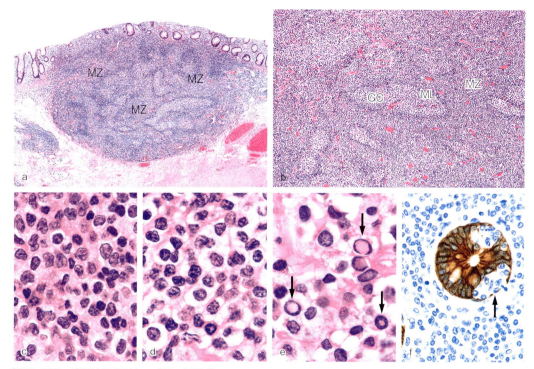

図Ⅲ-105　直腸 MALT リンパ腫の組織像

a：直腸粘膜固有層から粘膜下層にかけて辺縁帯(marginal zone；MZ)が拡大した結節性病変を見る．病変部直上の陰窩密度は周囲粘膜に比べて低い．本例は新鮮組織を用いたフローサイトメトリーで免疫グロブリン軽鎖制限を示した．
b：胚中心(GC)を囲むマントル層(mantle layer；ML)の外側(MZ)で，リンパ球が増殖している．このような増殖様式をマージナルゾーンパターンという(図Ⅲ-100 参照)．
c：軽度にくびれた核をもつ胚中心細胞に類似した小型〜中型異型リンパ球(centrocyte-like cell)を認める．
d：淡明な細胞質をもつ単球様異型リンパ球が集簇している．
e：形質細胞分化を反映してピンク色に染まる核内封入体(Dutcher 小体：↓)を認める．
f：免疫組織化学染色(サイトケラチン抗体)．サイトケラチンを発現した陰窩上皮のなかにリンパ球が浸潤し，リンパ上皮病変(↑)を形成している．

したうえで，経過をじっくりと観察したほうがよい．小さな生検組織での診断は容易ではなく，可能ならば病変部を内視鏡的に切除し，さきに述べたフローサイトメトリー法の検索結果を勘案して診断することが望ましい．

免疫組織化学染色では，胚中心内部に BCL-2 蛋白陰性かつ CD10 陽性の B 細胞(胚中心細胞)が必ず観察される．もし，胚中心構成リンパ球のほとんどが BCL-2 を発現している場合は濾胞性リンパ腫の可能性が高いので，HE 染色標本を見直すべきである．

参考までにリンパ増殖性病変の病理診断における免疫組織化学染色の使い方を表Ⅲ-17 に，そして胃・腸管に発生する代表的な B 細胞性リンパ腫の鑑別点を表Ⅲ-18 にまとめた．

Ⅲ 基礎編(2) 臓器・病変別 病理学的アプローチ

表Ⅲ-17　リンパ増殖性病変の病理診断における免疫組織化学染色の使い方

使用目的と必要な染色	コメント
◎ リンパ増殖性疾患か否かの判断 　　CD45(leukocyte common antigen；LCA)， 　　Cytokeratin(AE1/AE3 や CAM5.2 など)	EMA は形質細胞性腫瘍や未分化大細胞リンパ腫にも高頻度に陽性となる.
◎ B, T/NK, 形質細胞性を判別したいとき 　　CD3, CD20, CD79a, 免疫グロブリン軽鎖(κ, λ)	T/NK 細胞性：CD3, CD4, CD8, CD56 B 細胞性：CD20, CD79a 形質細胞性：CD79a, 免疫グロブリン軽鎖(κ, λ) T/NK 細胞性リンパ腫の亜型分類のために granzyme-B, TIA-1 などの細胞傷害性蛋白や EBER の発現の有無を検索することがある.
◎ MALT リンパ腫か反応性リンパ増殖性病変かの鑑別	鑑別に有用なマーカーはない.
◎ 濾胞性リンパ腫か反応性リンパ増殖性病変かの鑑別 　　BCL-2	濾胞性リンパ腫では結節に一致して BCL-2 が陽性となり, 反応性リンパ増殖性病変では胚中心が BCL-2 陰性, マントル層が BCL-2 陽性となる. 濾胞性リンパ腫：CD10(＋), CD20(＋), BCL-2 (＋) まれに, BCL-2 の発現が弱いものもある.
◎ マントル細胞リンパ腫か否かの判断 　　CD5, CD20, cyclin-D1	マントル細胞リンパ腫：CD5(＋), CD20(＋), cyclin-D1(＋)
◎ 小型～中型リンパ球から構成されるびまん性リンパ腫の鑑別 　　CD3, CD4, CD5, CD8, CD10, CD56, BCL-2, Ki-67	Burkitt リンパ腫：CD10(＋), BCL-2(－), Ki-67 標識率＞99% T 細胞性リンパ腫：CD3, CD4, CD8, CD56
◎ lymphoepithelial lesion(LEL)の有無の確認 　　Cytokeratin(AE1/AE3 や CAM5.2 など)	腺上皮内に浸潤する腫瘍細胞が B 細胞性である場合に限り LEL という.

表Ⅲ-18　小型・中型リンパ球から構成される B 細胞性リンパ腫の主な鑑別点

	Burkitt リンパ腫	MALT リンパ腫	マントル細胞リンパ腫	濾胞性リンパ腫
結節構造の有無	－	±	±	＋
リンパ上皮病変の有無	±	＋	±	±
腫瘍細胞の大きさ, 形態	中型細胞 核にくびれなし	小型～中型細胞 胚中心細胞に類似	中型細胞 胚中心細胞に類似	小型～中型～大型細胞 胚中心細胞または 胚中心芽細胞に類似
腫瘍細胞の免疫形質(ホルマリン固定パラフィン包埋組織切片での検索結果)				
CD5		－ / ＋*	＋	－
CD10	＋	－	－	＋
CD23**	－	－	－	－
BCL-2‡	－	＋	＋	＋
Cyclin D1	－	－	＋	－

＊：ごく稀に CD5 を発現する MALT リンパ腫がある.
＊＊：CD23 は慢性リンパ性白血病/小リンパ球性リンパ腫で発現する. 本病型の進行病期症例は胃・腸管にも浸潤する.
‡：各病型間の鑑別診断には BCL-2 蛋白発現の有無の検索は全く役立たない.

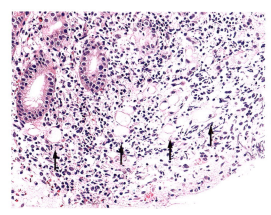

図Ⅲ-106 胃 MALT リンパ腫に観察される印環細胞様上皮細胞

表層型の胃 MALT リンパ腫の生検組織である．間質を満たす小型リンパ球がリンパ腫細胞である．一見，印環細胞に類似した細胞（↑）は，すべて既存の腺窩上皮（表層粘液細胞）である．倍率を上げて上皮細胞の核をじっくりと観察し，癌と判断するほどの核異型がないことを確認することが大切である．

3. 消化管リンパ腫とほかの悪性腫瘍の鑑別

HE 染色標本上の形態観察からリンパ腫が疑われたら，他系統の悪性腫瘍を慎重に鑑別・除外する．治療方針が全く異なるからこの過程は重要である．なかでも印環細胞癌，リンパ球浸潤癌，悪性黒色腫，内分泌細胞癌を確実に除外する．これらの組織型とリンパ腫の鑑別診断に苦慮したら，臨床症候はもちろん画像所見や血液・生化学的所見も含めて再検討することが望ましい[*10]．また，意外なところに落とし穴が潜んでいるので注意したい．以下に鑑別診断の要点を述べる．

[*10] 原点に立ち返ることを忘れてはなるまい．

1）MALT リンパ腫と印環細胞癌との鑑別

胃に発生した MALT リンパ腫の粘膜内病変では，腫瘍細胞に相当する異型リンパ球の浸潤によって既存の腺管が破壊され腺上皮細胞が単離することがある．とくに，胃腺窩上皮細胞や副細胞（頸部粘液細胞）が単離・変性すると，一見，印環細胞（signet-ring cell）に類似する．そのためこれらの単離細胞を印環細胞癌と誤認してしまう危険性がある（図Ⅲ-106）．しかし，これらの単離細胞は真の印環細胞癌に比べて明らかに核異型度は低いので違和感を覚える．細胞内粘液に富む単離性の上皮細胞を，印環細胞癌と思い込まないように注意せねばならない．たとえ臨床診断が胃癌疑診であっても病理組織学的に違和感を少しでも覚えたら，MALT リンパ腫の可能性を疑う余地を残しておきたい．

2）MALT リンパ腫とリンパ球浸潤癌との鑑別

胃リンパ球浸潤癌（間質に高度のリンパ球浸潤を伴う胃癌）は，深部浸潤部のみならず，粘膜内癌部でも癌腺管内に多数の非腫瘍性リンパ球（主に T 細胞）が侵入する．その結果，粘膜内癌部の組織像があたかも MALT リンパ腫のリンパ上皮病変（lymphoepithelial lesion）のように見えることがある（図

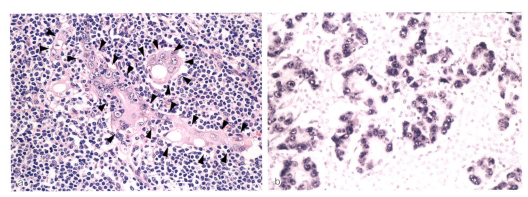

図Ⅲ-107　MALTリンパ腫と紛らわしい胃リンパ球浸潤癌
a：リンパ球浸潤を伴った腫瘍腺管（▲）は，MALTリンパ腫に見られるリンパ上皮病変と紛らわしい．間質のリンパ球に目を奪われず，腺管の構造異型や上皮細胞の核異型に着目することが本組織型の病理診断には重要である．
b：腫瘍腺管構成上皮の核がEBERにより紺色に標識されている．

Ⅲ-107a）．この所見をもってMALTリンパ腫と直ちに判断することは危険である．胃癌と正しく診断するためのコツは，リンパ球浸潤巣のなかに埋もれている腺管を構成する上皮細胞の核異型に着目すること，粘膜内部にどこかに残存する管状腺癌を丹念に探すことである．その他，癌細胞の核に一致したEBER（Epstein-Barr virus-encoded small nuclear early region）陽性シグナルを高率に認めるので特殊染色は有用である（図Ⅲ-107b）．

Coffee Break 11　デキる臨床医はマネジメントがうまい

　以前勤めていた病院で「病理診断結果が診療端末で見られないのですが？」という電話がありました．
　状況がわからないので，何がおかしいかわからない人も多いことでしょう．筆者も最初この研修医が何を言おうとしているのかわからず，「……でっ？」と言いそうになりました．途中ハショリますが，この研修医が言わんとしていたことは，「自分が出した患者の血液検査やそのほかの検査結果も，診療端末で見ることができるのに，なぜ病理診断結果はまだ見られないのか？」という結果の問い合わせだったようです．この研修医先生，必要な検査はしっかり出し，その結果をちゃんとチェックし，カンファレンスの準備も完璧なスーパー研修医なんだと自分では思っているのだろうと思います．
　もちろん，それぞれの施設でTAT（turn-around time）短縮のためのさまざまな努力が行われていますが，病理検体は増える一方で，また症例によっては免疫染色などの必要なものもあり，血液検査のようにすぐにというわけには行きません．
　デキる臨床医は，それらもふまえたうえで，検査申込書の書き方（症例の問題点と欲しい情報を明確に書くなど），問い合わせの仕方（尋ね方，直接鏡検に来るなど）でも，ちょっとずつ違うもので，結果として適切な時期に適切な結果を得られているような気がします．デキる消化器医を目指している皆さんは，ぜひ，一工夫してみて下さい．

(福嶋)

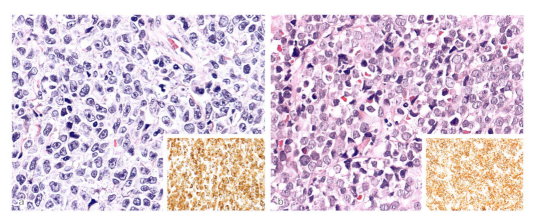

図Ⅲ-108　リンパ腫と紛らわしい他系統の悪性腫瘍
a：直腸肛門管移行部の悪性黒色腫．明瞭な核小体を有する大型核と豊かな細胞質をもつ腫瘍細胞がびまん性に増殖し，一見，びまん性大細胞型リンパ腫に酷似する．HE染色ではメラニン色素を確認することはできないが，Melan A抗体（インセット）を用いた免疫組織化学染色によってメラニン色素が証明される．
b：終末回腸の骨髄性肉腫．繊細なクロマチンを有し，芽球様形態を呈する腫瘍細胞がびまん性に増殖し，一見，リンパ芽球型リンパ腫に酷似する．腫瘍細胞間に少数の好酸球が介在している．腫瘍細胞の胞体はミエロペルオキシダーゼ抗体（インセット）で標識される．

3）その他

　メラニン含有量の少ない悪性黒色腫（図Ⅲ-108a），内分泌細胞癌は大細胞型リンパ腫またはリンパ芽球型リンパ腫に類似した細胞形態を呈することがある．また，骨髄芽球や単芽球様の腫瘍細胞からなる骨髄性肉腫（myeloid sarcoma）（図Ⅲ-108b）も，その細胞形態像は大細胞型またはリンパ芽球型リンパ腫に類似するので注意を要する[*11]．いずれも遭遇頻度が低く見慣れていないため，HE染色標本では鑑別診断に苦慮する．免疫染色により腫瘍細胞の形質を検索し，細胞形態を勘案しながら診断を進めるのが基本である．

[*11] 腫瘍性骨髄芽球や単芽球が髄外浸潤部で腫瘤を形成したものを骨髄性肉腫と呼ぶ．古典的には「緑色腫」と呼ばれ，歯肉や消化管に大小の結節や腫瘤を形成することがある．これらの病変が消化管に初発することもあれば，急性骨髄性白血病に先行・随伴することもある．

応用編

病理を疾患研究に活かそう

　人間の病気に関する研究を進めるにあたって，病理形態学的知識が必要な場面は少なくない．研究の始めの段階で，その疾患・病変についての病理学的知識を習得しておくことが望ましい．また，近年の解析機器の高性能化にもより，研究結果の解釈を検討するうえで，最近では特に解析した病理検体そのもの(検体処理や固定方法，時間など)にまで気を配る必要が出てきている．

　さらに，せっかくの研究内容も，写真の呈示方法1つで評価は大きく違ってくることも認識しておく必要があるだろう．

病理を疾患研究に活かす ポイント15

病理形態と病理診断の知識を最大限に活かして研究を進めようというのが，この項の主旨であるが，反対にいうと，そこを押さえておかないと，あとで足を掬われかねないということでもある．

病理部門には，生検や手術時に採取された組織・細胞検体が病理・細胞診断のために集められ，集積されている．多くはホルマリン固定，パラフィン包埋組織であるが，特定のものはホルマリン固定前に凍結保存もされているかもしれない．ここでは，そのような病理検体から核酸などを抽出して解析したり，標本上で分子の発現を確認したりする際の，また臨床病理学的研究を行う際の注意点について簡潔にまとめておきたい．

1. 組織凍結保存のポイント

1) すばやく凍結する

自家融解を避けるため，クリーンな器具を用いて，なるべくすばやく組織を採取し凍結する．また，毎回ほぼ同じ手順や時間で組織を採取し，同じ条件で冷凍庫に保存することも重要である．

2) 検体は用途にあわせて取り分けて保存する

組織を凍結保存する場合は，それを溶かして使用するときのことを考え，なるべく必要な量に小分けして保存しておくと，貴重な検体を有効に使うことができる．

3) 見る眼を養っておく

新鮮（未固定）組織における腫瘍と非腫瘍部のサンプリングは，ある程度経験を積んだ病理医ならポイントを外すことはあまりないはずだ．しかし，それでも腫瘍部と思って採取した硬い部分が実はほとんど線維化巣であり，腫瘍の主体はその周囲にあった，などということは起こりうる[*1]．したがって，適切に組織採取を行うためには，まず肉眼観察力を養う必要がある．それでも限界はあるので，解析のときには，組織プレパラート標本を1枚作製して腫瘍の含有量や局在などを確認する必要がある．

*1 それを知らずに多くの研究者が「腫瘍組織（T）」または「正常（N）」などのラベルに疑いをもたず擦りつぶし実験を行っていたりする．

2. パラフィンブロック検体を活かすポイント

4) ホルマリンに長時間浸けすぎない

パラフィンブロック化された組織検体なら，どれでも同じというわけではない．ホルマリン固定時間が長いと核酸は分断されてしまい，PCR にかけても長い DNA 断片は増幅されなくなってしまう．日本病理学会は，組織検体（手術検体，内視鏡的に切除された検体，生検検体）では，コンパニオン診断などを考慮し，10％リン酸緩衝ホルマリンで6〜48時間の固定を行うことが望ましいとしている[*2].

*2 「ゲノム診療用病理組織検体取扱い規約」（日本病理学会発行，2018年）.

5) 必ずプレパラートをレビューしてからブロックを選ぶ

ある組織から核酸などを抽出して解析する場合には，その組織ブロックから HE 染色標本をつくり，解析のターゲットとする組織が含まれているかを確認する必要がある[*3]．もし組織の端にしか目的の組織が見られなければ，その他の部分を避けて，たとえ少量であっても解析したい組織だけを採取することができる．

*3 そうすれば，たとえば，異なる腫瘍組織型の混在などにも対応できる.

6) ブロック削りはミクロトームで行う

パラフィンブロックから核酸などを抽出する場合，通常 10〜20 μm の厚さで薄切する必要があるが，この薄切にはミクロトームを用いなければならない．時にパラフィンブロックを彫刻刀のようなもので削ろうとする人がいるが，これでそのブロックは台なしになり，以降は標本作製も不可能になってしまう．この結果，二度と診断の検証を行うことができなくなり，肝心の解析データの信憑性にも疑問が出てくる可能性がある．

◎ Coffee Break 12　日々の病理診断での学び

病理医は，日々，病理標本を顕微鏡で見て，時々それぞれの教科書やアトラスを参照しながら，病理診断報告書という文書を作成していくのが仕事の大きな部分を占めます．側（はた）から見ると，何と退屈そうな，刺激の少ない仕事かと思われるかもしれませんが，これが案外そうでもありません．ここでは，文章作成というところにフォーカスします．

研修医などが書いたいわゆる「診断原案」を，書いた本人と一緒に確認しながら，書いてきた文章を端末で修正していくことが多いのですが，ここで彼ら/彼女らに事あるごとに話すことは，「文章だけしか見ない人たちが誤解しないように書かなきゃ」「なぜ B だけを否定して結論にいく

わけ？」「前のレポートのコピペだろっ！」など．本当に□うるさいことばかり言って嫌われているに違いありませんが，組織所見やそこから考えられる病態を言葉で伝えることは，病理診断学の基本であり，一定のレベルまでは到達する必要があります．そして，いったんそれを手に入れれば，病理診断報告書だけでなく，カンファレンスでの症例プレゼン，学会発表，論文執筆のすべてにそのスキルとセンスが役に立ちます．

このコラムタイトルに「日々の」を入れたのには理由があります．特別のことではなく，よりルーチンワーク的な業務のなかにも学びポイントは常にありますし，むしろその蓄積でしか身につかないと思うからです．　　　　（福嶋）

3. 特殊(免疫組織化学を含む)染色を活かすポイント

7) 必ずコントロール(対照)をおく

どのような実験でも，ポジティブコントロール(陽性対照)とネガティブコントロール(陰性対照)をおくことは常識であるが，免疫組織化学が一般の診断にも応用され身近な存在になったためもあり，コントロールをおろそかにする人がいる．なるべく同じ標本内に，最低でも同じ実験の流れのなかに1枚のコントロール標本をおく必要がある．

8) なるべく周囲組織が含まれる標本を

免疫組織化学染色の場合，まずHE染色標本で組織構成を把握し，その後，用いた抗体が組織上のどの細胞や構造物と反応しているかを見る．とくに重要なのは細胞質，細胞膜，それに核への局在を確認することである[4]．このとき，同じプレパラート標本上にインターナルコントロール(内在性対照)となる組織/細胞が含まれていれば，それと比較して染色所見を判定することができるため，評価の客観性がより高まる．

[4] 「免疫組織化学染色」の項も参照(→34頁)．

◎ Coffee Break 13　デジタル病理で何が変わる？

世の中は何でもデジタルの時代です．「何でも」となって，ようやく病理にもデジタルの波がやってきました．しかし，その波ですが，なかなか予測通りには広がりません．電子書籍の登場で紙の本がなくなるのでは，という杞憂もどこかにいったように，デジタル病理も，思ったほど普及していかないのでは？もちろん，書籍と病理診断では，その許認可問題も格段に違うわけですから，動きが鈍いのは致し方ないとして，果たしてその先に，本当に明るい未来が来るのでしょうか？

病理標本をデジタル化するメリットは，たくさんあります．まず，顕微鏡が要らなくなる，ハードディスクに保存しておけば，標本を倉庫に取りに行かなくても，すぐにPC上で見ることができます．また，免疫染色標本と並べて同時に拡大することで，陽性細胞と形態の見比べが容易になります．そして，何と言ってもネットに繋げば遠隔診断も可能になるのです．

しかし，顕微鏡のよさも本のよさと同じように捨て難いものがあります．さっとセットして，さっさっさっと見ることができる．この簡便さには，まだデジタル病理のビューアーは追いついていません．何かとイライラします．また顕微鏡だと少し厚めの標本もピントを小まめに動かして見ていくので気になりません．これらは些細なことだと思われる方もいらっしゃることでしょう．しかし，ルーチンにおける些細なことは，すぐに山のように降り積もります．

というわけで，病理診断の世界は，デジタル病理にすべて置き換わってしまうのか，書籍のように共存するのか，その方向性がある程度明らかになるのに，もう5年もかからないのではないかと思います．

(福嶋)

9) 染色結果の再現性を確認する

免疫組織化学染色も所詮は染色であり，色がついたか否かを見ているにすぎない．抗原抗体反応を起こしたところだけが発色するような仕組みとなっているとはいえ，実際には色々なものに色がついたり（つくはずのものにつかなかったり），一見「陽性または陰性」のように見えたりすることがある．このような偽陽性/偽陰性の判定にはコントロールをおくことが必須だが，次には同じ実験を繰り返し行って再現性を確認することも重要である．

10) 条件設定は，最初が肝心

染色結果は，染色の強さ（strong/weak）と染色パターン（diffuse/focal，ほか）で評価することが多いが，同じ実験においては，同じ染色条件で行うことが原則である．そうでなければ，症例同士を客観的に比較することが困難となる．したがって，後から最適の条件が見つかった場合は，もう一度最初から，すべての標本をその条件で染色し直すことが必要になる．

11) 陽性部の局在は重要，ただし先入観をもちすぎてもいけない

免疫染色では，まずターゲットとする蛋白質の局在（細胞質，細胞膜，核など）を考えながら観察することが重要である．しかし，時には先入観をなくして観察することで，意外な新事実の発見につながったりすることもある*5.

*5 多くは，そういう新事実を書いたペーパーをあとから読んで，悔しい思いをするものだ．

12) 必ず HE 標本にかえる

染色の局在もふくめ，常に HE 標本と比較しながら染色結果を評価することが大切である．病理診断学は HE 染色標本の像を基本に構築されており，それを基軸とすることで，結果の評価にも客観性が増し，他の研究者にも受け入れてもらいやすくなるだろう．

4. 病理情報を活かすポイント

13) 診断名に振り回されない

症例の抽出の際に気をつけなくてはならないことの1つに，疾患分類，組織型分類などは不変のものではないというのがある．つまり時代によって疾患概念や名称は少しずつ変わっている*6.したがって，病理診断報告書をめくったりデータベース内を検索したりする際，診断名に疑問がある場合は病理診断報告書の所見文を読み返すことはもちろん，場合によっては組織スライドのレビューが必要である．

*6 粘液産生膵癌が膵管内乳頭粘液性腫瘍に変わっていったように．

せっかく時間をかけて集計し，発表まで漕ぎつけたデータの説得力と信憑性を高めるためにも，最初のところで手を抜かないことが肝要である．

14) 規約項目をそのまま結果として解析に用いない

悪性腫瘍の場合の病理診断報告書には，脈管侵襲の程度などいくつかの因子は段階評価されている．それをそのままの数値（v1, v2, v3 など）で分類して解析したのだろうと思われる研究報告をみることが少なくない．この場合，研究目的にもよるが，対象とした症例群に対する何らかの因子を評価する場合は，同じ基準で同じ評価者[*7]によって評価された結果を用いるべきであろう．段階評価は一見客観的な評価に見えるが，所見が「ない」か「ある」か程度を除けば，その基準は病理医によってかなりバラつくものであり，病理診断報告書のものを，そのまま書き出して予後との比較など統計解析を行っても意味があることとは思えない[*8]．

*7 客観性を担保するために通常 2 名以上.

*8 数値で表されるとあたかも客観的データであるかのような錯覚に陥りそうなので注意が必要だ.

15) グループ分類，クラス分類は病変の段階ではない

診療上は，情報を臨床家に間違いなく伝えるということが重要であり，消化管生検においてはグループ分類が，細胞診ではクラス分類[*9]などを使用してシンプルに伝えようとすることが今でも少なくない．しかし，これらは「数値」ではなく「記号」と考えたほうがよいものであり，病変にそのような段階があるわけでもなく，少なくとも学問的なものではない．したがって，その数字を数値として解析するのはナンセンスと言われても仕方がない[*10]．

*9 だんだんクラス分類は使われなくなりつつある.「細胞診」（→ 21 頁），パパニコロー分類の用語解説（→ 223 頁）も参照.

*10 クラス分類の結果を時系列でグラフ化して発表している冗談みたいな研究を見たことがある.

◎ Coffee Break 14　消化器 WHO 分類にまつわるよもやま話

2010 年に改訂された消化器腫瘍の WHO 分類からも随分経ちましたが，このときに，いくつかの大きな分類や名称の変更がなされたことは，まだ記憶に新しいことです．その後，それなりに定着していったものから，依然として議論が続いているものまであります．「WHO 分類」や「癌取扱い規約」というと，何か憲法か何かのような"ありがたい"扱い？で，多くの人が，最新情報を得よう，理解しておこうという風潮があります．改訂版のポイントを解説した総説もすぐに出されたりします．筆者は，本著第 2 版の前文で 2010 年の WHO 分類のコンセンサス/編集会議に出席する機会を得たということを書きました．ここでは，そこで感じたことを少し書きます．

まず思ったのは，WHO 分類と言っても所詮は人間が作るもので，絶対はありえませんし，編集/校閲の弱いところもありました．また，集まったメンバーを見ると国際的には明らかに偏りがあるように思われました（アジア人は日本人のみ．上部・下部消化管・肝胆・膵に 1 人ずつ配置されました）．一方，感心したことは，とにかく長い会議で，朝早くから夜まで 3 日間に渡って行われて到達したコンセンサスには一定の価値はあると思われました．そして，ここが一番大事な点とも言えますが，会議の議論の土俵に上がるのは，国際論文に投稿されていることが前提であり，そうでなければ議論にも出ません．これを反対に考えれば，論文化しておくことの重要性ということです．IPNB は Nakanuma, Zen の論文が，ITPN なら Yamaguchi らの論文をベースに会議が進められるのを見た筆者は，WHO も捨てたもんじゃない，とあらためて思ったものでした．　　　　　　　　（福嶋）

2 学会発表・論文投稿に役立つ病理写真の見せ方

　学会発表でも論文投稿でも，写真呈示は重要である．とくに症例報告の場合は，症例の特徴を写真で明確に示すことができなければ，いくら口頭や文章で説明してもなかなか真意が伝わらない．また，学会・研究会では時間制限があるから，それほど病理写真だけに枚数を割けるものでもない．そこで，いかに少ない枚数で伝えたいことをより効果的に相手に伝えるか，ここでは病理写真に限定して，そのコツを探ってみたい．ほかの画像写真と大きく変わることはないが，病理写真（とくに組織写真）に馴染みの薄い臨床医に少しでも役立ててもらえればうれしい．大切なことは以下の2点に尽きる．ひとつ目は気配り（思いやり），2つ目は凝りすぎない，である．

1. 病理写真呈示の大原則

　見せたいものを，より少ない枚数でより効果的に呈示するためには，それを見てくれる人たち（学会発表では視聴者，論文では査読者や一般読者）への気配りが必要である．この写真を見りゃわかるだろうといった高慢ちきな態度は厳禁である．

○ 気配りのススメ
その1：伝えたいことを説明するに足る写真を適切に選ぶ．
その2：その写真を引き立てる適切な説明を添える．
その3：見た目が美しい写真を呈示する．

　以上の3項目はこのように理解するとよい．つまり，自分の話を聞いてくれる人，読んでくれる人に不快感を与えない．これが最低ラインである，と[*1]．次に，そこに適切な説明（文）があれば満足度はいっそう高まる．そして，綺麗とはお世辞にも言えない写真は呈示してはならない．呈示する病理写真は美しいものに限る．美しいという視覚的充足感があれば，視聴者は発表を聞いて（または読んで）なるほどと好意的に受けとめようとしてくれるはずである[*2]．そう信じたい．視聴者や読者は容赦ないが，われわれは実行に移し，とにかく経験を積もう．王道はない．

[*1] 視聴者のことを考えない発表にうんざりした経験は誰にでもある．これを反面教師として自分の発表に活かそう．

[*2] そこまでいけばしめたもの．

2. 肉眼写真撮影の基本

　肉眼像は，新鮮またはホルマリン固定された消化器系臓器（の病変）が一望（俯瞰）できるように展開した状態，または割を入れた状態で撮影するのが一

般的である．そして全体像(図Ⅳ-1a)と近接像を撮影する．そして消化管では中拡大像や側面像(図Ⅳ-1b)を撮影することもある．なお，側面像は斜俯瞰像ともいうが，隆起性病変の立ち上がり具合を呈示する際，たいへん有用だ．肝臓や膵臓などの実質臓器は割面・断面の撮影が必須である(図Ⅳ-1c)．このように病変のオリエンテーション，病変の性状[*3]，数[*4] などが一目でわかるものを忘れずに撮っておこう．また，小さな病変の表面や割面の性状を呈示するためにはレンズを被写体スレスレまで近づけて撮影するいわゆる接写(close-up)も必要となる．通常，検体を切り出して，切片をパラフィン包埋した後に肉眼像を撮影することはできない．したがって悔いを残さぬようきちんと撮影しよう．とにかく経験を積もう．

次に，ホルマリン固定前後の検体の一般的な特徴を知っておこう．

[*3] 平坦，隆起，陥凹，潰瘍，狭窄，囊胞，充実性，出血など．

[*4] 単発か，多発か？

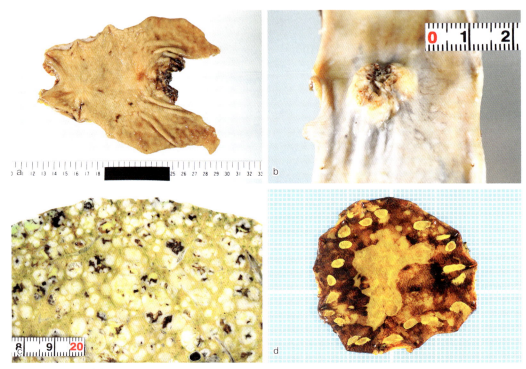

図Ⅳ-1　肉眼写真撮影のポイント

a：全体像(大彎に沿って展開した幽門側胃切除検体)．この写真1枚で胃角部小彎の淡茶褐色病変と幽門前庭部小彎の潰瘍瘢痕の位置を説明できる．また，粘膜の小区模様の性状も説明できる．H. pylori 除菌治療成功後発見早期胃癌の一例．

b：側面像(食道表在癌)．この写真1枚で上皮下～粘膜下組織に主座を置く腫瘤であることを説明できる．張りつめた感(緊満感)をよく捉えている．また，隆起の頂部と立ち上がり部の表面性状の違いも説明できる．腫瘍の組織型は類基底細胞扁平上皮癌．

c：割面の近接像(肝切除検体)．この写真1枚で10 mm内外の結節が多発していること，背景肝組織に比べて明らかに色褪せた結節であることを説明できる．また，胆汁産生がほとんどないことから特殊な腫瘍が示唆されよう．腫瘍の組織型は肝原発未分化癌．可能な限り余白を減らし，被写体を画面いっぱいに配置している点にも注目してほしい．

d：早期食道癌の全体像(ヨード染色後の状態)．ヨード不染帯周囲粘膜は濃い茶色を呈しているので青色系(茶色系と反対色・補色の関係にある色)の背景板を使用している．そうすることで，コントラストが鮮明となる．内視鏡写真と対比するために必須の写真である．

⚬ 新鮮検体と固定後検体の特徴

1. 新鮮（ホルマリン固定前）検体
   1) コントラストが弱く，臓器や病変の位置関係を示しにくい.
   2) 血液付着のため全体的に赤味の強い写真に仕上がる.
   3) 病変（割面）の真の性状や色調を示すことができる.
   4) 限られた割面しか撮影できない.
2. 固定後検体
   1) 色調が変化している.
   2) 不適切に固定すると，変形する.
   3) 多くの割面からいちばん良いものを選べる.

これらの長所と短所を知ったうえで，肉眼写真を撮影し，呈示用の写真を選択しよう. 写真撮影には，一種の美的感覚や技術・技巧は必要だが，努力次第で一定のレベルに到達できる. 撮影者の好みもあろうが，最低限の作法は守りたい. 以下に肉眼写真呈示におけるコツを列挙し，順に解説する.

⚬ 肉眼写真呈示のコツ

その1：背景とのコントラストを常に考える.
その2：背景の空間とのバランスを常に考える.
その3：呈示は全体⇒細部が原則.
その4：無意味な写真は思い切って削る.

▶**その1**：見やすい写真，美しい写真はコントラストが適切である. 臓器写真は背景とのコントラストに気を配ろう. 可能ならば，黒，青，緑色といった色違いの背景板を準備しておきたい. もし，被写体（検体）が白〜黄色なら，背景は青〜黒色を選び，赤味の強い新鮮検体や黒色〜茶褐色調の検体なら白〜淡青色，緑色を選ぶ（図Ⅳ-1d）. そして，固定後検体の肉眼撮影には黒〜青色の背景板を用いたい.

▶**その2**：背景が広すぎると間の抜けた写真になるので，写真画面の枠（フレーム）ギリギリまで検体を入れるように心掛ける[*5].

▶**その3**：ある事柄について他者に説明したり見せたりするときは，全体（概略）から細部（詳細）の順が大原則である. これは写真呈示の場合も同じである. 詳細から全体へ説明する方法もないわけではないが，かなり特殊な状況に限られよう. したがって，遠景⇒近景，すなわち，全体像⇒近接像が写真呈示の"基本中の基本"である.

▶**その4**：枚数制限がある場合，全体像を省略してもよい. たとえば，径10mm未満の小さな早期胃癌の表面性状を解説する際，わざわざ新鮮検体の全体像を見せる必要はない. もちろん多発胃癌や予想以上に進展した表層拡大型胃癌は，その限りではない[*6].

[*5] デジタル画像の場合，使うときに容易にトリミングできる.

[*6] 記録として全体像を撮影しておくことは必要である. また，臨床病理カンファレンスでは，より多くの情報を提供したほうが好ましい場合もある. 臨機に対応したい.

これが定石 1　肉眼写真におけるスケールの位置

　特別な事情がない限り，摘出された消化器系臓器の肉眼写真はスケールを配置して撮影します．その際，スケールをどこに置けばよいのでしょうか．その日の気分で配置場所を変えればよいのでしょうか．それとも決まった置き場所があるのでしょうか．絶対ここに置かなければならないという規則はありませんが，違和感を覚えない置き場所が知られています．肉眼写真撮影の主要な被写体は臓器や病変部ですから，スケールが目障りな存在になってはなりません．

　全体像の撮影では慣習的に「画面の下方」に配置します（図a, b）．近接像の撮影では右下が最も理想的です（図c）．しかし，検体の種類や病変のカタチや厚みによっては右下方に置けないこともあります．そのような場合，右上方（図d）や左下方（図e）に配置すればよいでしょう．また，内視鏡切除検体のように比較的小さなものは方眼シートが印刷されたプレートに置いて撮影することもあります（図f）．いずれの場合も，主要な被写体の邪魔にならないようにしましょう．

　使用するスケールは撮影者の好みもありますが，臓器全体を撮影する場合は目盛ピッチがセンチ単位のものを，病変部にかなり近接して撮影する場合は目盛ピッチがミリ単位のものを用いることが一般的です．そして，被写体と目盛ピッチのいずれにもピントが合った美しい写真を撮影しましょう．成書や学会誌に掲載されている肉眼写真のなかからよいお手本を探してみてください．　　　　　　　　　　　　　　　（二村）

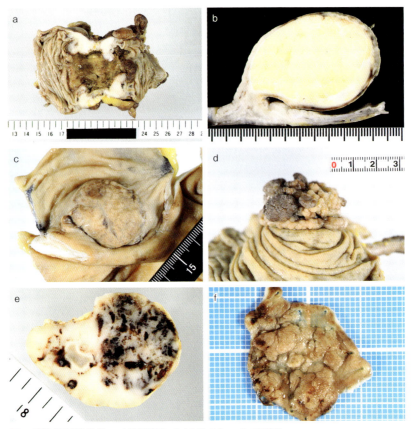

図　消化管切除検体の肉眼写真におけるスケールの配置
　a, bのスケール配置が最も標準的であり，定石といえる．c, d, eではそれぞれ右下，右上，左下にスケールを配置しているがなんら違和感がない．fの内視鏡切除検体は方眼シート付きプレートに載せて撮影している．aはS状結腸2型進行癌，bは上行結腸脂肪腫，cは終末回腸MALTリンパ腫，dは盲腸腺腫併存腺癌，eはGISTの腹膜播種巣，fは直腸腺腫である．

3. 顕微鏡写真撮影の基本

　組織像の写真撮影を病理医に依頼する臨床医は少なくないようだが，肉眼写真と違って失敗しても繰り返し撮影可能[*7]なので，一度くらいは自分で撮影してみよう．その際，それなりの工夫が施されている組織学アトラスの掲載写真を良き手本に選ぶとよい．以下に撮影時の注意点や呈示する際の工夫を列挙し，順に解説する．

○ 顕微鏡写真呈示のコツ
　　その1：見せたいものを画面の中央に置く．
　　その2：弱拡大では正常組織を一部に入れる．
　　その3：組織構造のもつラインを上手く利用する．
　　その4：対物レンズの倍率は1つ上げ気味にする．
　　その5：強拡大に固執せず，中拡大像も利用する．
　　その6：矢印やインセット(挿入図)を利用する．

▶その1：見せたいものを画面中央に配置することを日の丸構図という．代表的な撮影構図であるから作法として身につけたい．

▶その2：可能な限り写真内にその臓器の既存構造がわかる部分を入れ込むようにする．たとえば，肝臓なら門脈域と中心静脈，消化管なら粘膜筋板(図Ⅳ-2a, b)や腸間膜，膵臓なら膵管枝と腺房組織を画面のどこかにおさめると，その臓器が何であるのか推測できるし，写真の大きさ(拡大率)，壁深達度の目安となる．また，消化器領域では病変と非病変部の境界を1枚の写真におさめることが一種の作法となっている．

▶その3：正常構造物を含める際，その基本ラインをフレームのラインに平行にしたり，故意に斜めにしたりすることもある．

▶その4：顕微鏡を覗いて大丈夫だと思ってシャッターを切った写真よりも一段高い倍率で撮影した写真のほうが，見やすいことがある(図Ⅳ-2c, d)．仕上がり写真を見て，もう少し拡大して撮影すべきであったと後悔することはよくある[*8]．だからといって，何もかも高倍率視野[*9]で撮影すればよいというものでもない．その写真で説明したい項目(組織構築か，細胞形態か)を明確にして撮影倍率を決めるとよい．とにかく経験を積んで勘を磨こう．

▶その5：組織像を呈示する際の拡大率(倍率)には大まかな原則がある．たとえば，分化型胃癌の写真を呈示するのに，いきなり対物レンズ40倍の組織像を呈示する人はむしろ少なく，対物10倍または20倍(図Ⅳ-3a)で撮影した写真を用いて腫瘍組織の腺腔構造を呈示するのが通例である．また，壁内で結節性に増殖しているリンパ腫を呈示するなら，対物レンズ2倍または4倍で撮影したほうがよい．それは，対物レンズ40倍でリンパ球を呈示しても，結節性の増殖形態は説明できないからである．

▶その6：必要に応じて見せたい部分に矢印をつけたり，特殊染色像をインセット(挿入図)にして左下または右下に配置したりすると効果的である(図Ⅳ-3b)[*10]．なお，矢印は太すぎも，多すぎも禁物である．場数を踏んで適切な太さと数を覚えよう．

[*7] デジタルカメラの利点の1つである．

[*8] デジタルカメラで組織像を撮影する場合は，ファインダーを覗き込まず，パソコンの画面を見ながら，呈示するイメージで撮影することができるようになった．

[*9] 高倍率視野とは通常，対物レンズ40倍で覗いた視野をいう．high power fieldの頭文字をとってh.p.f.(またはHPF)と記載する．

[*10] パソコン画面上で画像の挿入やトリミングが容易となったが，あまり手を加えすぎると逆効果であったり，呈示写真自体の信憑性にもかかわってきたりするので，注意したい．

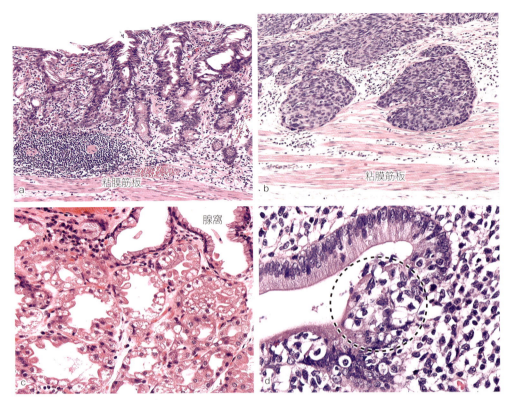

図IV-2　顕微鏡写真撮影のポイント

a：胃の中分化管状腺癌．下方に粘膜筋板を入れて撮影しているので，粘膜の中層で隣接する腫瘍腺管同士が吻合を繰り返しながら側方進展していることがわかる．粘膜筋板のラインをフレームのラインに平行にしている点にも注目してほしい．

b：食道の中分化扁平上皮癌．腫瘍組織が粘膜筋板に浸潤している箇所を狙って撮影している．この写真1枚で壁深達度がpT1a-MMであることを説明できる．粘膜筋板のラインをフレームのラインに平行にしている点にも注目してほしい．

c：プロトンポンプ阻害薬服用者の胃粘膜．腺窩上皮と体部腺の移行部を含めて撮影している．また倍率を一段上げて撮影しており，腺腔に向かってオタマジャクシの頭部のように突出した壁細胞のほか，壁細胞の細胞質の空胞化もよくわかる．

d：回腸のMALTリンパ腫．回腸陰窩を構成する上皮細胞間に分け入るように浸潤する胚中心細胞類似の小型異型リンパ球を呈示するためには高倍率での撮影が必要．破壊されていない陰窩の部分も含めて撮影するのがコツ．写真中央（破線部）にリンパ球の上皮内浸潤巣をおさめた日の丸構図となっている点にも注目してほしい．この写真1枚あればMALTリンパ腫であることを正確に呈示できる．

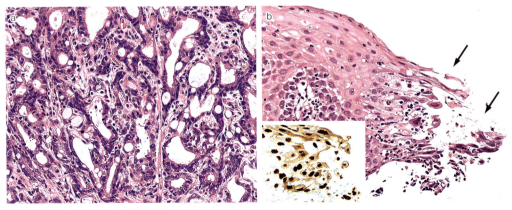

図IV-3　組織写真の適切な撮影倍率

a：胃の中分化管状腺癌．腫瘍組織の腺腔構造が容易に認識できる．

b：食道の単純ヘルペスウイルス感染症．まず，適当数の矢印を用いてウイルス感染巣の位置を示し，次に，免疫染色で標識された核内封入体の高倍率撮影写真をインセットにして呈示すると効果的である．

✓これが定石 2　写真撮影における交点の利用

　このタイトルを見て「交点？」と思われた読者の方はどうかそのまま読み進めてください．マクロ写真であれミクロ写真であれ，撮影の際，画面のなかの交点をうまく活用することによって，安定した構図が得られます．安定したという表現は地味で保守的なイメージを抱きがちですが，医学系写真ですからむしろ少し抑制の効いた地味な写真のほうがベターです．

　さて交点の話をしましょう．ここでいう交点とは図に示しているように縦横計4本の分割線が交わる点(A, B, C, D)をさします．これは構図決定法として国際的に認知されている3分割法(Rule of thirds)に由来します．これを写真撮影に巧みに応用したのはEastman Kodak社の技術開発部門ですが，実は彼らはスイスの芸術家ヨーゼフ・ミュラー＝ブロックマンらによるデザイン方法論(通称，スイス・スタイル)から大きなヒントを得ています．当初は4本の分割線によって形成された計9つの長方形・矩形(プロの写真家は「箱」と呼ぶ)のいずれかに最も見せたい部分(関心の焦点)を重ねる手法をとっていましたが，その後，4つの交点(A, B, C, D)や分割線も構図決定にきわめて重要な役割を果たすことが判明し，これらの交点はスイートスポットと呼ばれるようになりました．

　本来，関心の焦点は通常1つであるべきですが，仮に複数になっても矩形，分割線，交点を活用すれば大丈夫です．その際，面の要素は矩形に，線状の要素は分割線に，点の要素は交点に重ねると効果的です．マクロ・ミクロ写真を撮影する際，3分割法を意識してみてください．調和のある写真に仕上がるでしょう．　　　（二村）

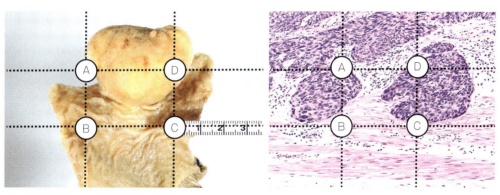

図　3分割法による構図決定の実際

左の写真(a)は回腸脂肪腫のマクロ写真(斜俯瞰撮影)．関心の焦点は脂肪腫の立ち上がり部分である．そのため，同部を画面中央の矩形におさめた．また，スケールを横の分割線に重ねている点にも注目してほしい．右の写真(b)は食道扁平上皮癌の発育先端部のミクロ写真．関心の焦点は癌の粘膜筋板浸潤部分である．そのため，同部を各交点に重ねた．また，粘膜筋板を横の分割線に沿わせている点にも注目してほしい．

資料編

　それぞれの分野のことを理解する早道は，その分野で使われる専門用語，慣用語を押さえてしまうことである．本章では，病院内カンファレンス，研究会，学会などで病理医がしばしば口にする用語を集めて，簡潔な解説と図での表現を試みた．用語辞典とは異なり関連する用語ごとにまとめて配置したため，1つの用語を理解したらその周辺も眺めてもらえれば，新たな発見につながるかもしれない（必要な用語を探すときには裏表紙裏面の病理診断関連用語一覧や巻末の索引と併用してほしい）．なお，改訂を重ね，毎回1つひとつの用語を調査，検討してはいるが，なお一部の用語は慣用的で定義があいまいなものもある．その場合は，一般的な使われ方を紹介するにとどめたことをご了解いただきたい．

　また，「組織学」の教科書をみるほどではないけれど，ちょっと確かめたい正常組織像は今回も収載した．

1 病理診断関連用語 160

A 病理・細胞検体に関する用語

1. 生検(biopsy)：病理診断を目的に，患部の組織を採取して検査すること．通常は患部の一部を採取し検査するが，小さな病変などでは治療を兼ねた病変部の切除生検も行われる．組織採取法は，切除生検のほか，鉗子など，臓器やその目的にもよりさまざまである．

2. 内視鏡的粘膜切除術(endoscopic mucosal resection ; EMR)，**内視鏡的粘膜下層切開・剥離術**(endoscopic submucosal dissection ; ESD)：内視鏡下で病変を含んだ粘膜組織を粘膜下層から剥離・切除する方法．EMR では，生理食塩水などの液体を粘膜下層に注入して切除部位を持ち上げワイヤを引っ掛けて高周波電流で焼き切る．ESD は，粘膜下層に生理食塩水などを注入したあと，針状メスや IT ナイフ，フックナイフ，フレックスナイフなどの特殊な電気メスを用いて周辺切開を加え，粘膜下層を剥離する方法である．得られた組織には種々の程度に熱凝固変性や挫滅が加わっている．

3. 超音波内視鏡下穿刺吸引術(endoscopic ultrasound-fine needle aspiration ; EUS-FNA)：経消化管的にアプローチし，病巣を超音波内視鏡で確認しながら穿刺して，細胞を吸引して生検/細胞診に供する方法．

4. 手術摘出検体(surgically resected specimen, surgical specimen)：主に治療を目的として外科的に摘出された検体．手術術式は，リンパ節郭清の範囲にもより，縮小手術，定型手術，拡大手術などに分類される．

5. 細胞診標本(cytology specimen)：人体から採取された細胞をガラスに付着させて固定・染色した標本．大きくスクリーニング標本と病変部を狙って細胞を採取した標本に分けることができる．子宮頸部などの塗抹標本のほか，胸水・腹水などの体腔液細胞診，乳腺，甲状腺，リンパ節などの穿刺吸引細胞診などがよく利用される．消化器分野では，膵臓，肝臓などの充実臓器で，病変部細胞採取を目的に超音波内視鏡下に穿刺吸引細胞診(EUS-FNA)(→ **3.**)が行われる機会が増えている．

6. セルブロック(cell block)**標本**：液状細胞検体を軽く遠心して細胞を集め，ホルマリン固定後，パラフィン包埋して固めたもの．通常の組織標本と同様に薄切・染色して細胞像を観察することができる．複数の標本を作製できるので，必要に応じて特殊染色，免疫染色を追加できる利点がある．

7. 病理/細胞診検査申込書(request form for pathological/cytological examination)：採取した組織や細胞検体を病理部門に提出する際，その患者の情報や検査依頼目的などを書いて検体と一緒に提出する文書．病院内の多くの文書がデジタル化されつつあるが，とくに外科切除検体などで，そのオリエンテーションやとくに注意して検索してほしい部位など，依頼書に手描きで図示することの簡便性，有用性は変わらず重要である．したがって，多くの施設で今しばらくは(手書き文書のデジタルスキャンも含め)文書が使われ続けるのではないかと予想される．

B 標本作製に関する用語

8. ホルマリン固定パラフィン包埋切片標本
〔formalin-fixed paraffin-embedded (FFPE) tissue specimens〕：病理診断のための通常のホルマリンによる固定とパラフィンによる包埋方法で作製した標本．術中迅速診断時に用いられる凍結組織切片標本（→ 9.）に対して，永久標本（permanent section）とも呼ばれる．

9. 術中迅速病理標本，凍結組織切片（frozen section）**標本**（図V-1）：術中迅速病理診断用に作製される凍結組織切片標本は，通常の病理標本作製過程と異なり，検体を専用のゲル状物質（OCT コンパウンドなど）とともに急速に凍結させた状態で薄切し組織標本とする．迅速標本による術中病理診断は，標本（臓器）や診断の目的によっても異なるが，病理標本が提出されてから15～30分程度の短時間で行われ術者に報告される．現場ではゲフリール（独：Gefrierschnitt）という用語も使われる．通常の病理組織標本に比べて質は落ちるため，手術時の判断根拠のための緊急的な方法と考えるべきである．このため，迅速標本に使った凍結組織ブロックはその診断が終わるとホルマリンに浸して凍結を解き，その後，通常の過程で標本をつくりなおして，迅速病理診断の妥当性の確認が行われる．この標本は，凍結（迅速病理診断）検体戻し標本，迅速戻し標本，永久標本（→ 8.）などと呼ばれる．

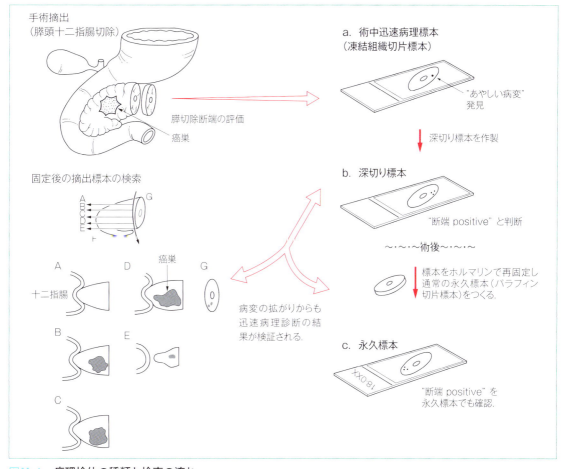

図V-1 病理検体の種類と検索の流れ

10. 組織・細胞の固定(fixation)（図V-1）：組織や細胞の自家（自己）融解や腐敗を防ぎ，切除される前の状態になるべく近い状態で組織・細胞を保存し観察できるようにするための処理のこと．組織標本の固定液としては一般に10～20％のホルマリンや中性緩衝ホルマリンが使用される．凍結切片の場合は，固定液は用いず，OCT コンパウンド（→ 9.）とともに急激に凍結させることで固定に代え，薄切（→ 17.）を行い標本を作製する．細胞診標本の固定はアルコールまたは急速乾燥によって行われる．

11. ホルマリン(formalin)，**中性緩衝ホルマリン**(neutral buffered formalin)：ホルマリンは40％のホルムアルデヒド溶液のことで，組織を固定するための溶液として最も一般的に使われている．組織固定に用いられる10％ホルマリン中には4％のホルムアルデヒドが入っていることになる．ホルマリンは酸素に触れるとギ酸に変化するが，このギ酸は組織の固定力が弱く，また血液色素と反応して茶色の顆粒（酸化ヘマチン）を形成する．さらに，ホルマリンを長期間放置しておくとパラホルムアルデヒドに変化し，組織固定が障害される．このようなことを防ぐため，リン酸ナトリウムを加えて中和しpH 7.4 程度にしたものを，リン酸（中性）緩衝ホルマリンという．病理検体をゲノム研究に供する場合などには，リン酸（中性）緩衝ホルマリンが推奨されている．

12. 組織の切り出し(tissue cutting/dissection)：ホルマリン固定された組織検体から，プレパラート標本として観察したい部分を一定の大きさに切り出す作業のこと．どの部を切り出して組織標本にするかは，病理診断学において非常に重要な判断であり，検体や病変の肉眼像から組織所見をも推し量る肉眼観察力が必要である．切り出し過程と肉眼観察はほぼ同時に行われることから grossing/macroscopic examination とも表現される．

13. 組織カセット(tissue cassette)（図V-2）：組織標本用に切り出した組織片を入れて，次の検体処理過程に進めるためのプラスチックの容器．上下の壁は網目状となっており，ふたを閉じた状態でも溶液が内部に入り込むようになっている．組織を切り出してカセットに詰め込むところからパラフィンブロック作製まで同じカセット容器を使うため，ほかの組織の混入（コンタミネーション）などを極力避けることができる．臓器ごとに色分けしたもの，大型検体や微小検体に対応したものなど，さまざまなものが開発・製品化されている．

14. 脱灰処理(decalcification)：ショウ酸やEDTA 塩などを用いて組織切片の石灰化組織から石灰を除去する操作過程のこと．骨組織や石灰化巣は，そのままでは硬くて薄切が困難であるために行われる．

15. 脱脂処理(degreasing)：組織切片から脂質を取り除く操作過程のこと．一般にエタノールとキシレンやメタノールとクロロホルムなどが使用される．

16. 組織包埋(tissue embedding)：組織切片にパラフィンを浸透させてブロック化する過程．（ホルマリン）固定後の組織片は固定前より硬くなっているが，その硬さは不均一であり，数マイクロ・メータ（μm）の厚さに薄切するためには，均一にさらに硬度を高める必要がある．そこでパラフィンなどの包埋剤を組織に浸透させて再度固めることによって，組織片を薄切可能

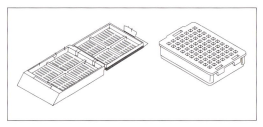

図V-2　組織カセット

な状態にする．またパラフィンと一緒に薄切することで目的組織を均一に切りやすくなる．

17. 薄切（tissue cutting）：パラフィンで固めた組織（通称：パラフィンブロック）を，組織プレパラート標本を作製するために，ミクロトーム（microtome）という機器を使って薄く（通常の標本では2〜5μmに）スライスすること．

18. 深切り標本（deeper section）（図V-1b）：検体ブロック（パラフィンブロックや凍結ブロック）の追加/再薄切により観察面を変えて作製したプレパラート標本．1枚の病理組織標本は，病変の1つの断面にすぎない．したがって，観察する面を数μm〜数十μmずらしただけで大きく異なる像が出現することもある．微小な病変や術中の凍結切片の診断の際，より多くの情報を得るために作製され，重宝されている．

19. 染色（stain, staining）：プレパラート標本上の組織，細胞，その他の構造物，物質などに，さまざまな色素を用いて色をつけること．染色の目的は，特定の構造や物質を染め出すことにより，顕微鏡観察を補助することである．

20. ヘマトキシリン・エオシン染色（hematoxylin-eosin stain；HE stain），**HE染色**：ある樹木から得られるヘマトキシリンと酸性色素であるエオシンによる染色法．病理組織診断学は，この染色標本を基にして構築されている．組織のなかで，細胞核は青紫色に，細胞質や線維間質組織などは淡赤色〜濃赤色に，石灰物や軟骨組織などは濃青紫に染め分けられる．組織の染まり具合がエオシンに傾く場合には好酸性"eosinophilic"，ヘマトキシリンが優勢の場合は好塩基性"basophilic"，両方に染まる場合は両染性"amphophilic"と表現する．

21. パパニコロー染色（Papanicolaou stain）：

ヘマトキシリン，エオシン，オレンジG，ライトグリーン，ビスマルクブラウンを組み合わせた染色法．細胞診標本の基本となる染色法で，核質の微細な変化を観察しやすいことから，とくに腫瘍性病変を疑っての細胞診では不可欠といえる．核を青〜紫に，通常の細胞質をライトグリーンに染める．角化した細胞質は橙色に，成熟した扁平上皮では桃色に染まる．粘液は茶色〜薄橙色に染まる．

22. 組織/細胞化学（histo-/cyto-chemistry）**染色**：有機・無機化学反応を利用した染色法．一般に特殊染色（略して特染）と呼ばれている．粘液，膠原線維，細網線維，弾性線維，脂肪など，目的に応じて特定の組織を染め出す染色法が開発されている．

23. 免疫組織/細胞化学（immunohisto-/cyto-chemistry）**染色**：抗原抗体反応を利用して，組織標本上の目的物を染め出す方法で蛍光抗体法と酵素抗体法がある．抗原の有無を知るとともに，抗原が存在する場合はその局在を知ることができる．現在は病理診断の補助診断法として盛んに用いられており，とくにリンパ腫を疑う病変や低分化な腫瘍の分化方向を同定・推定する場合には必須といえる．また，分子標的薬の適用の評価のために用いられる機会も増えてきている．

24. *in situ* **ハイブリダイゼーション**（*in situ* hybridization）：組織標本や細胞診標本上で特定のDNAやmRNAの分布や量を検出する方法．cDNAプローブやRNAプローブを合成して組織標本上でハイブリダイズし，その組織におけるDNAやRNAなどの分布を可視化する．

C　病理診断報告に関する用語

25. 肉眼所見（macroscopic/gross findings/

features/characteristics）：顕微鏡を使わずに観察される肉眼上の病変の特徴．病変の大きさ，割面の性状や周囲との関係などが含まれる．また，目で見えるわけではないが病変部の硬さなどの質感も広い意味で肉眼所見に含まれる．組織所見に裏付けられた肉眼所見の理解と習得は，画像診断を含む臨床現場にも不可欠と言える．

26. 組織所見（microscopic/histologic findings/features/characteristics）：光学顕微鏡を通して観察される病変の特徴．「この肉眼像が顕微鏡下ではどう見えるのか」というところから病理組織診断学は始まる．組織標本中には無数の情報が含まれているため，問題意識をもって顕微鏡観察しないと，重要な所見は拾い出せない．

27. 検体不良／不適（insufficient/inadequate material for diagnosis）：標本の状態が悪く診断に適さないもの．組織や細胞がほとんど採取されていない場合や，乾燥・変性が強いために詳細な顕微鏡観察ができない場合などがある．

28. 病理診断報告書（surgical/diagnostic pathology report）：病理学的検索によって得られた肉眼所見，組織所見，および最終的な病理診断を記載した文書．近年，診療情報として電子カルテ上で閲覧できるようにしている施設が増えている．診断，病理所見などのテキスト情報に，肉眼写真，切り出し図や組織写真などを添付できるようになっているシステムが多い．米国では"pathology"という用語は切除標本や生検の病理診断以外に臨床検査や免疫学や司法解剖などもっと広い意味も含まれるため，英文にするときは"surgical（または diagnostic）pathology report"のほうが誤解を防げる．外科病理と診断病理はほぼ同義である．

29. 診断基準（diagnostic criteria）：ある診断を下すための根拠となる所見またはその程度．病理診断は，正常組織・細胞に対する病変部の形態上の変化をもとにしており，一般に数値化したり客観的に示したりすることが難しい．そのため，同じ病変の評価においても，病理診断者の経験や知識によって判断結果が異なることが起こりうる．これは臨床診断や画像診断と同様であるが，病理診断が最終診断として扱われる病変ではその影響が大きい．病理診断者間の診断基準の統一を目指した試みは，それぞれの分野でさまざまな方法で継続的に行われている．

30. 記述的診断（descriptive diagnosis）：特定の疾患名や組織型分類名をつけず，病理組織学的特徴を記述し，主診断に代えるもの．既存の診断基準や疾患概念で規定することが難しい病変や診断に際しての標本量が不十分な場合などに用いられることがある．たとえば，"Atypical epithelium with marked inflammation"などである．

31. 病理診断のダブルチェック（double check）：1人の病理医が診断した病理診断の結果を別の病理医がレビューし，ケアレスミスなども含めてチェックすること．下級医の診断結果を上級医がチェックする場合は教育的な効果も期待される．近年，精度管理の手段として重要視されるようになり，ダブルチェック体制がある施設における診断には診療報酬上の加算が設定されている．細胞診は，細胞検査士によるスクリーニングと判定そして有所見症例の細胞診専門医による診断からなる．日本臨床細胞学会は，偽陰性防止のために少なくとも陰性例の10%以上に他の有資格者によるダブルチェックを実施するよう推奨している．

32. サインアウト（sign out）：最終的な病理診断に対して，その診断責任者が病理診断報告書に署名（電子署名を含む）をして公式の文書とすること．

D 病理診断分類に関する用語

33. グループ分類：胃や大腸の生検組織において見られる粘膜の変化を，粘膜を構成する腺管群の構造異型度と細胞異型度とを指標にしてGroup 1〜5 までに群分けするもの．なお，本分類はその目的を癌(上皮性悪性腫瘍)か否かの鑑別においているので，リンパ腫や肉腫などの非上皮性腫瘍は分類の対象としていない．

34. パパニコロー分類(Papanicolaou classification)：細胞診において，細胞の良悪性を記載する方法として長く使用されてきた分類法で，良性〜悪性細胞までの判定をクラス 1〜5 までに分けるもの．もともと婦人科腟スメア細胞標本に適用されていたが，ほかの検体にも適用されるようになっていった．現在も，便宜的にパパニコロー分類を使用している施設があるが，具体的診断名を記述する方法が一般的になってきている．

35. 新犬山分類：1996 年に愛知県犬山市においてなされた犬山シンポジウムにより提唱された慢性肝炎における肝組織所見の評価分類法．線維化(staging：F0〜F4)と活動度(grading：A0〜A3)をそれぞれの段階に分け表記する．

36. Updated Sydney System(1996 年)：胃炎の成因，局在，病理組織像，内視鏡所見を加味した胃炎の分類．もともと病理医主導で構築された評価システムであり，病理医には使いやすいとの定評がある．

37. 胃炎の京都分類(2014 年)：京都で開催された第 85 回日本消化器内視鏡学会総会を契機として，従来の国内外の胃炎分類を見直し，簡便で客観性のある胃炎所見を *H. pylori* 感染状態(現感染，未感染，除菌後)に準じて再構築した新しい分類である．その詳細は 2014 年に書籍化されている．なお，京都国際胃炎コンセンサス会議と混同しないように注意したい．

38. ボルティモア・コンセンサス(Baltimore consensus)：膵管癌の前駆病変と見なされる膵管内乳頭粘液性腫瘍(IPMN)や膵上皮内腫瘍性病変(PanIN)などの病理診断の標準化のための国際コンセンサス会議が米国メリーランド州ボルティモアで行われたことに由来する．会議は 2003 年と 2014 年に開催され，それぞれ論文発表されている．

39. 癌取扱い規約(Japanese general rules for the study of ○○○ tumors)：各臓器分野の学会や研究会が，それぞれの腫瘍(○○○)について臨床的取扱いから病理学的取扱い，病理組織分類などをまとめた，わが国における腫瘍取扱いの手引き書．現在 30 種類を超える各種腫瘍の取扱い規約が刊行されている．国内の医師・研究者が症例を扱うときの共通のマニュアル(または共通語)ともいえる．食道癌，胃癌，大腸癌，原発性肝癌，胆道癌，膵癌などの消化器癌の規約は英語版も刊行されている．現在，日本病理学会が各学会に働きかけ，各臓器間での記号や用語の統一に向けた作業が行われている．

40. WHO(World Health Organization)**腫瘍分類ブック**：世界保健機関(WHO)の外部組織，国際がん研究機関(International Agency for Research on Cancer；IARC)から公刊されている各臓器腫瘍分類の解説書．疫学情報や遺伝子異常などの最新知見を盛り込み，定期的に改訂・修正されている．その内容は世界標準と目されており，腫瘍分類では国際的な地位を築き，その影響力は大きい．旧版はその表紙が青色であったため通称「ブルーブック」と呼ばれていた．

41. AFIP(Armed Forces Institute of Pathology)**分冊**：米国ワシントン DC にある Armed

Forces Institute of Pathology が発行している病理学の分冊(約20冊). 世界中の病理医が愛用するバイブル的テキストである.

E 肉眼所見に関する用語

42. ルーペ像(paranomic/whole-mount view)(図V-3):組織切片が貼り付けられたプレパラートの投影像または写真のこと. 肉眼像ではないが,病変の全体像などを観察したり呈示したりする場合に有用である. 最近は,デジタルスキャン装置により容易に撮影できるようになった.

43. 矢状断(sagittal section)(図V-4a):人体の前後方向に平行で地面に対して垂直方向の割. 真横から見た断層イメージが観察できる.

44. 前額断/冠状断(coronal section)(図V-4b):人体の左右方向に平行で地面に対して垂直方向の割. 真正面から見た断層イメージが観察できる.

45. 水平断(transverse/horizontal section)(図V-4c):人体の左右方向と地面に対して平行方向の割. CT断と同様. 人体の輪切り面のイメージが観察できる.

46. 腫瘤(tumor, mass, nodule):かたまり状の病変の総称. 結節性病変もほぼ同義. 一般には"しこり"ともいう. 塊をつくる病変は腫瘍であることが多いが, 非腫瘍性病変(血腫, 線維瘢痕巣, 感染巣, ほか)も含んだ用語である.

47. 充実性(solid):組織成分が密に詰まっている様子. 通常, 結節性病変を形成する.

48. 嚢胞(cyst):液体(粘液, 漿液)などを入れた袋状の病変で, 内腔面を被覆する細胞の有無で真性嚢胞と偽嚢胞に分けられる.

49. 嚢胞性/嚢胞状(cystic):肉眼所見でも組織所見(→ 122.)の説明でも使われる. 肉眼所見で用いる場合は丸い風船のイメージ.「嚢胞状に拡張(cystic dilatation)した胆管または膵管」と表現する場合は管腔の一部が局所的に膨らんでいることを指す. 嚢胞という用語を所見の表現に使う場合と病変の診断名として使う場合は意味が異なるので注意が必要である.

50. 大嚢胞性(macrocystic):大きな嚢胞を形成した病変. 膵臓の漿液性嚢胞腫瘍(serous cystic neoplasm;SCN)の割面は通常, 海綿状の小さな腔(小嚢胞)の集まりからなるが, 稀に径1 cm以上の多房性嚢胞を形成していることがある. この場合"microcystic" neoplasmに対する用語として"macrocystic" neoplasmと表

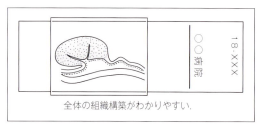

図V-3 ルーペ像

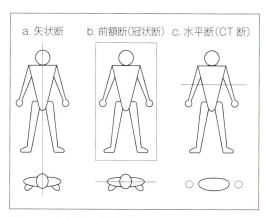

図V-4 矢状断, 前額断(冠状断)と水平断(CT断)

現され，WHO 分類では SCN の亜型として位置付けている．また膵粘液性囊胞腫瘍(mucinous cystic neoplasm；MCN)の肉眼像も macrocystic と表現されることがある．

51. 小囊胞性(microcystic)：大・小の基準は主観的なものであるが，消化器系病理の分野で"microcystic"という用語を使うのは，多くの場合膵臓の漿液性囊胞腫瘍(SCN)(→ 185 頁)についてである．

52. 境界明瞭(well-circumscribed, defined, demarcated)(図V-5a)：病変とその周囲組織との境界が明確なさま．境界明瞭な病変には，膨張性発育をする腫瘍のほかに梗塞，出血などの循環障害による病変がある．腫瘍では膨張性発育を示す良性腫瘍が多いが，たとえば，進行性肝細胞癌は被膜を有し膨張性発育を示す境界明瞭なものが多い．一方，早期肝細胞癌や異型結節(dysplastic nodule)は被膜をつくらず置換性に増殖するため，病変と非病変部の境界部は不明瞭となる．

53. 境界不整(irregular/stellate/spiculated/jagged border)(図V-5b)：病変とその周囲組織との境界線が不規則に凹凸を示すさま．境界不整を示す腫瘍は，非腫瘍部との境界に被膜の形成がなく，一般に浸潤性の性格を示唆する．炎症性病変では，境界が不整かつ不明瞭であることが多い．

54. 境界不明瞭(ill-circumscribed, defined, demarcated)(図V-5c)：病変とその周囲組織との境界が判然としないさま．炎症性変化の場合と，浸潤性の腫瘍の場合とがある．後者の場合，境界不整(→ **53.**)よりさらに浸潤性の強い腫瘍をイメージさせる表現となる(早期肝細胞癌や低異型度胃癌は例外的)．境界不明瞭な胃・腸管の硬癌や浸潤性膵管癌は，小さな腫瘍胞巣が不規則，分離性に浸潤していることに加え，腫瘍内の線維増生部とその周辺組織，とくに膵臓では閉塞性慢性膵炎(の線維化)巣との境界の区別がつきにくいことによる．

55. 星芒状(せいぼうじょう)(stellate, spiculated, asteroid)(図V-6a)：星形．厳密な「星形」や「アステロイド」という意味より，病理学的には一般に周囲に対してトゲトゲしい感じの形状を指す．

56. 分葉状(lobulated)(図V-6b)：葉が分かれるように隔壁などによっていくつかの領域に分けられている状態．

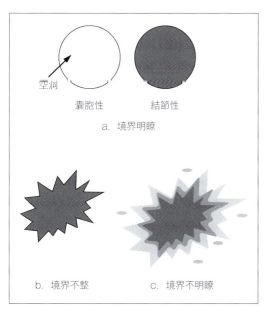

図V-5 病変の肉眼的な境界部の性状

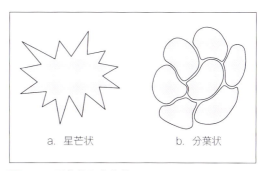

図V-6 星芒状と分葉状

57. 膨張性発育(expansive growth)(図V-7a)：病変が周辺を圧迫しながら増大する発育パターン．周辺に圧排性の境界(pushing border)を示していることが多い．浸潤性発育(invasive growth)(→ 58.)の対義語．

58. 浸潤性発育(invasive growth)(図V-7b)：病変が周辺組織に不整に侵入していくような発育パターン．不整な境界(invasive/irregular border)を示していることが多い．膨張性発育(expansive growth)(→ 57.)の対義語．

59. 外向性発育(exophytic growth)(図V-8a)：病変部の組織が粘膜などの表面から突出／隆起するように発育するさま．管腔臓器に発生した病変の場合，内腔に向かって凸に発育する．ポリープは外向性に発育した病変の代表．

60. 内向性発育(endophytic growth)(図V-8b)：病変部の組織が粘膜などの表面から深部方向に発育するさま．悪性腫瘍に多いが，良性病変でも内向性発育を示すものがある．

61. 隆起性病変(polypoid/protruded lesion)：表面から盛り上がった病変の一般的呼称．

62. ポリープ(polyp)(図V-9a)：肉眼的に粘膜面に認められる限局性隆起性病変の総称．過形成性ポリープ，腺腫，腺癌のほか，炎症による浮腫や肉芽形成でポリープを形成する場合もある．

63. 偽ポリープ(pseudopolyp)(図V-9b)：多発する潰瘍の間に残存した粘膜がポリープ状に見えるもの．クローン病や潰瘍性大腸炎などの炎症性腸疾患で見られることがある．

64. 無茎性(sessile)(図V-10)：周囲からなだらかに立ち上がった隆起形態．『大腸癌取扱い規約』では頭文字をとって"Is"と記載されている．有茎性(→ 65.)の対義語．

65. 有茎性(pedunculated)(図V-10)：茎部を有した隆起形態．茎は非腫瘍性組織からなることが多い．『大腸癌取扱い規約』では頭文字をとって"Ip"と記載されている．

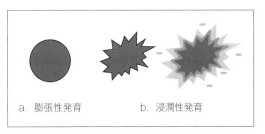

図V-7　膨張性発育腫瘍と浸潤性発育腫瘍

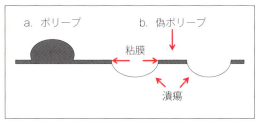

図V-9　ポリープと偽ポリープ

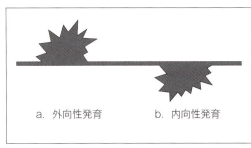

図V-8　粘膜病変の発育方向

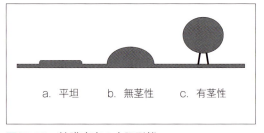

図V-10　粘膜病変の肉眼形態

66. 乳頭状(papillary)(図V-11a)：丸く突出した隆起形態. 肉眼所見および組織所見(→136.)のいずれにも用いる.

67. 疣贅状(verrucous)(図V-11b)：クルミの外観に似た乳頭状・分葉状の隆起形態.

68. 顆粒状(granular)：粘膜面や臓器表面がざらついた粒々の不整な外観.

69. ビロード状(velvety, velvet-like)：まるでベルベットのように波打ち、とても軟らかそうな外観. 正常の胆嚢粘膜や小腸粘膜の表面性状を表現するときに用いる.

70. 斑状(macular)：扁平で色の変化を伴った(種々の色が入り交じっている)様子. 白斑、斑点、まだら食道など.

71. 漿液性(serous)：粘り気のない(透明な)液体の様子. しばしば粘液性(→72.)の対義語として用いられる.

72. 粘液性(mucinous)：粘性を有する液体の様子. しばしば漿液性(→71.)の対義語として用いられる.

73. 粘稠性(viscous)：粘り気があって粘度が高い様子.

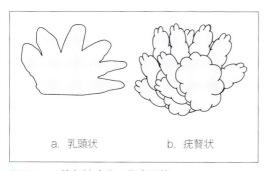

図V-11　隆起性病変の発育形態
a. 乳頭状　　b. 疣贅状

74. 膿性(suppurative, purulent)：肉眼的にクリーム色または淡緑色調を示すドロッとした液の様子で、多数の好中球、壊死物などが混在したものである.

F　組織所見(総論)に関する用語

75. 好塩基性(basophilic), 好酸性(eosinophilic)：ヘマトキシリン・エオシン(HE)染色の際、塩基性色素であるヘマトキシリンに染まる場合を好塩基性、酸性色素であるエオシンに染まる場合を好酸性という. その細胞の特徴の1つとして、細胞の胞体が好塩基性、好酸性または共染性(両染性)である、などと表現する.

76. 炎症細胞浸潤(inflammatory cell infiltration)(図V-12)：顆粒球、リンパ球や形質細胞などが血管外へ出て患部組織に見られる像. 一般に炎症の際に出現することからそう呼ばれるが、免疫細胞とほぼ同義であり、腫瘍部にも種々の程度で見られる. 急性の細菌性炎症では好中球、アレルギー性疾患や寄生虫病では好酸球、肉芽腫性炎症では組織球が主体になるなど、病態によって出現する細胞も異なる. したがって浸潤している炎症細胞を観察することで、炎症の原因をある程度推定できることもある.

77. 肉芽組織(granulation tissue)(図V-13)：毛細血管新生を伴う、線維芽細胞増生巣をいう. 主に組織修復過程で出現し、いわば埋め合わせ的な組織. 後に膠原線維および基質を主体とした線維結合組織となる. 多少とも炎症細胞浸潤を伴い、それが目立つ場合は炎症性肉芽組織と呼ぶ.

78. 肉芽腫(granuloma), 類上皮細胞肉芽腫(epithelioid cell granuloma)(図V-14)：組織球の結節性集簇巣をいう. 異物、病原体などに対

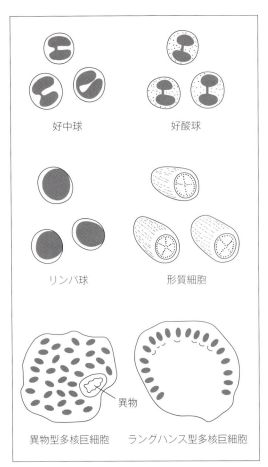

図Ⅴ-12 炎症細胞（免疫細胞）

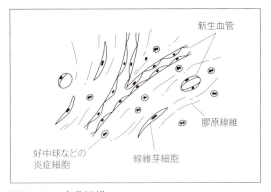

図Ⅴ-13 肉芽組織

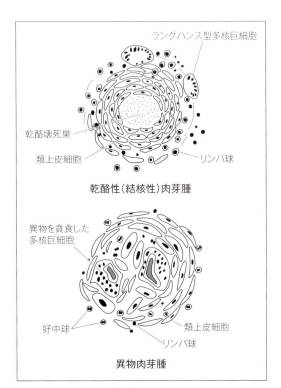

図Ⅴ-14 類上皮細胞肉芽腫

する一種の組織反応である．組織球は上皮細胞様に変化（類上皮細胞化）し，時に融合して多核巨細胞化する．種々の程度にリンパ球，形質細胞などの炎症細胞も混在する．肉芽腫と肉芽組織（→ 77.）は混同しがちだが，病理学的には明確に区別すべきである．どちらも反応性変化であるが，肉芽腫のほうが特殊な組織反応であり，その組織形態から疾患や病態（結核，サルコイドーシス，クローン病，異物，など）を推測できるものもある．

79. 膿瘍（abscess）：急性炎症により著明な好中球浸潤とそれに伴う限局性の組織破壊が生じ，それが吸収されず壊死物や滲出物と混在して膿（pus）と化し，体内の閉鎖腔に貯留した状態．蜂窩織炎（→ 142.）の対義語．

80. 変性（degeneration）：細胞の退行性変化の1つで細胞や組織が傷害され，通常存在しない物質が細胞や組織に沈着したり，正常でも存在する物質が細胞や組織に大量に沈着したりしている状態．壊死に至る過程でも見られる．脂肪変性，粘液変性，硝子様変性，糖原変性ほか．

81. 壊死（necrosis）：細胞の死のこと．アポトーシス（→ 82.）と異なり受動的な細胞死と

いえる．虚血や感染，物理的・化学的損傷など
が原因となりえる．虚血による壊死は梗塞(infarction)ともいう．形態的には，細胞質の膨
化，核の濃縮，融解，崩壊などの過程を経る．
凝固壊死，乾酪壊死，融解壊死など．

82. アポトーシス(apoptosis)：プログラムされ
た能動的な細胞死．壊死(→ **81.**)とは区別さ
れる．生命は，細胞の増殖とアポトーシスのバ
ランスのうえに成り立っている．形態的には，
細胞の縮小，核クロマチンの核膜周辺への凝
縮，核の断片化(アポトーシス小体)が見られ
る．最終的には細胞も断片化し貪食細胞により
処理される．

83. 自家(自己)融解(autolysis)：生物の組織は
血液循環が絶たれると変性(→ **80.**)が始まる．
その過程で，細胞内に存在している酵素などが
放出されることによって，その細胞自身や周囲
の細胞が消化されてしまうことを自家融解とい
う．酵素含有量が多い肝臓，膵臓，胃粘膜など
は自家融解が現れやすい．自家融解に陥った組
織は染色性が著しく低下し，顕微鏡での観察に
も支障をきたすため，病理検査に供される検体
はすばやく固定する必要がある．

84. 硝子化(hyalinous, hyalinized)**組織**：HE
染色(→ **20.**)標本上，比較的均質なピンク色
を示す構造物で，その多くは厚い膠原線維であ
る．時にアミロイド沈着との鑑別を要す．ま
た，組織や細胞の球状変性物を硝子球(硝子小
体)(hyaline globule/body)と呼ぶ場合がある．

85. 化生(metaplasia)：本来の成熟組織の一部
が別の分化を示す成熟細胞集団に変化する現
象．一種の細胞系列転換現象であり，細胞が環
境の変化に適応することの形態表現と考えられ
ている．腺上皮の扁平上皮化生，胃粘膜上皮の
腸上皮化生や十二指腸粘膜上皮の胃上皮化生な
ど．

86. 過形成(hyperplasia)：細胞の増生を示す
用語で，通常，非腫瘍性病変に限定して用い
る．ただし，最近の詳細な遺伝子解析などの結
果では，形態的に過形成性病変であっても腫瘍
性格を示唆する遺伝子異常が検出されることが
あり，昨今，過形成と腫瘍の境界は明確である
と言い難くなってきている．大腸の鋸歯状病変
はその一例である．

87. 異形成(dysplasia)：癌へ進展する可能性の
ある異型上皮細胞の増殖性病変．これまで消化
器領域で用いられてきた多くの異形成病変は，
WHO 分類における定義の影響もあり，"intraepithelial neoplasia"(→ **96.**)という用語に
置き換えられる傾向にある．また，異形成は組
織，細胞形態の異型を伴うことが前提だが，
intraepithelial neoplasia は，必ずしも形態的に
認識できる異型性がない場合にも適用される
(膵臓の low grade PanIN の一部など)．

88. 異型性(atypia)(図V-15)：正常組織から
の形態的逸脱を示す用語．病理組織学的に異型
性は構造異型(組織構築の異常)と細胞異型(細
胞・核形態の異常)に大別され，それらの変化の
程度を異型度という．一般に良性腫瘍は異型性
が弱く，悪性腫瘍では異型性が強いが，たとえ
ば神経内分泌腫瘍では，細胞異型性と生物学的
悪性度は必ずしも相関しない．

89. 組織異型度(histological grade)(図V-15)：
腫瘍悪性度を推定するための組織病理学的見地
に基づいた段階評価．主に腫瘍組織の細胞異型
や構造異型の程度をもとに分類するが，多くの
腫瘍でさまざまな grading system が提唱され
ている．

90. 再生異型(regenerative atypia)：組織修復
などの非腫瘍性変化に伴って細胞に出現する
核・核小体の腫大や細胞配列の乱れなどの形態
的異常．潰瘍底部やその辺縁の再生上皮やカ

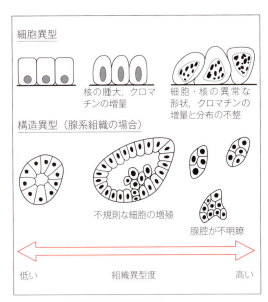

図V-15 異型性と組織異型度

テーテル留置後の胆管上皮などでしばしば目立つ.

91. 多形性(pleomorphism)：細胞形態に多彩性があり，均一性が失われている状態．

92. 単形性(monomorphic)，**均一性**(monotonous)：細胞形態や組織構築が均一で，バラツキが目立たない状態．

93. 異所性(heterotopic, ectopic)**組織**：成熟組織が，本来，存在しえない部位に出現した状態を異所性という．この成熟組織を異所性組織と呼び，とくに結節状または腫瘤状となったものを分離腫(→ 95.)と呼ぶ．

94. 過誤腫(hamartoma)：成熟組織が，本来存在している領域に異常な比率をもって分布し，結節または腫瘤を形成したもの．消化管では，血管腫やリンパ管腫が代表．分離腫(→ 95.)は異所性組織であるのに対し，過誤腫は正所性組織である．なお，いずれも非腫瘍性組織である．

95. 分離腫(choristoma, aberrant/ectopic/heterotopic tissue)：結節または腫瘤を形成するに至った非腫瘍性の異所性組織(→ 93.)．消化管では，異所性膵(迷入膵)が代表．

96. 上皮内腫瘍性病変，上皮内新生物(intraepithelial neoplasia)：さまざまな臓器において，前癌病変を想定した異型上皮を指す用語であり，腺系上皮でも扁平上皮でも使われる．消化器系では，口腔，食道，膵臓，胆道および胃・腸管でも用いられるが，それぞれの臓器でその定義や診断基準は，異なっているので注意を要する．

97. 上皮内癌(carcinoma in situ)，**非浸潤癌**(non-invasive carcinoma)：上皮層内に留まる癌．消化器系腫瘍では，国際的には，高異型度上皮内腫瘍性病変(high grade intraepithelial neoplasia)という用語に統一される傾向にあるが，わが国の癌取扱い規約(とくに食道)では，異なる定義を採用しているものがあり注意を要する．

98. 良性腫瘍(benign neoplasm)：局所で発育し，浸潤・転移能を有さない腫瘍．通常，遅発育性の膨張性発育を示し，直接的に個体を死に至らしめることはない．ただし，腫瘍が巨大化すれば周囲臓器の機能を障害しうる．また，悪性転化することある．

99. 悪性腫瘍(malignant neoplasm)：浸潤・転移能を有した腫瘍．通称,「がん」．放置すれば，腫瘍の増殖により，最終的に個体を死に至らしめる可能性がある．

100. 境界病変(borderline lesion)：形態的に悪性と良性の間に位置する病変，または悪性であるか良性であるか組織学的に判断できない病変．病理診断は主観的な要素を完全には取り除くことができないため，病理医によって診断結

果が異なる場合がある．このようなバラツキを最小限にすることは重要であるが，究極のところでも悪性であるのか良性であるのか完全に分けられない境界領域（グレーゾーン）の病変は存在すると考えられる．多段階発がん過程など腫瘍の発育過程が解明されてきたことで，境界病変の存在はより理解しやすいものとなった．

101. 細胞分化(cell differentiation)：正常のヒトの臓器は，それぞれの幹細胞がその組織の構成成分となるように機能や形態を変えてできたものと考えられ，このように細胞が特定のものに変化していくことを「分化する」という．腫瘍では，異型性が弱いものを分化が保持されていると考える場合が多い．

102. 高分化(型)癌(well differentiated carcinoma)，**低分化(型)癌**(poorly differentiated carcinoma)：腫瘍分類における高分化(型)癌とは，ある特定の組織に類似した分化(特殊化)を示した癌ということである．病理学的には形態的類似性からそのように判断するが，たとえば粘液産生を伴う高分化(型)腺癌や胆汁産生を示す中分化(型)肝細胞癌などのように機能の一部も加味して判断している場合もある．一般に高分化な腫瘍は低分化な腫瘍に比べて予後がよい．

103. 脱分化(dedifferentiation)，**退形成**(anaplasia)：いったん分化していた細胞が，再び未分化な方向に機能や形態を変えること．多段階発癌過程は脱分化の繰り返しであると言われる．したがって退形成癌の周辺には分化した腫瘍成分(たとえば腺癌や扁平上皮癌)を伴っていることが多い．

104. 層状分化(stratified differentiation)(図V-16)：扁平上皮が基底層から表層に向けて移動していく過程で類円形細胞から少しずつ秩序を保ちながら扁平な細胞に変化していくこと

(角化細胞は扁平上皮の分化の指標にも用いられる)．癌の場合，この分化過程に異常が見られ，表層にも傍基底細胞類似の異型細胞の出現が見られることが多い．

105. 表層分化(gradual epithelial maturation)(図V-16)：消化管の正常腺管上皮は増殖細胞帯より表層にいくに従い NC 比(→ 154.)が低下する．このような状況を表層分化が保たれていると表現し，腫瘍(とくに癌)腺管との重要な鑑別根拠となる．扁平上皮に限定して使用する層状分化(→ 104.)は表層分化とほぼ同じ概念である．

106. デスモプラシア(desmoplasia)：癌細胞が周囲組織に浸潤していく過程で，癌の周囲には線維結合組織増生や血管新生が見られる．このような像を desmoplasia または desmoplastic reaction といい，癌が間質に浸潤したことの傍証となる．最近，このように癌周囲に増生してくる線維芽細胞は CAF(cancer-associated fibroblast)とも呼ばれ，癌細胞との相互作用が話題となっている．

107. 基底膜(basement membrane)：光学顕微鏡レベルでは上皮系細胞と結合組織の間を区切っている薄い膜状構造物．正常上皮細胞はこの基底膜に極性をもって整然と配列し，接着している．この光学顕微鏡レベルの基底膜は，電子顕微鏡で基底膜(basal lamina)と呼んでいる3層構造物に，近接する膠原線維などを含んだものである．上皮性腫瘍は，この基底膜を破壊して突破することが浸潤の第一歩となる．

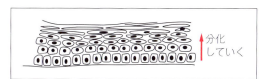

図V-16　層状分化/表層分化

108. 増殖細胞帯(proliferative cell zone)：増殖細胞(増殖能をもつ細胞)が密集している領域．増殖細胞帯構成細胞は，細胞分裂能を有するが分化の方向が決定していない未分化な細胞である．咽頭・食道粘膜では上皮層の傍基底部に，胃粘膜では腺頸部に，小腸粘膜では陰窩部，大腸および腸上皮化生の加わる胃粘膜では腺底部にほぼ位置している．抗 Ki-67 抗体を用いた免疫染色で同定が容易となる．

109. 細胞密度(cellularity)：正確にいえば，ある単位面積当たりの細胞数のことだが，病理組織学的にはそれほど厳密に定義されていない．一般的には，悪性度が増すに従い細胞密度を増すと推定されるが，腫瘍細胞自体が大きくなり，NC 比(→ **154.**)も上昇しているので，細胞核の存在が目立つだけで実際の単位面積当たりの細胞数は必ずしも増えていない場合がある．

110. 核分裂指数(mitotic index)：高倍率視野(対物レンズ 40 倍)で観察される核分裂像の頻度．腫瘍の悪性度の評価などに応用される．通常は高倍率 10 視野で判定される．最近では核分裂像とともに，抗 Ki-67 抗体を用いた免疫染色標本で算出した核陽性率が利用される．

111. クロマチン増量/濃染(hyperchromasia)：HE 染色(→ **20.**)標本において核がヘマトキシリン染色で濃染している像．細胞増殖や細胞分裂が亢進していることの細胞表現であることが多いが例外もある．

112. 浸潤先進部(invasive front, advancing margin)：癌浸潤巣における先進部または先端部．腫瘍先進部は，言ってみれば宿主との闘いの最前線(フロント)でありさまざまな相互作用が働いていると考えられる．また腫瘍は浸潤の先進部では分化度が低くなる傾向にあり，小胞巣状化または個細胞化する像が観察されることもある．

113. 簇出(そうしゅつ/ぞくしゅつ)(sprouting, tumor budding)：1954年，今井により「せいぜい癌細胞 2，3 個の幅に該当する細胞索をなして発育するか，あるいは個々に遊離細胞として発育し，多少とも低分化傾向を呈するもの」と定義された癌発育様式．通常，癌の浸潤先進部で観察される．近年，内視鏡治療された大腸粘膜下層浸潤癌の追加腸切除の適応を判断するための重要な組織学的評価項目の 1 つとして採用されている．

114. フロント形成(formation of front)：組織標本において病変部と非病変部との間に明瞭な境界が形成された状態．通常，腫瘍性病変であることの組織学的根拠の 1 つとして用いられているが，腺腫と腺癌の境界部(abrupt transition)の意味で用いられることもある．フロントは「増殖前線」と邦訳されることがある．

115. 血管侵襲(vascular invasion)，**リンパ管侵襲**(lymphatic invasion)：静脈やリンパ管腔への癌の侵襲像．弾性線維染色で静脈壁の弾性板を染め出すことで静脈侵襲をより正確に捉えることができる．一方，リンパ管侵襲の評価は時に難しいが，実際の病理診断では，弾性線維をもたない一層の内皮で縁取られた腔に癌細胞集団が浮遊している像をリンパ管侵襲とみなすことが多い．抗リンパ管内皮細胞抗体(D2-40)を用いてリンパ管の内皮細胞を染め出す方法もある．脈管侵襲は多くの悪性腫瘍で予後因子の 1 つと考えられている．

116. 傍神経(神経周囲)浸潤(perineural invasion)：癌細胞が神経線維やその周囲腔に浸潤している像．いくつかの腫瘍では予後推定因子の 1 つとみなされている．胆道，膵管癌，直腸癌では傍神経浸潤像を見ることが多い．

G 組織所見（組織パターン）に関する用語

117. 過角化(hyperkeratosis)：角化が亢進した状態．

118. 異（常）角化(dyskeratosis)：角質層に達する前に個々の細胞が角化を示すこと．

119. 錯角化，不全角化(parakeratosis)：角化が不完全で，角質層でも細胞に核が残っている状態．

120. 粘液性(mucinous)：粘稠な液体（主にムチンという複合蛋白質から成る）が存在していること．肉眼所見としても組織所見としても使う．粘液性の代わりにコロイド状または膠様と表現することもある．

121. 粘液腫様(myxoid, myxomatous)：粘液腫のように見える像．粘液腫は粘液状基質と小型の円形，紡錘形または星形の細胞と少量の細網線維からなる．割面の肉眼像は，ゼラチン様で透明感がある．粘液基質はヒアルロン酸を含むので，アルシアンブルー染色で青く染まる．さまざまな腫瘍（とくに非上皮性腫瘍）で粘液腫様の像を見ることがある．

122. 囊胞状(cystic)：組織レベルでいう場合は，何らかの原因（液体の貯留，うっ滞など）で球形，空洞状に拡張した組織構造を指す．

123. オルガノイド・パターン(organoid pattern)：腫瘍細胞が集合して，ある特定の配列を示し，間質組織との区別が判然としているさま．一方，腫瘍細胞がびまん性に間質組織と混じりあっている場合，ヒストイド(histioidまたは histioid)パターンという．オルガノイド・パターンを示すものの多くは，細胞間の接着性が強く，胞巣をつくりやすい上皮性腫瘍である．神経内分泌腫瘍においては，オルガノイド・パターンを分化の指標にしている．

124. 細胞胞巣(cell nest)：腫瘍細胞が集合し，密に配列したもの．これは細胞同士が接着性を示す上皮細胞の本来の性質を反映したものであり，上皮性腫瘍に見られる形態所見である．胞巣はオルガノイド・パターンの一種である．

125. 腺管様構築，腺管配列(glandular structure/pattern)：正常の導管や腺構造のように，腔を取り囲むように腫瘍細胞が一列に取り囲んでいる像．腫瘍の場合，腺系腫瘍と診断する根拠の1つとなる．

126. 篩状構築(cribriform structure/pattern)（図V-17）：1つの胞巣のなかにいくつかの（腺腔様の）空隙を伴っている像．まるで蓮根の断面のようなイメージ．腺腔形成能のある腫瘍細胞からなる胞巣にしばしば観察される．篩状構築を示す腫瘍の多くは腺癌（つまり悪性）である．

127. 花むしろ状(storiform pattern)（図V-18）：最盛期を終えた桜の花びらが辺り一面の地面に散り，まるで筵のように見えること．錯綜・増生する線維間質組織に炎症細胞浸潤を伴った像をそう呼んでいる．線維組織は時に渦巻き状を呈している．たとえば自己免疫性膵炎

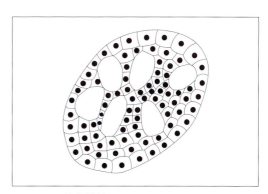

図V-17　篩状構築

で見られる線維化が通常の慢性膵炎の線維化と異なるのは，線維化巣内に細胞成分が目立つことであり，花むしろ状と言われる所以である．

128. 地図状(geographical)：あたかも地図のような不規則な拡がりを示すさま．

129. 樹枝状(arborizing, arborescent, dendritic)：通常の乳頭状や絨毛状と異なり，それぞれの乳頭構造から，さらに枝分かれして突出する構造を示すもの．

130. パターンレス・パターン(pattern-less pattern)：細胞像や組織像に一定の傾向やパターンがない様子．

131. バック・ツー・バック(back-to-back)(図V-19)：腺管が密在した像で，隣の腺管を構成する細胞同士が隣りあわせに配列し，間質がほとんど介在していない像．腺癌の可能性を示唆する異常な腺管増殖像と考えられている．

132. 索状配列(trabecular structure/pattern)(図V-20a)：腺管配列(→ 125.)と異なり細胞の胞巣に空隙がなく橋桁の並びのように細胞が数列に細長く並ぶような像．肝細胞癌の構造は，通常，肝細胞索を模倣するため索状である．索状配列が複雑に融合すると「リボン状」と

いわれ，神経内分泌系腫瘍でしばしば見られる．

133. 柵状配列(palisading pattern)(図V-20b)：細胞(核)が，あたかも柵のように整然と配列している様子．

134. ロゼット形成(rosette formation)(図V-21)：細胞核がある一点を囲むように放射状に配列する像．日本語では花冠状配列という．神経内分泌系腫瘍でしばしば観察される像の1つである．

135. 偽ロゼット形成(pseudorosette formation)：血管を取り囲むように細胞が配列すること．

136. 乳頭状構築(papillary structure/pattern)(図V-22a)：丸く突出した構造．腺系，扁平上皮系および尿路上皮系など，いずれの組織型の腫瘍でも乳頭状構築を示しうる．また，乳頭状構築は血管を含む線維性間質組織で支持されることが多いが，間質をもたずに腫瘍細胞

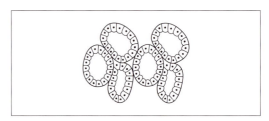

図V-19　Back-to-back 構築

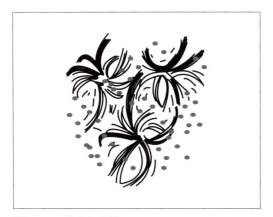

図V-18　花むしろ状

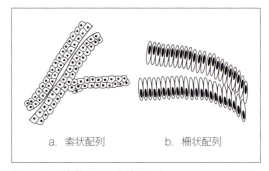

図V-20　索状配列と柵状配列

のみがモコモコと増殖した像も乳頭状と称され，多くは悪性を示唆する所見である．

137. 微小乳頭状構築(micropapillary pattern/feature)(図V-22b)：血管系を伴わない小乳頭状の胞巣を形成した状態．胞巣の外縁が通常の腺管の内腔面の性状を示しており，MUC1染色では外縁が陽性になる(inside-out patternとも呼ばれる)．乳腺のmicropapillary carcinomaが最も有名だが，胃癌や大腸癌などの消化管癌でも同様の像を示すものが報告されている．この組織パターンを示す癌は，リンパ管侵襲傾向が非常に強いことが知られている．

138. 偽乳頭状構築(pseudopapillary structure/pattern)(図V-22c)：形状は乳頭形であるが，細胞が増殖して乳頭状構造を形成したものではなく，腫瘍の崩壊・脱落の過程で，腫瘍細胞が樹枝状の血管の周囲だけに残存して二次的に乳頭状に見える像である．膵臓のsolid-pseudopapillary neoplasm(SPN)の名称はこの組織像に由来する．

139. 絨毛状(villous)(図V-23a)：乳頭状の先端には丸みがあるのに対して，先端がやや尖ったイメージ．ただし，この用語は単に先端の所見のみを表現しているのではなく，胃・腸管の絨毛腺腫のごとく基底部からあたかも歯ブラシのように外向性に伸びている像を典型としている．

140. 鋸歯状(serrated)(図V-23b)：鋸の歯もしくはシダの葉様のギザギザしたイメージ．大腸腺腫の組織構築は管状，絨毛状そして鋸歯状に分けられる．ただし，鋸歯状構造を示す病変のなかには，細胞異型性に乏しく，過形成であるのか腺腫であるのか判別困難なものもある．

141. 陰窩炎(cryptitis)，**陰窩膿瘍**(crypt abscess)：腸粘膜陰窩の上皮内に好中球が浸潤した状態を陰窩炎，好中球や組織崩壊物が陰窩内腔に貯留した状態を陰窩膿瘍と呼ぶ．活動期の潰瘍性大腸炎によく見られるが，特異的な所見ではない．

図V-21　ロゼット配列

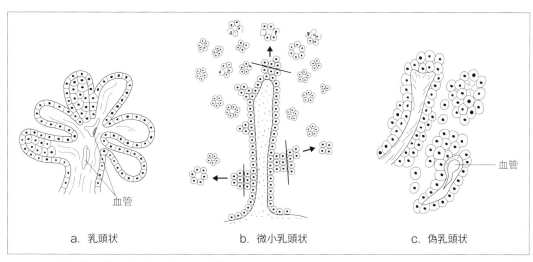

図V-22　乳頭状，微小乳頭状，偽乳頭状構築

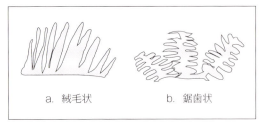

図V-23　絨毛状，鋸歯状構築

142. 蜂窩織炎/蜂巣炎(phlegmon)：炎症(多くは化膿性)が局限せず，組織間隙にびまん性に拡大したもの．急性虫垂炎や腸間膜脂肪織炎でしばしば見られる像．膿瘍(→ 79.)の対義語．

143. 富細胞性(hypercellular)：細胞密度の高い組織像．

144. 髄様(medullary)：非常に細胞成分に富んだざま．本来は脳髄のごとく，軟らかなものに対する肉眼所見であった．たとえば，リンパ腫に侵されたリンパ節は細胞成分に富み，未固定組織ではその割面が膨隆する．これを「髄様割面を示す」という．組織所見では，間質成分に乏しい腫瘍組織の増殖様式を髄様増殖という．スキルス(→ 145.)の対義語である．

145. スキルス/硬様(scirrhous)：間質線維に富む様子．英語では本来，硬いという意味を示す形容詞である．ちなみに名詞はscirrhusと書く．いずれも英語の読みは同じなので，4型(びまん浸潤型)胃癌を慣用的にスキルスと呼ぶことがある．通常，びまん性かつ高度な間質線維増生を伴う腫瘍細胞の浸潤増殖態度をscirrhous infiltrationまたはscirrhous fashionと呼び，結果として腫瘍発生臓器は特有の肉眼像と臨床像を示す．

146. リンパ上皮病変(lymphoepithelial lesion；LEL)：B細胞性のリンパ腫細胞の浸潤により変性または破壊された腺組織が観察される病変．LELはMALT(mucosa-associated lymphoid tissue)リンパ腫で最も高率に認められるが，特異的所見ではなく，消化管濾胞性リンパ腫でも観察される．なお，腸症関連T細胞性リンパ腫にしばしば見られる上皮内リンパ球には，本用語を使ってはならない．

H 細胞診に関する用語
(図V-24，25)

147. 腫瘍性背景(tumor diathesis)：腫瘍を示唆する出現物の様子．細胞診では出現している異型細胞のみでなく，その背景も重要な情報源である．とくに悪性腫瘍の場合，腫瘍自体の結合性の低下・消失のため腫瘍細胞が多く遊離してくるのに加え，壊死物質，炎症細胞などが目立つ(それぞれ壊死性背景，炎症性背景という場合がある)．このような像を総じて腫瘍性背景という．

148. 細胞結合性(cohesiveness, cohesive)：細胞はその種類によって個々の細胞間の結合性に違いが見られる．上皮性細胞は結合性が強いのに対し，非上皮性細胞は結合性に乏しい．また悪性腫瘍はその結合性を失いバラバラとなりやすい(discohesive)．細胞診標本ではこのような細胞結合性の強弱が観察しやすく，良悪性の鑑別の1つの指標になる．

149. クラスター(cluster)**状/形成または乳頭状細胞集団**(papillary cluster)：細胞配列が3次元的な立体状配列をしているもの．顕微鏡のフォーカスをこまめに上下にずらして観察することで立体状構造が把握できる．腺癌でよく見られる．

150. シート状/平面的細胞集団(sheet-like)：細胞配列が2次元の平面的な並びをしていて1枚のシートのように見える細胞集団をいう．上皮細胞は結合性が強く，それが各臓器における特徴を生み出す．一般に剝離した正常(腺系)上

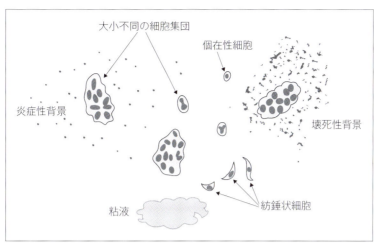

図V-24　細胞診標本に見られる各種所見

皮などはこのような像を示す．扁平上皮系細胞は，腫瘍でも平面的な集団であることが多い．

151. 散在性(scattered)：細胞や細胞集団が分離状でパラパラと出現している場合の表現．

152. 孤立性細胞(isolated cells)，**単離性細胞**(single cells)：細胞同士の接着性が失われバラバラになって顕微鏡下に出現している細胞．剥離した正常上皮は細胞の結合性が強く，大きなシート状細胞集団で出現するのが普通であるが，悪性細胞は結合性が低下しバラバラになって出現する傾向がある．とくに低分化または未分化な癌や非上皮性腫瘍で観察されやすい．

153. 核間距離：観察される細胞核と核の間の距離．正常ではそれぞれの細胞核の距離が均一であるが，腫瘍細胞（とくに悪性細胞）ではこの距離が不均一である．一般に細胞観察時の主観的な表現であり，必ずしも正確に測った核の間の距離のことを指していない．

154. NC比(nucleocytoplasmic ratio)：細胞核と細胞質の大きさの比率．正常細胞のNC比に比べ悪性細胞のそれは一般に増加していることから，良悪性の診断に際しての重要な所見とみ

なされている．ただし，NC比の低い印環細胞，NC比の高い成熟リンパ球などの例外もある．

155. 偏在核(eccentric nuclei)，**中心核**(centrally located nuclei)：形質細胞や腺系細胞の核は，細胞のなかでやや辺縁部にあるのが通常であり，他方，扁平上皮系細胞の核は胞体の中心に位置することが多く，細胞観察の際，その細胞の由来を考えるときの参考にもなる．

156. 核周囲明暈(perinuclear halo)：核の周辺領域が明るく抜けたように見えること．

157. 裸核(naked nucleus)：核のみ観察される（細胞質が観察されない）細胞像．細胞質が変性または物理的（細胞採取時のアーチファクトなどを含む）に失われて生じる．

158. 鋳型核(nuclear molding)，**対細胞**(pair cell)，**封入細胞**(inclusion cell)：ある１つの細胞が，もう１つの細胞を包み込んでいるように見えるさま．なお，細胞の貪食像ではなく，細胞の高度の密在によって生じると考えられている．したがって，悪性腫瘍に認められやすく，神経内分泌細胞癌（小細胞型）にはしばしば認められる．

腺癌に見られやすい細胞像

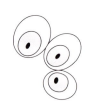

核は偏在性で, クロマチンは細かく明るく見える. 核小体が目立つ. 胞体に粘液が貯留し, あるものは印環細胞型を示す.

胞体内に粘液を含有している

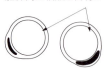

印環細胞癌

高分化型腺癌であると腺管様配列や乳頭状配列をとる. 低分化になると細胞の結合性が弱まる.

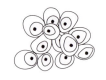

細胞同士の不規則な重なりがある.

扁平上皮癌に見られやすい細胞像

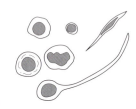

核の大小, クロマチン増量, 核形不整が見られる.
細胞質は蛇状, 線維状, オタマジャクシ状といろいろな形状を示し, 重厚感を増す.

図V-25　腺癌, 扁平上皮癌の細胞像

159. 反応性変化/上皮(reactive change/epithelium)：非腫瘍性で炎症などに伴って見られる細胞像の変化. 正常に比べて増生感があり, 核は腫大しそれに伴ってNC比も上昇傾向にある. しかし, 核形や核質像は比較的均質であることが多く, 悪性細胞との鑑別点にもなる.

160. 反応性/活動性中皮細胞(reactive/active mesothelial cells)：生理的な状態で, 腹腔内にバラバラの中皮細胞が出現することはない. しかし, 肝硬変や腹腔に炎症や腫瘍が生じると扁平であった中皮細胞は立方状, 円柱状と変化し, 立体状集塊となって腹水中に出現するようになる. これが反応性中皮であり, しばしば腺癌細胞との鑑別が問題になる. 現在, 数種類の抗体が市販されており, 免疫組織化学染色が中皮・中皮腫・腺癌の鑑別に利用されている.

◆参考文献

1) Lester CS : Manual of surgical pathology. Churchill Livingstone, 2001
2) 向井清, 他(編)：外科病理学, 第4版. 文光堂, 2006
3) 真鍋俊明：外科病理学入門. 医学書院, 1986
4) 日本臨床細胞学会(編)：細胞診用語解説集. 医学書院, 1996
5) 伊藤正男, 他(編)：医学書院 医学大辞典, 第2版. 医学書院, 2009
6) 日本消化器内視鏡学会用語委員会(編)：消化器内視鏡用語集. 第3版. 医学書院, 2011
7) 南山堂医学大辞典, 第20版. 南山堂, 2015
8) 「胃と腸」編集委員会(編)：図説「胃と腸」所見用語集 2017. 胃と腸(増刊号)52(7). 医学書院, 2017

2 正常組織像アトラス

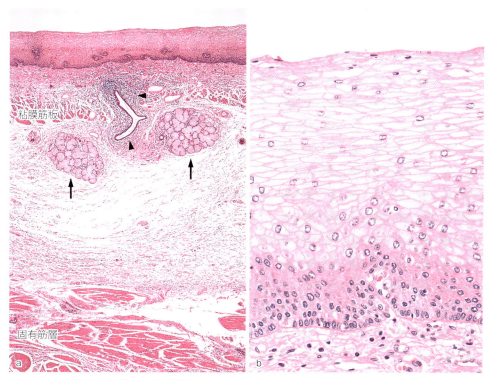

図V-26 食道壁と食道上皮層の構造

a：食道壁の断面．粘膜筋板は他の胃・腸管のそれと比べるとかなり厚い．粘膜下層の浅い部分には粘液分泌細胞からなる食道腺（↑）が存在し，その導管（▲）が粘膜筋板を貫いて表面に開口する（図V-27参照）．導管周囲にはリンパ球が浸潤している．

b：食道上皮の層構造．重層扁平上皮の下1/5には傍基底細胞と基底細胞からなる基底部がある．傍基底細胞が分布している領域を増殖細胞帯と呼ぶ．一方，表層部は糖原（グリコーゲン）に富み淡明な細胞質をもつ有棘細胞と，最表層の非角化細胞からなる．有棘細胞層がヨード液との反応の場となる．表層部は基底部に比べて，細胞（核）密度は低く，核の形態も扁平となる．食道上皮は皮膚の表皮と異なり，角化は明瞭ではなく，最表層の細胞も核を有している．

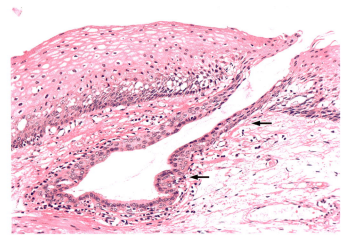

粘膜下層の食道腺で分泌された粘液は導管(←)を介して食道内腔に排出される．この導管は，単層ではなく，二層の上皮から構成されている．

図V-27　食道内腔に開口する食道腺の導管

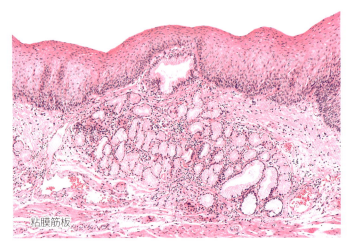

胃噴門部に近い下部食道の粘膜固有層には胃噴門腺に類似した形態を示す腺組織が分布している．これは粘膜固有層に限局している点で，前述の食道腺と区別される．

図V-28　食道噴門腺

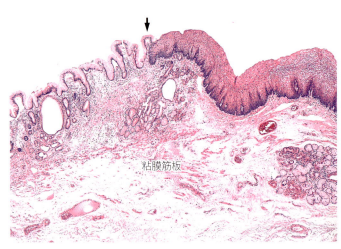

扁平上皮-円柱上皮境界部(squamocolumnar junction；SCJ)(↓)の粘膜の固有層には粘液腺と壁細胞からなる胃噴門腺が観察される．また3時方向の粘膜下層には食道腺を見る．

図V-29　扁平上皮-円柱上皮境界部の粘膜

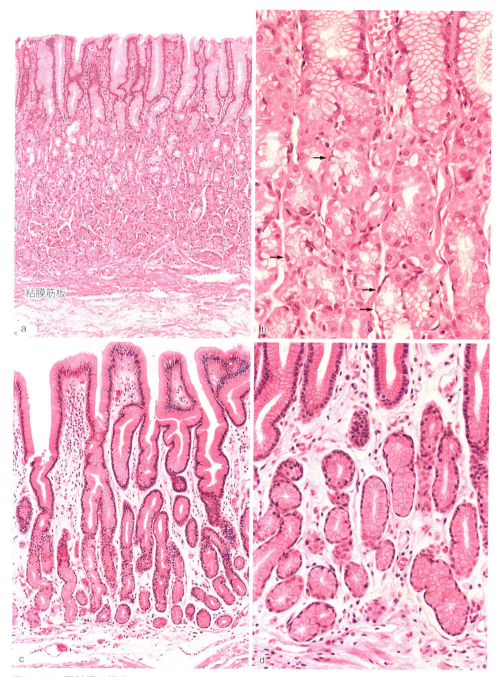

図 V-30　胃粘膜の構造

a：**胃底腺（体部腺）領域の胃粘膜**．粘膜表層と胃小窩を被覆する単層円柱上皮が，腺窩上皮である．この腺窩上皮に連続する胃底腺は，主に副細胞（頸部粘液細胞），壁細胞（酸分泌細胞），および主細胞（ペプシノーゲン分泌細胞）からなる単一管状腺ないしは単一分枝管状腺である．胃小窩と胃底腺の長さの比は，約 1：3 である．

b：**胃小窩と胃底腺の境界部**．両者の境界部は腺頸部と呼ばれ，増殖細胞帯が分布する．同部位で分裂，増殖した未熟な上皮細胞は表層に移動し腺窩上皮に，また深層に移動し胃底腺の各細胞に分化する．写真の上 1/4 は腺窩上皮で，下 3/4 は胃底腺である．胃底腺のうち白く抜けた細胞質と基底部に押しつけられた核を有するものが副細胞（→），赤みの強い細胞質と丸い核を有するものが壁細胞に相当する．

c：**幽門腺領域の胃粘膜**．胃小窩と幽門腺の長さの比は，約 1：1 である．前述の胃底腺領域と比べて，幽門腺領域の胃小窩はかなり深い．幽門腺は単一分枝管状腺の構造を呈し，胃底腺に比べると，その配列は粗である．

d：**幽門腺の中拡大像**．腺を構成する細胞は粘液分泌細胞が主体で，少数の内分泌細胞（多くはガストリン産生細胞）が混在する．また胃小窩と幽門腺の境界部に増殖細胞帯が分布する．

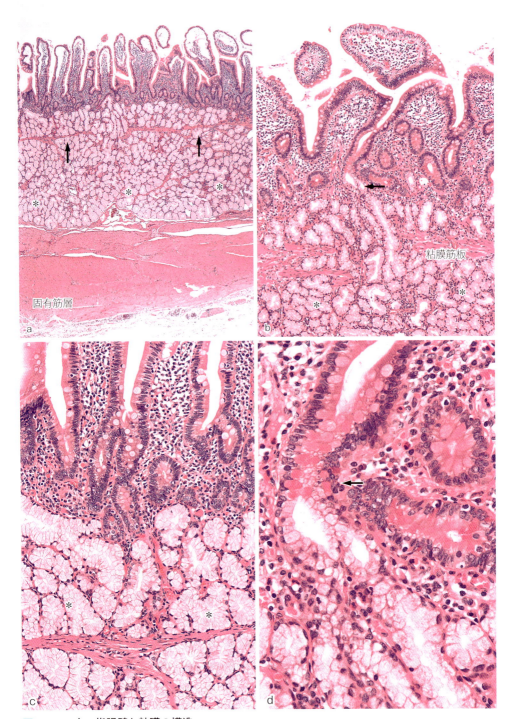

図 V-31 十二指腸壁と粘膜の構造

a：十二指腸壁の断面．粘膜固有層深部から粘膜下層にかけて粘液腺からなる十二指腸腺（ブルンネル腺；＊）がよく発達している．そのなかに錯綜傾向にある粘膜筋板（↑）を見る．

b：十二指腸粘膜の弱拡大像．十二指腸腺（ブルンネル腺；＊）は粘膜筋板を挟んで分布し，腸陰窩の底部に開口する（←）．この十二指腸腺は幽門から十二指腸 Vater 乳頭部までの領域に分布している．

c：十二指腸粘膜の中拡大像．十二指腸腺（ブルンネル腺；＊）は組織形態も粘液組成も胃の幽門腺に酷似する．

d：十二指腸の腸陰窩の強拡大像．腸陰窩底部に局在するパネート細胞（←）を見る．パネート細胞の核は基底部に偏在し，核上部にはエオジン好性で赤く染まる顆粒を見る．

2 正常組織像アトラス 243

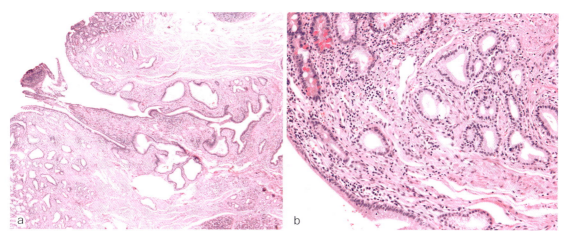

図 V-32 十二指腸 Vater 乳頭部
a：Vater 乳頭部で主膵管と総胆管が合流し，胆汁と膵液が十二指腸に流れ込む．主膵管と総胆管が合流する共通管は，平滑筋束に取り囲まれ，これはオディの括約筋（sphincter of Oddi）と呼ばれる．
b：共通管周辺には付属腺が発達している．

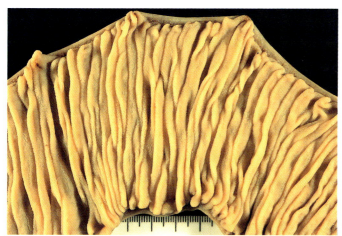

腸管長軸に垂直方向に突出する輪状ヒダ（Kerckring ヒダ）の表面はビロード状である．これらのヒダは十二指腸遠位部から空腸近位部にかけて最も発達し，回腸末端部では不明瞭となる．

図 V-33 空腸粘膜の肉眼像

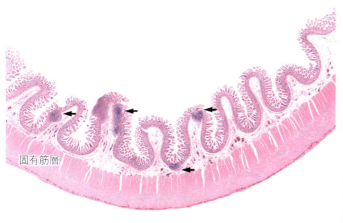

輪状ヒダは粘膜層と粘膜下層からなっており，そのヒダと介在粘膜には指状の小突起構造を示す腸絨毛が密在する．こうして粘膜の表面積を拡大することにより，消化・吸収の作業効率を高めている．また粘膜筋板を挟んで二次リンパ小節（リンパ濾胞）（←）が散在している．二次リンパ小節は孤立性のこともあれば，集簇することもある．図 V-37, 38 で解説するパイエル板は，多数の二次リンパ小節が集簇したものである．空腸壁には十二指腸腺（ブルンネル腺）は見られない．

図 V-34 空腸壁の断面

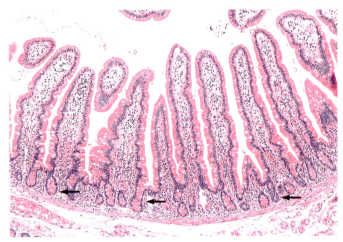

腸絨毛は粘膜上皮がその固有層により管腔側に押し上げられた構造を示している．腸絨毛間には腸陰窩（リーベルキューン腺または腸腺）という 300〜500 μm 程度の上皮陥入（←）を見る．この腸陰窩に増殖細胞帯が存在する．

図V-35　**腸絨毛の弱拡大像**

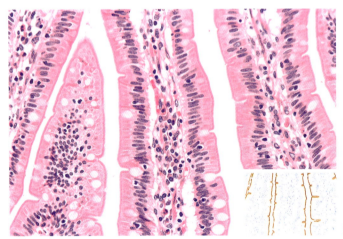

腸絨毛の大部分は高円柱状の吸収上皮細胞からなり，少数の杯細胞が混在する．吸収上皮細胞の管腔側表面には屈折性を示す小皮縁（線条縁や刷子縁ともいう）を認め，同部には糖蛋白質からなる糖衣が存在し，PAS 反応陽性となる．
免疫染色では小皮縁は CD10 で標識される（挿入図）．また吸収上皮細胞間や粘膜固有層に見られるリンパ球や形質細胞浸潤は生理的範囲内である．

図V-36　**腸絨毛の強拡大像**

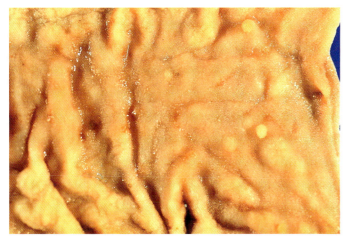

輪状ヒダが不明瞭となった粘膜に，わずかに凹凸を示す領域を見る．同部がパイエル板で，集合リンパ小節とも呼ばれる．胚中心を有するリンパ小節が多数集簇して形成された粘膜関連リンパ組織である．腸内腔から侵入する非自己物質に対する抗体産生の場に相当する．

図 V-37 回腸末端部パイエル板の肉眼像

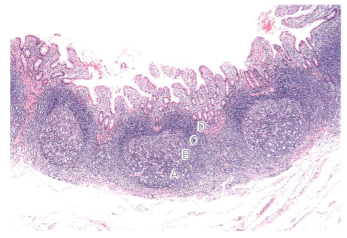

粘膜深部に胚中心を有するリンパ小節が集簇している．A は胚中心芽細胞とマクロファージから構成される暗調帯，B は胚中心細胞から構成される明調帯，C は暗殻（マントル層），D は濾胞辺縁帯（マージナルゾーン）である．胚中心内部の細胞分布には一定の極性があり，粘膜筋板側の暗調帯と内腔側の明調帯とのコントラストは鮮明である．このコントラストの有無の評価は，濾胞性リンパ腫と反応性リンパ濾胞過形成の鑑別診断にきわめて有用である．

図 V-38 回腸末端部パイエル板の構造

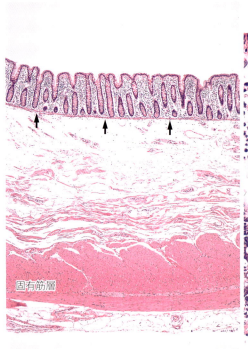

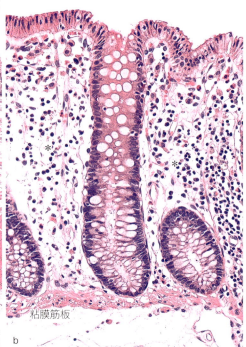

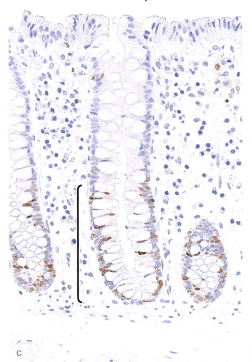

a：横行結腸壁の断面．粘膜表面は絨毛構造を欠くために平坦である．通常，腸陰窩は試験管状の単一管状腺の形態を示す．腸陰窩底部と接する粘膜筋板（↑）は薄い．
b：腸陰窩の中拡大像．腸陰窩は主に吸収上皮細胞と杯細胞から構成され，写真では視認困難だが内分泌細胞（基底顆粒細胞）が散在する．腸陰窩深層は表層に比べて核密度が高く，同部で増殖細胞帯を形成する．一方，表層に向かうにつれて核密度は低くなる．また，腸陰窩周囲の間質に相当する粘膜固有層（＊）には，小リンパ球，形質細胞，線維芽細胞のほか，毛細血管が見られる．
c：腸陰窩における増殖細胞帯．抗 Ki-67 抗体で標識された核は腸陰窩深層に局在し，増殖細胞帯（[）を形成する．

図 V-39　結腸壁と粘膜の構造

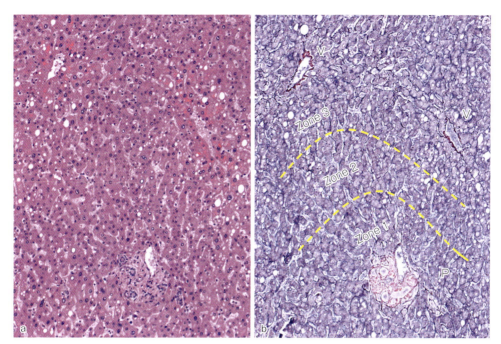

図V-40　肝臓
a：HE 染色標本
b：鍍銀染色標本（a の連続切片）：肝臓病変を見る場合に知っておくべき肝臓の正常組織は，門脈域（グリソン鞘）（P），中心静脈（V）および肝実質である．門脈域には，門脈，肝動脈，胆管の 3 つの構造を含んでおり，portal triad とも呼ばれる．肝実質は，門脈を中心にした機能ゾーンとして表すことができ，Zone 1 は，門脈周辺域で酸素濃度が最も高い領域である．一方，Zone 3 は，中心静脈の周辺で酸素に乏しい．この中間部は Zone 2 と呼ばれる．代謝の面からみると肝細胞酵素が Zone 3 に多く，このために薬物などによる毒性傷害は Zone 3 で目立つことになる．

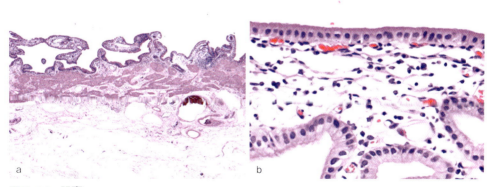

図V-41　胆嚢
a：胆嚢は，粘膜固有層，筋層，漿膜下層（肝側では漿膜を欠く）からなる．消化管と異なり粘膜筋板を欠くことが特徴で，筋層も平滑筋束がマバラで線維結合組織が入り込む．上皮が粘膜固有層や筋層にまで落ち込むところを Rokitansky-Aschoff（ロキタンスキー・アショフ）洞という．
b：胆道の粘膜上皮は，単層円柱上皮からなり，胆嚢上皮も同様である．

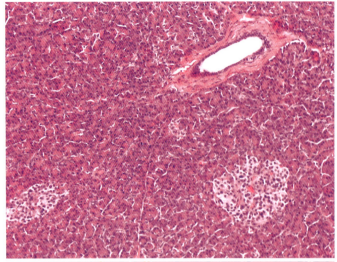

膵臓の80〜85％は外分泌系組織が占め，そのほとんどは腺房細胞で，残りは膵管である．神経内分泌組織である膵ランゲルハンス(Langerhans)島はHE標本上はやや明るく見える．

図V-42　膵臓組織の構成

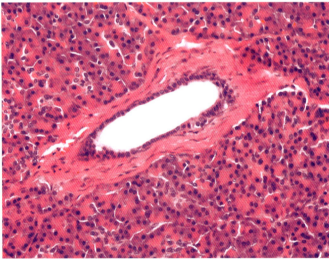

膵管上皮は，単層立方上皮からなる．腺房細胞は，外分泌顆粒(zymogen顆粒)を有し，好塩基性細胞質に，好酸性顆粒が充満し全体に濃く染まって見える．

図V-43　膵管と膵腺房組織

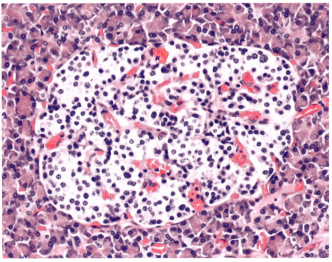

ランゲルハンス島を構成する細胞には，α細胞(15〜20％)，β細胞(60〜80％)，δ細胞(5％)，膵ポリペプチド細胞(2％)の4種類があり，α細胞はグルカゴンを，β細胞はインスリンを，δ細胞はソマトスタチンを，そして膵ポリペプチド細胞は膵ポリペプチドを分泌している．

図V-44　ランゲルハンス島

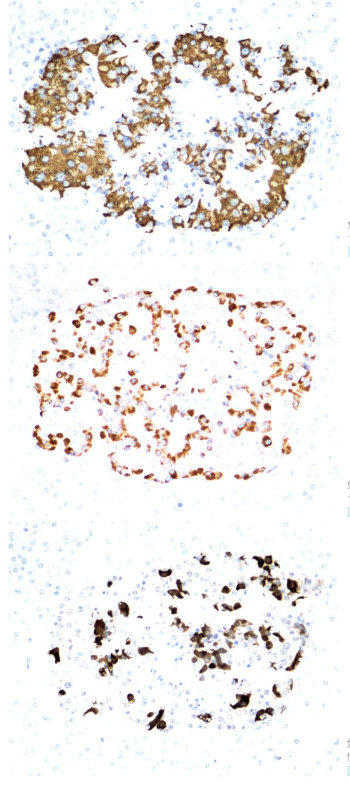

免疫組織化学(インスリン). インスリン陽性細胞はランゲルハンス島の中央に多い.
図V-45 ランゲルハンス島

免疫組織化学(グルカゴン). グルカゴン陽性細胞はランゲルハンス島の辺縁側に多い.
図V-46 ランゲルハンス島

免疫組織化学(ソマトスタチン). ソマトスタチン陽性細胞はランゲルハンス島の辺縁側に多い.
図V-47 ランゲルハンス島

索引［和文］

- 頁数の後ろの t は表中，f は図中を表す．
- 主要な説明および重要な語のある頁は太字で示した．

あ

アザン染色　28f, 37t, 126
アデノウイルス　139
アニサキス（症）　71, 87
アフタ　109
アポトーシス　229
アポトーシス小体　72
アミラーゼ消化後 PAS 染色　126
アミロイド症　61, 87
アミロイドの染色　30
アミロイド沈着巣　101
アメーバ性大腸炎　108
アメーバ赤痢　102, 108
アルコール性肝炎　135
アルコール性肝硬変　135
アルコール性肝障害　135
アルコール性肝線維症　135
アルコール性脂肪肝　135
アルシアンブルー染色　30
アレア　57
亜広汎性肝細胞壊死　131
悪性黒色腫　37t, 54, 191, 193, 201
　――，染色法　37t
悪性腫瘍　230
圧挫標本　165
粗削り　97, 126
暗殻　245f

い

イクラ状粘膜隆起　112f
インスリノーマ　174
インスリン　37t, 174
インセット　213
インターナルコントロール　206
インターフェイス肝炎　126, 129, 132
インフォームド・コンセント　25
いきみ　114
胃　56, 241f
　――，外科切除検体　57
　――，腫瘍性病変　72
　――，切除検体の切り出し　57
　――，内視鏡的切除検体　56
　――，非腫瘍性病変　61
胃アニサキス症　71
胃炎の京都分類　68, 223
胃潰瘍　66
胃型
　――，IPMN　182

　――，IPNB　163
　――，管状腺腫　73
胃型腺癌　157
胃癌　74
　――，組織型分類　77
　――，肉眼型分類　74
胃癌取扱い規約　74, 77, 84
胃検体の取り扱い　56
胃小窩　241f
胃小区　57
胃小区模様　75f
胃食道逆流症　42, 44
胃神経鞘腫　81
胃線維腫　64
胃腺窩上皮　90
胃腺腫　72
胃腸混合型　117
胃腸混合型形質　105f
胃腸混合型粘液　110
胃底腺　241f
胃底腺ポリープ　63
胃底腺ポリポーシス　63, 72
胃粘膜　241f
胃ポリープ　62
　――の肉眼分類　65
胃隆起性病変の肉眼分類　65f
異型結節　146
異形成　47, 51, 162, 229
異型性　229
異型度　84
異型扁平上皮　50
異型扁平上皮増殖巣　47, 50
異所性胃粘膜　55t, 90
異所性脂腺　46
異所性膵　90, 230
異所性組織　42, 230
異所性皮脂腺　55t
異所性（迷入）組織　90
異（常）角化　233
移植　137
移植片対宿主病（GVHD）　71, 87, 139
萎縮性胃炎　68
萎縮瘢痕帯　92t
遺伝子検索　5
鋳型核　237
一列縦隊様配列　81
今井環　124
咽・喉頭癌　46
印環細胞　199
印環細胞癌　157
　――，胃　80

陰窩炎　103, 235
陰窩膿瘍　103, 235
陰窩の立ち枯れ像　107

う

ウイルス肝炎　129
ウイルス抗原血症　104
ウィルソン病　129
うっ血・出血型虚血性大腸炎　106

え

エラスチカ・マッソン染色　29
エラスチカ・ワンギーソン（EVG）染色
　　　　29, 37t, 53, 126
エラストグラフィー　131
エルシニア感染症　87, 91
　――，鑑別点　92t
エルシニア腸炎　96
エンペリポレシス　133
壊死　228
壊死型虚血性大腸炎　106
壊死組織の生検　102
壊死物の生検　109
壊疽性胆囊炎　155
永久標本　219
栄養型アメーバ原虫　101
栄養型虫体　109
液状標本穿刺吸引　10f
円形潰瘍　66
円柱上皮島　55t
炎症細胞　129
炎症細胞浸潤　227
炎症性類線維性ポリープ　63, 87, 114
遠位肝外胆管癌　157
遠隔病理システム　6

お

オイルレッド O 染色　30
オーバーラップ症候群　133
オッディ筋　160, 243f
オルガノイド　161
オルガノイド・パターン　233
オルガノイド構造　174
オルセイン染色　29
オンコサイト型
　――，IPMN　181, 182
　――，IPNB　163
黄色腫　46

索引［和文］ 251

黄色腫細胞 81
黄色肉芽腫性胆嚢炎 156
横行結腸壁 246f

か

カセット 8
カルチノイド腫瘍 81,86
──.自己免疫性萎縮性胃炎 70
──.小腸 90
──.大腸 109,**123**
カンジダ感染巣 46
カンジダ(症) 32f,44
ガーゼ 12f
ガストリノーマ 174
ガストリン産生細胞 241f
化生 229
化生性ポリープ 110
化膿性胆嚢炎 155
架橋性線維化 128
架橋性の壊死 129
家族性大腸腺腫症 63,72
── に随伴する腺腫 90
家族性大腸ポリープ症 145
過角化 46,55t,233
過形成 229
過形成結節 110
過形成性ポリープ 62,110,155
──.鋸歯状腺腫 117
過誤腫 230
過誤腫性ポリープ 112
顆粒 118
顆粒状 227
顆粒状模様 57
芽球様大型リンパ球 138
回腸 85
回腸癌 91
回腸限局炎 105
回腸末端部パイエル板 245f
回盲(Bauhin)弁 86
回盲部周囲炎 86,91
回盲部周囲膿瘍 91
回盲部病変 86
海綿状血管腫 148
開放性消化性潰瘍 77
階段状入割 100f
潰瘍 44,66
潰瘍型
──.虚血性大腸炎 106
──.乳頭部癌 160f
──.粘膜脱症候群 113
潰瘍形成型,十二指腸・小腸リンパ腫
　　　　　　　　　　　　　　90
潰瘍腫瘤型,乳頭部癌 160f
潰瘍性大腸炎(UC) 96,**102**,157
──.PSC 153
──.肉芽腫 96

潰瘍性大腸炎関連腫瘍 105
潰瘍瘢痕 67
外向性発育 226
外分泌顆粒 248
核 35f
核間距離 237
核周囲明量 237
核腫大 45
核小体 122
核内封入体 101,109
核分裂指数 232
核分裂像 124
核陽性率 232
活性化リンパ球 192
活動性中皮細胞 238
活動度 131
学会発表 209
肝移植後肝障害 137
肝移植の Banff meeting 138
肝炎ウイルス 127,129
肝外胆管癌 157
──.平坦浸潤型 158f
肝芽腫 145
肝癌取扱い規約 145
肝硬変 135,**137**
肝細胞 126
── の脂肪化 136
── の風船様腫大 136
肝細胞癌(HCC) 140,149
──.染色法 37t
── の前駆病変/関連病変 146
── の組織異型度 143
── の肉眼型 140
肝細胞腺腫 146
肝実質 247f
肝十二指腸間膜 159
肝臓 **125**,247f
──.腫瘍性病変 139
──.生検検体 125
──.切除検体の取り扱い 126
──.非腫瘍性病変 120
肝臓切除検体の入割方向 127f
肝臓粘液性嚢胞腫瘍(MCNs)
　　　　　　　145,175f,183,225
肝臓針生検 125,128
肝内胆管 143
肝内胆管癌 143
肝門部切除検体 151
肝門部領域胆管癌 157
肝様癌 173
冠状断 224
陥凹型胃癌 76
乾燥固定法 9
乾酪壊死 229
患者の知る権利 25
桿状菌体 96
桿状細菌 67

間質浸潤 116
──.胆管癌 152
間質線維の増生 170
間質量 78
間膜紐 106
感染症 42,126
──.染色法 37t
感染性食道炎の病理像 45f
管状狭窄 106
管状絨毛腺腫 115
管状腺腫 115
──.胃型 73
──.腸型 72
管内発育型胆管癌 164
関節リウマチ 87
緩衝ホルマリン 13
観音開き 150
癌の推定残存率 177
癌化巣,過形成性ポリープの 63
癌性潰瘍 66,105,118,121f
癌性びらん 118
癌取扱い規約 18,208,223
癌肉腫 54

き

ギ酸 13,220
ギムザ染色 9,**32**,33f,37t
切り出し 15
──.階段状の 100
──.小腸 85
──.組織の 220
切り出し図 168
記述的診断 222
基底顆粒細胞 246f
基底膜 231
寄生虫肉芽腫 71
偽浸潤(巣),腺腫の 116,121
偽腺管構造 143
偽胆管(細胆管)増生 129
偽乳頭状 186,187,235
偽ポリープ 102,226
偽膜性炎 107
偽膜性大腸炎 107,108f
偽幽門腺化生 68
偽ロゼット形成 234
逆 Y 字型陰窩 104
逆萎縮 69
逆流性食道炎 42
吸収上皮 69f
吸収上皮細胞 244f
急性胃炎 67
急性胃粘膜病変(AGML) 67
急性ウイルス性肝炎 129
急性潰瘍 66
急性肝炎重症型 131
急性拒絶反応 137,138

急性劇症型 102
急性骨髄性白血病 201
急性胆嚢炎 155
急性虫垂炎 91
急性電撃型 102
巨細胞 191
虚血再灌流傷害 137
虚血性大腸炎 106, 108
——, 小林らの肉眼分類 106
虚血性大腸病変 106
——, 特発性腸間膜静脈硬化症による
　　　　　107
鋸歯状 235
鋸歯状腺管 116
鋸歯状腺腫 115
京都分類, 胃炎の 68, 223
強拡大 17
境界病変 230
境界不整 225
境界不明瞭 225
境界明瞭 225
凝固壊死 229
均一性 230
菌交代現象 108
菌交代症 108

く

クラスター状/形成 236
クラス分類 208
クリオスタット 9, 19
クローン病 71, 86, 87, 91, 96, **105**
——, 鑑別点 92t
クロマチン増量/濃染 232
クロモグラニン A 31, 37t
グラム染色 32, 37t
グリソン鞘 126, 127, 147f, 247f
グリメリウス染色 31, 37t
グループ分類 208, 223
グルカゴノーマ 174
グルカゴン 174
グロコット染色 32, 37t
グロブリン 195
空腸 85
空腸癌 91
空腸粘膜の肉眼像 243f
空腸壁の断面 243f
黒丸の分類 95

け

ゲノム研究 7
ゲフリール 219
外科切除検体
——, 胃 57
——, 十二指腸 85
——, 小腸 85

——, 食道 41
——, 大腸 97
—— の切り出し方法, 胃 59f
—— の切り出し方法, 食道 43f
—— の取り扱い方法, 大腸 98f
外科切除標本 18
形質細胞(性) 154, 198t
茎部浸潤 120
経口避妊薬 146
経皮経肝胆道ドレナージ 22
蛍光抗体法 34
劇症肝炎 129
削り取り壊死 126, 130f
血液腫瘍内科医 13
血管筋脂肪腫 148
——, 染色法 37t
血管腫 148
血管侵襲 232
血管内皮細胞 148
結核 95
結核菌感染症 62
結核症 87
結合組織 28
結石 155
結節 118
結節集簇型大腸早期癌 118
結節集簇様病変 118
結節状病変, 膵臓 170
結節性肝細胞癌 141
結節性構造 192
——, 低倍率視野 193f
結節内結節像 140
結腸紐 106
結腸壁 246f
研究 204
検体処理 7
検体不良 23, 222
顕微鏡 16, 222
顕微鏡写真撮影 213
限界板 129, 138
限局性結節性過形成(FNH) 147
限局性深在性嚢胞性大腸炎 113
原発性胃癌 59f
原発性肝癌取扱い規約 140
原発性硬化性胆管炎(PSC)
　　　132, **134**, **153**, 157
原発性小腸癌 91
原発性胆汁性肝硬変 133
原発性胆汁性胆管炎(PBC)
　　　130f, 132, **133**
原発不明癌 146
—— の原発巣, 染色法 37t
—— の診断 36

こ

コールドポリペクトミー 98

コッサ鍍銀法 32
コルチコステロイド 132
コレステリン・スリット 187
コレステロールポリープ 155
コロイド状 233
コンゴーレッド染色 30, 31
コンタミネーション 220
コントラスト 211
コントロール 206
コンパニオン診断(薬) 13, 35
固定 11
固定不良 11
孤立性細胞 237
個別化医療 5, 35
口腔癌 46
口唇掌蹠母斑腸管ポリポーシス 111
広基性鋸歯状腺腫/ポリープ(SSA/P)
　　　111
—— の組織像 110f
広基性腫瘍 75f
広汎性肝細胞壊死 131
交点, 写真撮影 215
好塩基性 227
好銀線維 29
好酸球性肉芽腫 64
好酸性 227
好酸体 187
好中球浸潤 135
抗 EGFR 抗体薬 5
抗(キャッスル)内因子抗体 69
抗菌薬関連偽膜性大腸炎 107
抗菌薬関連大腸炎 108
抗酸菌 87
抗酸菌染色 32f
抗体関連拒絶反応(AMR) 139
抗デスミン抗体 116f
抗壁細胞抗体 69
抗ミトコンドリア抗体(AMA) 133
後天性免疫不全症候群(AIDS) 108
高悪性度リンパ腫 90
高異型度癌 122
高異型度高分化管状腺癌 123f
高異型度腺腫 115
高円柱上皮細胞 110
高ガストリン血症 69
高倍率視野 213
高分化(型)癌 231
高分化型肝細胞癌 141
高分化型管状腺癌 144
高分化型粘液癌 123
高分化管状腺癌
——, 胃 77f, 79
——, 大腸 123f
高分化(型)腺癌 122
——, Vater 乳頭部 160
——, 胃 67
梗塞 229

索引［和文］ 253

硬化型　141
硬化型肝細胞癌　144
硬性型　78
硬様　236
構造異型度　79, 84
構造分化度　84
酵素抗体法　34
膠原線維　126
　──の染色　28
膠様　233
膠様腺癌　123
黒苔　66
骨髄（幹細胞）移植後肝障害　139
骨髄移植　71
骨髄性肉腫　194f, 201
混合型肝癌　145
混合分化を伴う癌　173

さ

サイトケラチン抗体免疫組織化学　36
サイトメガロウイルス　129, 139, 192
　──, 染色法　37t
サイトメガロウイルス感染細胞　72
サイトメガロウイルス感染（症）
　　　　　　　　　　87, 102, 104
サインアウト　222
サザンブロット法　191f
サルコイド症　62, 71, 96
サンプリングエラー　4
砂粒体　161
再生異型　229
再生性ポリープ　103f
細菌性大腸炎　108
細線維　29
細胆管細胞癌　144
細胞化学染色　221
細胞・核異型度　84
細胞結合性　236
細胞検査士　7f, 10, 165
細胞質　35f
細胞傷害性蛋白　90
細胞診　21
　──, 染色　32
細胞診検査　9
細胞診専門医/指導医　10
細胞診標本　218
細胞診断報告書　10
細胞捺印標本　9
細胞の固定　9, 220
細胞分化（度）　84, 231
細胞胞巣　233
細胞膜　35f
細胞密度　232
細網線維　126
　──の染色　29
最大割面　97

柵状配列　234
索状配列　174, 234
刷子縁　224f
錯角化　46, 55t, 233
擦過法　9, 10f
三分割法　215
散在性　236
散発性鋸歯状ポリープ　111
散発性腺腫　90
酸化ヘマチン　13, 220
酸性ムコ物質　30

し

シート状細胞集団　236
シナプトフィジン　31, 177
シュワン細胞様細胞　162
ジフテリア　107
しこり　224
子宮体癌　178
矢状断　224
脂肪化, 肝細胞の　136
脂肪肝　135
脂肪織炎　96
脂肪腫　46, 86, 109
試験管状　122
自家（自己）融解　11, 56, 229
自己免疫性（A型）胃炎　61
自己免疫性萎縮性胃炎　69
自己免疫性肝炎（AIH）　129, 132
　──, de novo　138
自己免疫性膵炎（AIP）　37t, 179
　──, IgG4関連胆管炎　154
自由紐　106
敷石状胃粘膜　63
下掘れ型（フラスコ型）潰瘍　109
湿固定法　9
写真撮影　7
写真呈示　209
斜俯瞰　101, 210
若年性ポリープ　111
若年性ポリポーシス　111
弱拡大　16
手術切除検体, 膵臓　166
手術摘出検体　218
腫瘍血管　142f
腫瘍性骨髄芽球　201
腫瘍性背景　236
腫瘍性病変
　──, 胃　72
　──, 肝臓　139
　──, 食道　46
腫瘍性ポリープ, 大腸　114
腫瘤　224
腫瘤潰瘍型乳頭部癌　160f
腫瘤形成型肝内胆管癌　143
腫瘤形成性膵炎　179

樹枝状　234
周堤　121
集合リンパ小節　245f
十二指腸　85, 242f
　──, 外科切除検体　85
　──, 内視鏡的切除検体　85
　── の腸陰窩　242f
十二指腸 Vater 乳頭部　243f
十二指腸アミロイド症　89f
十二指腸潰瘍　66
十二指腸検体の取り扱い　85
十二指腸腺　242f
十二指腸乳頭部　150
十二指腸乳頭部癌　91
十二指腸乳頭部検体の取り扱い　150
十二指腸粘膜　242f
十二指腸壁　242f
十二指腸リンパ腫　90
十文字（状）入割　43f, 98, 100f
充実性　224
充実性結節性病変　182
充実性漿液性腺腫　178
充実胞巣　124
絨毛状　235
絨毛腺腫　115
縦走潰瘍　94f, 100, 105
出血性大腸炎　108
術中迅速（病理）検体　8
　──, 膵臓　166
術中迅速病理診断　19
　──, 胃癌　58
術中迅速病理標本　219
小アフタ　109
小潰瘍　109
小結節境界不明瞭型肝細胞癌　140
小細胞癌　161, 175
小腸　85
　──, 外科切除検体　85
　──, 内視鏡的切除検体　85
小腸クローン病　95
小腸結核　91, 95
　──, 鑑別点　92t
小腸検体の取り扱い　85
小腸内視鏡検査　91
小腸リンパ腫　90
小児　177
小児悪性肝腫瘍　145
小囊胞性　225
小皮縁　244f
小葉内炎症　138
小葉内炎症細胞浸潤　136
小リンパ球性リンパ腫　194f
消化管 GVHD　71, 87
消化管アニサキス症　71
消化管間質腫瘍（GIST）　62, 81, 87
消化管原発リンパ腫　189

消化管リンパ腫と他の悪性腫瘍の鑑別　199
消化器リンパ腫　189
消化性潰瘍　66
硝子化　229
硝子球　229
硝子小体　229
衝突癌　145
漿液性　227
漿液性囊胞腫瘍　185
上皮萎縮　55t
上皮間葉混合型，MCNs　145
上皮性腫瘍　15, 18
上皮性ポリープ，大腸　109
上皮置換性進展，胆管癌　152
上皮内癌　52, 53f, 230
──. 食道　50
上皮内腫瘍，異形成　51
上皮内腫瘍性病変　230
上皮内新生物　230
静脈硬化症　107
静脈内皮炎　138
食道　40, 239f
──, 外科切除検体　41
──, 腫瘍性病変　46
──, 切除検体の切り出し　42
──, 内視鏡的切除検体　40
──, 非腫瘍性病変　42
食道炎　46f
食道癌　46
──, 組織型　54
──, 壁深達度　52
──, 脈管侵襲　53
食道癌取扱い規約　51
食道検体の取り扱い　40
食道上皮層　239f
食道腺　239f
──の導管　240f
食道早期癌　52
食道内腔　240f
食道粘膜　44
食道噴門腺　240f
食道壁　239f
神経原性腫瘍　81
神経（神経周囲）浸潤　232
神経節細胞　162
神経節細胞性傍神経節腫　160, 162
神経線維腫症（1 型）　160
神経叢浸潤（PL）　183
神経内分泌顆粒の染色　31
神経内分泌癌（NEC）　161, 171f, 175
神経内分泌細胞　162
神経内分泌腫瘍（NET）　124, 160, 161, 171f
──, 染色法　37t
神経内分泌マーカー　37t
浸潤型肝細胞癌　141

浸潤距離　119
浸潤性膵管癌　170
浸潤性発育　226
浸潤先進部　122, 232
浸潤量　119
真菌　32
真菌感染症　139
真菌性大腸炎　108
深在性囊胞型，粘膜脱症候群　113
診断基準　180, 222
新犬山分類　131, 223
迅速診断　8
迅速病理組織診断報告書　9
腎細胞癌の膵転移　178f
腎糸球体基底膜　29

す

スイス・スタイル　215
スキルス　236
スキルス型　78
スケール, 肉眼写真　212
スタイレット　165
スタンプ（捺印）法　9
ステップ生検　102
ステロイド薬　104
スライドガラス　8
ズダンⅢ染色　30
ズダンブラックB染色　30
擦り合わせ法　10f
水平断　224
推定残存率, 癌の　177
膵液・膵管ブラシ細胞診検体　165
膵液細胞診　21
膵芽腫　177
膵管　248
膵管細胞診　21
膵管内管状乳頭腫瘍（ITPN）　182
膵管内腫瘍　181
膵管内乳頭粘液性腫瘍（IPMN）　163, 164, 167, 171f, 181, 223
膵癌取扱い規約　170, 177, 182, 183
膵癌の前駆病変/初期病変　175, 188
膵充実性漿液性腺腫　178f
膵小葉　180
膵上皮内腫瘍性病変（PanIN）　175, 223
膵漿液性囊胞腫瘍（SCN）　171f, 185, 224, 225
膵神経内分泌癌（PanNEC）　173
膵神経内分泌腫瘍　173
──, 染色法　37t
──のWHO分類　173
膵生検診断　169
膵切除断端, 胃　57
膵切除断端検体　166
膵腺房組織　248
膵臓　165, 248f

──, 結節状病変　170
膵臓検体の取り扱い　165
膵臓病変の鑑別診断アルゴリズム　171f
膵体尾部切除検体　168
膵胆管合流異常　153, 157
膵胆道上皮型IPNB　163
膵転移, 腎細胞癌の　178f
膵頭十二指腸切除検体　166
膵粘液性囊胞腫瘍　183, 225
膵ポリペプチド細胞　248
膵ラ氏島腫瘍　173
膵ランゲルハンス島　248f
──αα細胞の染色　31
髄様　236
髄様型　78
髄様癌　173

せ

セルブロック標本　165, 218
セロイドマクロファージ　126
生検　218
生検検体
──, 胃　56
──, 肝臓　125
──, 十二指腸　85
──, 小腸　85
──, 食道　40
──, 大腸　97
生検組織診断の意義, 大腸　101
生検組織の病理組織学的検索, 胃　79
生検標本観察　18
成熟奇形腫　187
成人T細胞性白血病/リンパ腫　91, 190, 191, 194f
性器ヘルペス　108
星芒状　225
精密医療　5
赤痢アメーバ　108
切除検体の切り出し
──, 胃　57
──, 食道　42
──, 大腸　97
切除検体の取り扱い, 肝臓　126
切除断端部の評価　18
石灰化　187
接写　210
節外性粘膜関連リンパ組織型辺縁帯リンパ腫　194
節外性リンパ腫　189
節性濾胞性リンパ腫　59f
先天性胆道拡張症（CBD）　153
専門医　6
洗浄法　9
染色　28, 221
染色法の選択　36
染色性小体マクロファージ　193

索引［和文］ 255

穿刺吸引細胞診　21
穿刺吸引細胞診検体，肝臓　165
穿刺吸引法　9
穿刺生検検体，肝臓　165
腺窩上皮　241f
腺窩上皮（型）過形成性　62
腺癌　109
　―― の病理組織学的鑑別　122
腺管配列　233
腺管様構築　233
腺筋腫症　156
腺頸部　241f
腺腫　86，109，162
　―― の偽浸潤　116
　―― の偽浸潤巣　121
腺神経内分泌癌（MiNEN）　173
腺内分泌細胞癌　161
腺扁平上皮癌　157，173
腺房細胞癌（ACC）　171f，176
　――，染色法　37t
腺房組織　176
線維化　131，136，154
線維筋症　114
線維性間質反応　116
線維性肥厚　135
線維性閉塞性胆管炎　136
線条縁　244f
線状潰瘍　66
前額断　224
前駆病変，膵癌の　188

そ

ソマトスタチノーマ　174
ソマトスタチン　174
ソマトスタチン産生神経内分泌腫瘍
　　　　　　　　　160
組織　229
　―― の切り出し　220
組織異型度　229
　――，肝細胞癌の　143
組織化学検査　28
組織化学染色　5，221
組織カセット　220
組織型，食道癌　54
組織型分類
　――，胃癌　77
　――，大腸癌　122
組織球　155
組織検体の処理法　190
組織・細胞の固定　9，220
組織所見　22
組織像を呈示する際の拡大率　213
組織凍結保存　204
組織プレパラート標本　8
組織包埋　220
組織融解　109

早期肝細胞癌　140
早期癌類似進行癌　74，77f，121
早期胆嚢癌　159
早期乳頭部癌，Vater 乳頭部　160
巣状壊死，肝細胞の　129
層状分化　45，46f，231
増殖細胞帯
　　　52，72，110，115，116，**232**，239f，246f
増殖前線　51，73，232
簇出　**124**，232
側索，双葉状の　71
側方発育型腫瘍　119

た

ダイレクトファーストスカーレット染色
　　　　　　　　　31
ダッチャー小体　194
ダブルチェック　4，8，222
多核巨細胞　143
　―― を伴う肉芽腫　96
多形性　230
多結節癒合型肝細胞癌　141
多巣状　57
多発巣状萎縮性胃炎　68
多発びらん型虚血性大腸炎　106
多発ポリープ型十二指腸・小腸リンパ腫
　　　　　　　　　90
多分割切除検体　40
多房性囊胞　184
体液採取　9
対照　206
胎児型　145
胎児胚芽型　145
退形成　231
退形成癌　172f，173
帯状壊死　129，132
帯状潰瘍　95
大細胞神経内分泌癌　161，**175**
大索状型 MCNs　145
大舌症　145
大腸　97
　――，外科切除検体　97
　――，切除検体の切り出し　97
　――，内視鏡的切除検体　97
　―― の炎症性疾患　102
大腸癌　96，**117**
　――，孤発性転移　178
　――，組織型分類　122
大腸癌取扱い規約
　　　　84，111，115，117，118，226
大腸鋸歯状腺腫　116
大腸クローン病　104
大腸憩室炎　96
大腸検体の取り扱い　97
大腸進行癌，肉眼型分類　121
大腸腺癌　122

大腸腺腫　114
大腸腺腫・腺癌の病理組織学的鑑別
　　　　　　　　　122
大腸早期癌，肉眼型分類　117
大腸粘膜下層浸潤癌　119
大腸粘膜生検　101t
大腸ポリープ　109
大滴性脂肪変性　135
大囊胞性　224
大網紐　106
脱灰処理　220
脱脂処理　220
脱分化　231
担鉄細胞　107
単一管状腺　246f
単芽球　201
単形性　230
単純結節型肝細胞癌　140
単純結節周囲増殖型肝細胞癌　141
単純性潰瘍，鑑別点　92t
単純ヘルペスウイルス　139
単離性細胞　237
炭酸ランタン　62
胆管鏡下生検検体　150
胆管細胞癌　143
　――，染色法　37t
胆管擦過細胞診検体　150
胆管上皮　153
胆管上皮細胞　139
胆管上皮内腫瘍性病変（BilIN）　144，**163**
胆管浸潤型肝内胆管癌　143
胆管切除検体　151
胆管腺腫　148
胆管内乳頭状腫瘍（IPNB）
　　　　　144，157，**163**，**164**
胆管内発育型肝内胆管癌　143
胆管乳頭腫症　163
胆管ブラシ細胞診　21
胆管胞　157
胆膵型 IPMN　182
胆汁うっ滞　130，138
胆汁細胞診　21，150
胆石　159，163
胆道　150
　―― の解剖学的分類　158f
胆道型腺癌　157
胆道癌取扱い規約　157
胆道検体の取り扱い　150
胆嚢　247f
胆嚢癌　158
胆嚢管癌　159
胆嚢コレステロール沈着　155
胆嚢コレステロールポリープ　155
胆嚢腺腫　163
胆嚢摘除検体　150
淡染帯　47
淡明細胞腺癌　157

蛋白同化ステロイド　146
蛋白漏出症　113
団子状腫瘤　121f
断端評価　166
弾性線維　126
弾性線維染色　28, 37t

ち

チール・ニールゼン染色　32
地図状　234
治癒性消化性潰瘍併存粘膜内癌　76
遅発性肝不全　131
中心核　237
中心静脈　247f
中性緩衝ホルマリン　220
中性脂肪　30
中分化型肝細胞癌　143
中分化(型)管状腺癌　79, 144
虫垂炎　96
注腸 X 線検査　122
貯留性ポリープ　111
超音波ガイド下穿刺吸引　62
超音波内視鏡下吸引針生検・細胞診検体
　　　　　150
超音波内視鏡下穿刺吸引術(EUS-FNA)
　　　　　218
超高分化腺癌　84
腸アニサキス症　71
腸陰窩　246f
腸炎　87
腸型 IPMN　182
腸型 IPNB　163
腸型管状腺腫　72
腸型腺癌　157
腸型腺腫　163
腸間膜脂肪織炎疑診例　86
腸間膜静脈硬化症　107
腸間膜動・静脈血栓症　86
腸管型ベーチェット病，鑑別点　92t
腸管スピロヘータ　109
腸管長軸　100, 100f
腸結核　**95**, 96
腸重積　91
腸絨毛　243f, 244f
腸上皮化生　68
腸症関連 T 細胞性リンパ腫
　　　　　91, 190, 194f, 236
腸腺　224f
腸チフス　96
腸内細菌叢　108
直接検鏡法　109
直腸 MALT リンパ腫の組織像　197f
直腸孤立性潰瘍　113
直腸扁桃　195

つ

対細胞　237
追加切り出し　8

て

テーラーメイドメディシン　35
デスモプラシア　231
デルモイド囊胞　187
低悪性度リンパ腫　90
低異型度癌　84, 122
低異型度高分化管状腺癌　123f
低異型度腺腫　115
低異型度粘膜内高分化腫瘍　105
低異型度分化型胃癌　84
低酸症　69
低蛋白血症　113
低分化(型)癌　193, **231**
低分化型肝細胞癌　143
低分化(型)腺癌
　──，Vater 乳頭部　160
　──，胃　80
低分化型粘液癌　123
堤防状隆起　75f, 121
鉄染色　116f, 126
転移性肝癌　145
転移性腫瘍　178
転移性大腸癌　145
転移性肺癌　191
電子顕微鏡検査　5

と

トリプシン　177
鍍銀染色　29f, **29**, 37t, 126, 143
凍結　204
凍結組織切片標本　219
透析患者，胃底腺ポリープ　63
糖原性過形成　46, 55t
糖原性棘細胞症　46, 55t
糖蛋白質　30, 126
頭部浸潤　120
銅染色　126
特異性炎　96
特殊染色(特染)　206, 221
特発性腸間膜静脈硬化症　107

な

ナイルブルー染色　30
内向性発育　226
内在性対照　206
内視鏡検査　122
内視鏡的逆行性胆管膵管造影　22

内視鏡的切除検体
　──，Vater 乳頭部　150
　──，胃　56
　──，十二指腸　85
　──，小腸　85
　──，食道　40
　──，大腸　97
　──，の切り出し方法，胃　58f
　──の病理学的検索過程，食道　44f
内視鏡的粘膜下層切開・剥離術(ESD)
　　　　　218
内視鏡的粘膜切除術(EMR)　195, 218
内皮炎　138
内分泌細胞　246f
内分泌細胞癌　54, 74, 81, **124**, 201
内分泌細胞腫瘍　123
内分泌細胞微小胞巣　70
中沼の PBC 病期分類　134t
捺印(スタンプ)法　9

に

二階建て構造　72
二次リンパ小節　243f
二連球状ポリープ　114f
肉眼(型)分類
　──，胃癌　74
　──，胃隆起性病変　65f
　──，肝細胞癌　140
　──，肝内胆管癌　143
　──，大腸進行癌　121
　──，大腸早期癌　117
　──，乳頭部癌　160f
肉眼観察　15
肉眼写真撮影　209
　──におけるスケールの位置　212
肉眼所見　16f, 221
肉芽腫　**96**, 129, 227
　──，アニサキス幼虫侵入に伴う　114
　──，染色法　37t
肉芽腫性胃炎　71
肉芽腫性炎　96
肉芽腫性病変　156
肉芽性ポリープ　155
肉芽組織　96, 227
入割　8
乳癌胃転移巣　81
乳頭腫症　162
乳頭状　227
乳頭状構築　234
乳頭状細胞集団　236
乳頭状腺癌　144
乳頭部炎　157
乳頭部癌の肉眼分類　160f
認定病理専門医　6

ね

粘液
　――の敷石像　**94f**, 105
　――の染色　30
粘液癌　123, 157, 173
粘液結節　123
粘液腫様　233
粘液性　227, 233
粘液腺　67
粘液嚢胞性腫瘍（MCN）
　　　　　　145, 171f, 183, 225
　――, 染色法　37t
粘液量　103, 110
粘血便　109
粘稠性　227
粘膜壊死巣　108
粘膜下腫瘍様隆起　114
粘膜ト層少量浸潤癌　76
粘膜下層浸潤癌　52, 112
粘膜下層浸潤距離の計測方法　120f
粘膜橋　103f
粘膜筋板　99, 120, 242f
粘膜筋板浸潤癌　52
粘膜固有層　246f
粘膜固有層浸潤癌　52
粘膜固有層乳頭　46f
粘膜脱症候群　113
粘膜内癌　76
　――, まだら食道　48f
粘膜内管状腺癌　91
粘膜内扁平上皮癌　46f, 47t

の

脳回状外観　111
膿原性肉芽腫　46
膿性　227
膿瘍　228
嚢胞　224
嚢胞状/嚢胞性　223, 224

は

バック・ツー・バック　234
バレット上皮　42
パイエル板　243f, 245f
パターンレス・パターン　234
パネート顆粒　104
パネート細胞　242f
パネート細胞化生　104
パパニコロー染色　9, **32**, 33f, 221
パパニコロー分類　223
パラフィンブロック　8, 97, 205, 221
パラホルムアルデヒド　13, 220
パンピング　23

破骨細胞様巨細胞　172f
杯細胞　69f, 110, 244f
肺癌　178
肺結核　32f
胚中心芽細胞　192
胚中心様細胞　196
梅毒　108
薄切　98, 165, 205, 221
発育先端部　122
花むしろ状　233
反応性異型上皮　45, 46f, 47t
反応性上皮　238
反応性中皮細胞　238
反応性変化　238
反応性リンパ細網細胞増生（RLH）　195
反応性リンパ増殖性病変の鑑別　198t
半側肥大症　145
斑状　227

ひ

ヒストイドパターン　233
ヒダの融合　66
ヒト免疫不全ウイルス感染症　108
ビクトリアブルー・HE 重染色　53
ビクトリアブルー染色　29
ビロード状　227
びまん型十二指腸・小腸リンパ腫
　　　　　　　　　　　　　　90
びまん性大細胞型 B 細胞性リンパ腫
　　　　　　　　90, 190, 194f
びまん性大細胞型リンパ腫　191
びまん性リンパ腫の鑑別　198t
びらん　44
引きガラス法　10f
日の丸構図　213
肥満　136
非アルコール性脂肪肝（NAFL）　136
非アルコール性脂肪肝炎（NASH）　136
非アルコール性脂肪性肝疾患（NAFLD）
　　　　　　　　　　　　　　136
非角化細胞　239f
非腫瘍肝, 染色法　37t
非腫瘍性病変
　――, 胃　61
　――, 肝臓　128
　――, 食道　42
非腫瘍性ポリープ　110
非充実型低分化腺癌　75f
非上皮性腫瘍　15, 18
非上皮性ポリープ, 大腸　109
非浸潤癌　230
非ステロイド性抗炎症薬（NSAID）起因
　　性小腸潰瘍　87
非染部　47
非特異性多発性小腸潰瘍症　87
非ホジキンリンパ腫　189

非露出腫瘤型乳頭部癌　160f
脾臓　168
　――, ホルマリン注入　57
微小浸潤　182
微小乳頭状構築　235
表在癌, 食道　52
表層拡大型胃癌　75f
表層拡大型食道癌　43f
表層拡大型表在癌　49
表層粘液細胞　90
表層分化　45, 46f, 231
表面型（0-II 型）大腸早期癌　118
標本番号　7
病原体の同定　32
病理技師　7f
病理検体　7
病理/細胞診検査申込書　200, 218
病理写真　209
病理診断のダブルチェック　222
病理診断過程　60
病理診断申込書　**14**, 42
病理（説明）外来　26
病理（組織）診断報告書　25, 222

ふ

フォンタナ・マッソン染色　31
フローサイトメトリー法　191f, 195
フロント　50, 232
フロント形成　232
ブラシ　10f
ブルーブック　223
ブルンネル腺　242f
ブルンネル腺過形成　86
ブロック削り　205
プレシジョン・メディシン　5, 35
プレパラート標本　8
プロテオグリカン　30
プロトンポンプ阻害薬　63
不染域　47
不全角化　233
不染帯　40, **47**, 55
不染部　47
不適検体　222
付属腺　243f
富形質細胞性拒絶　138
富細胞性　236
封入細胞　237
風船様腫大, 肝細胞の　136
深切り標本　9, 221
副癌巣　49
副細胞　241f
副腎皮質ステロイド薬　113
副脾の類表皮嚢胞　187
腹膜洗浄細胞診　21
腹膜播種　81
複合型大腸早期癌　118

筛状構築　233
吻合部ポリープ状肥厚性胃炎　63
糞線虫　87
分化型癌　76
分化型粘膜内癌　76
分化勾配　45
分化度　84
分子標的薬　18, 35
分葉状　225
分葉状毛細血管腫　46
分離腫　230
分類不能型肝細胞腺腫　146

へ

ヘノッホ・シェーンライン紫斑病　91
ヘマトキシリン・エオシン(HE)染色
　　　　3, 221
ヘモジデリン沈着巣　116
ヘモジデリン貪食組織球　107
ヘリコバクター(→ *H.pylori* を見よ)
ベーチェット病　91
ベルリンブルー(鉄)染色　32, 33f
平滑筋腫　46, 109
平滑筋性腫瘍　81
平坦型, 粘膜脱症候群　113
平面的細胞集団　236
閉塞性静脈炎　154
閉塞性大腸炎　107
閉塞性動脈症　138
閉塞性慢性膵炎　170
僻地医療　6
壁細胞　241f
壁深達度
　──, 胃癌　74
　──, 食道癌　52
辺縁帯　192, 196
変性　228
扁平上皮-円柱上皮境界部の粘膜　240f
扁平上皮癌　46, 157
扁平上皮乳頭腫　46, 55t
偏在核　237

ほ

ホルマリン　205, 220
ホルマリン固定　7, 11
　── してはいけない検体　13, 56
ホルマリン固定パラフィン包埋切片標本
　　　　219
ボルティモア・コンセンサス　181, 223
ポリープ　155, 226
ポリープ状囊胞状胃炎　63
ポリペクトミー　195
母指圧痕像　106
放射線療法　177
泡沫細胞の集簇　187

蜂窩織炎(蜂巣炎)　236
蜂窩織炎性虫垂炎　86
房状構造　67
紡錘形核　47t
紡錘形細胞　64
紡錘形細胞腫瘍, 染色法　37t
紡錘形細胞性腫瘍, 胃に発生する　83t
傍神経浸潤, 胆管癌　152
棒引法　10f
膨張性発育　146, 226

ま

マージナルゾーン　192, 245f
マージナルゾーンリンパ腫　194
マクロファージ　126
マッソン・トリクローム染色　28
マッピング　57, 60
マラコプラキア　96
マロリー小体　135
マントル細胞リンパ腫　190, 194f, 198t
マントル層　196, 245f
まだら(斑)食道　42, 43f, 47, 48f
まだら(斑)不染　47
眞武ポリープ　114
末梢性T細胞性リンパ腫
　──, HTLV-1 陰性の　190
　──, 分類困難型　194f
松毬状　116
慢性胃炎　61, 68
慢性ウイルス性肝炎　131
慢性潰瘍　66
慢性活動性胃炎　68
慢性拒絶反応　138
慢性膵炎, PSC　153
慢性胆嚢炎　155
慢性肉芽腫症　96
慢性非活動性胃炎　68
慢性非化膿性破壊性胆管炎(CNSDC)
　　　　133

み

ミエロペルオキシダーゼ抗体　201f
ミクロトーム　8, 205, 221
未染標本　165
未染プレパラート標本　8
未分化癌　143, 157, 173
未分化型胃癌　76, 80
　── の生検病理診断　82f
未分化小細胞型 MCNs　145
見込み診断　180
味覚異常　113
脈管侵襲
　──, 胃癌　78
　──, 食道癌　53
　──, 染色法　37t

脈閉塞症(VOD)　139

む

ムーコル　32
ムチカルミン染色　30
無茎性　226
無茎性粘膜隆起　113
無酸症　69
村上分類　66

め

メタボリック症候群　136
メッケル憩室　145
メラニン顆粒　31
メラノーシス　46
迷入膵　230
免疫芽球様リンパ球　92t
免疫グロブリン軽鎖制限・拘束　195
免疫染色(免疫)　34
免疫組織化学染色　5, 34, 206, 221
免疫調整剤　104
免疫抑制剤　137

も

もこもこ胃炎(もこもこ胃粘膜)　63
門脈域　247f
門脈腫瘍塞栓　128

や

薬剤性肝障害　139
薬剤性粘膜傷害　42
薬物起因性自己免疫性肝炎(DIAIH)
　　　　131
薬物性肝障害　129, 131
薬物療法後の病理組織学的評価　177
山田の分類(通称)　65

ゆ

有棘細胞　239f
有茎性　226
幽門腺　241f
疣贅状　227
融解壊死　229

よ

ヨード液　40
ヨード染色　47, 49
ヨード濃染帯　55
ヨード不染帯　40, 47, 55
横川吸虫　87

索引［和文］ 259

ら

ラッセル小体　194
ランゲルハンス型多核巨細胞　93t, 96
ランゲルハンス島　31, 248f
ランブル鞭毛虫症　87, 89f
裸核　237
卵巣様/型間質　145, 183

り

リーベルキューン腺　244f
リパーゼ　177
リボン状　234
リボン状配列　174
リン酸(中性)緩衝ホルマリン　13, 220
リン酸ナトリウム　13
リンパ管拡張症　87
リンパ管侵襲　232
リンパ球環　96
リンパ球集簇巣　83
リンパ球の大きさ　193
リンパ系腫瘍における核サイズ　194f
リンパ細網系　195
リンパ腫　86, 189
　——, 染色法　37t
　—— と反応性リンパ増殖性病変の鑑別
　　　　　　　　　　　　　　　191
リンパ上皮病変(LEL)　199, 236
リンパ組織過形成　194

リンパ増殖性疾患　189
リンパ増殖性病変, 免疫組織化学染色
　　　　　　　　　　　　　198t, 236
リンパ濾胞　129, 243f
リンパ濾胞性胆嚢炎　156
離島医療　6
隆起型
　——, 胃癌　74
　——, 十二指腸・小腸リンパ腫　90
　——, 大腸早期癌(0-I 型)　117
　——, 粘膜脱症候群　113
隆起性病変　226
良性悪性境界領域病変　122
良性腫瘍　230
緑色腫　201
輪状潰瘍　95
輪状ヒダ　243f
臨床検査技師　8
臨床病理カンファレンス/検討会
　　　　　　　　　　6, 60, 149, 211

る

ルーペ像　224
ルゴール液　40
ルゴール不染帯　47
類円形腫大核　47t, 52f, 122
類基底細胞扁平上皮癌　54
類上皮細胞肉芽腫　71, 92, 101, **227**
　——, クローン病　96
類洞壁　126

類表皮化　46
類表皮嚢胞, 副脾の　187

れ

レゾルシン-フクシン染色　**29**
レネット細胞　71
裂溝潰瘍　**94f**, 105

ろ

ロキタンスキー・アショフ洞
　　　　　　　　　155, 157f, 247f
ロゼット化, 肝細胞巣　132
ロゼット形成　234
ロゼット様配列　174
濾胞性リンパ腫　91, **190**, 194f
　—— の鑑別　198t
濾胞辺縁帯　245f
露出腫瘤型　151f
　——, 乳頭部癌　160f
瘻孔　105
論文投稿　209

わ

ワイゲルトのレゾルシン-フクシン染色
　　　　　　　　　　　　　　　29
ワルチン・スタリー染色　32, 37t
ワンギーソン染色　28, 29

索引［数字・欧文］

数字・ギリシャ文字

0-I（隆起）型，胃癌　75f
──，大腸早期癌　117
0-II（表面）型，大腸早期癌　118
0-IIa（表面隆起）型，胃癌　75f
0-IIb（表面平坦）型，胃癌　75f
0-IIc（表面陥凹）型，胃癌　75f
0-III（陥凹）型，胃癌　75f
1型 AIP　180
1（腫瘤）型，胃癌　75f
1（隆起腫瘤）型，大腸進行癌　121
2（潰瘍限局）型，胃癌　75f
──，大腸進行癌　121
2型 AIP　180
IIa 集簇型病変　118
3（潰瘍浸潤）型，胃癌　75f
──，大腸進行癌　121
4（びまん浸潤）型　75f
──，大腸進行癌　121
5（分類不能）型，大腸進行癌　121
10％リン酸（中性）緩衝ホルマリン　13
16G シュアカット　125
21G 針　125
34β E12　38
40％ホルムアルデヒド溶液　13, 220
α-fetoprotein 産生胃癌　74
α-inhibin　37t, 186
αSMA（α-smooth muscle actin）
　37t, 81, 184
α 細胞　248
β 細胞　248
β catenin　187
──，活性化型，肝細胞腺腫　146
δ 細胞　248

A

A 型胃炎　61, **69**
aberrant tissue　230
abscess　228
ACC（acinar cell carcinoma）　171f, 176
acidophilic body　129
active mesothelial cells　238
acute cholecystitis　155
acute gastritis　67
adenoma　162
──── of the colon and rectum　114
──── of the gallbladder　163
──── of the Vater papilla　163
adenoma-carcinoma sequence　163
adenomyomatosis　156
adenomyomatous hyperplasia　156

ADM（acinar-to-ductal metaplasia）
　188
advancing margin　232
AE1　36
AE3　36
AFIP（Armed Forces Institute of
　Pathology）分冊　223
AFL（atypical flat lesion）　188
AFP　37t
AGML（acute gastric mucosal lesion）
　67
AIH（autoimmune hepatitis）　129, 132
AIP（autoimmune pancreatitis）
　37f, 154, **179**
Alb　37t
alcian blue 染色　30
alcoholic hepatopathy　135
amebic colitis　108
amebic dysentery　108
AML（angiomyolipoma）　148
AMR（antibody-mediated rejection）
　139
anaplasia　231
anisakiasis　71
antibiotics-associated
　pseudomembranous colitis　107
aphtha　109
apoptosis　229
arborescent　234
arborizing　234
asteroid　225
asteroid bodies　96
atypia　229
autoimmune hepatitis　129
autolysis　229
Azan 染色　28f, 37t, 126

B

B 型肝炎　108
B 型肝炎ウイルス　32
B 細胞　196
B 細胞性リンパ腫　190
──── の鑑別点　198t
back-to-back　234
ballooning　129
ballooning hepatocyte　136
Baltimore consensus　181, 223
Banff meeting，肝移植の　138
basement membrane　231
basophilic　227
Bauhin 弁　86
BCL-2　197, 198t
BCL-10　37t, 177

benign neoplasm　230
Berlin blue 染色　32, 33f
bile duct adenoma　148
biliary papillomatosis　163
BilIN（biliary intraepithelial neoplasia）
　144, **163**
biopsy　218
blue cell tumor　123
borderline lesion　122, 230
Braf　183
bridging fibrosis　128
bridging necrosis　129
Burkitt リンパ腫　90, **190**, 194f

C

C 型肝炎ウイルス　143
C4d　139
CA19-9　37t
CAF（cancer-associated fibroblast）
　231
CAM5.2　36
cancer of the ampulla of Vater　160
CAP 分類　177
carcinoid tumor　123
carcinoma *in situ*　53f, 230
carcinoma with low-grade atypia　84
carcinomas with mixed differentiation
　173
cavernous hemangioma　148
CBD（congenital biliary dilatation）　153
CD トキシン　108
CD5　198t
CD10　187
CD20　198t
CD31　37t
CD34　37t
CD45　37t, 198t
CD56　37t
CD68　37t
cell block　218
cell differentiation　231
cell nest　233
cellularity　232
centrally located nuclei　237
centroblast　192
centrocyte-like cell　196
characteristics　222
cholangiolocellular carcinoma　144
cholesterol polyp　155
cholesterolosis　155
cholesterosis　155
choristoma　230
chromogranin A　31, 37t

chronic cholecystitis 155
chronic gastritis 68
chronic hepatitis 131
CK5/6 38
CK7 37t, 38, 38t
CK19 37t
CK20 37t, 38, 38t
clear cell variant 175
Clostridium difficile 108
cluster 236
CMSEP(colonic muco-submucosal elongated polyp) 114
CMV 37t
CNSDC(chronic non-suppurative destructive cholangitis) 133
cobblestone appearance 94f
cohesive 236
cohesiveness 236
cold polypectomy 99
collision tumour 145
combined hepatocellular and cholangiocarcinoma 145
conglomerated nodular type 118
Congo red 染色 30, 31
coronal section 224
Councilman body 129
Cowden 病 55t
cribriform structure/pattern 233
Crohn 病 71, 86, 87, 91, 96, 105
Cronkhite-Canada 症候群 112
crypt abscess 103, 235
cryptitis 103, 235
cyclin-D1 198t
cyst 224
cystic 223, 233
cyst-in-cyst pattern 183
cytokeratin 37t, 198t
cytology specimen 218

D

D2-40 37t
de novo 自己免疫性肝炎 138
decalcification 220
dedifferentiation 231
deeper section 221
defined 225
degeneration 228
degreasing 220
demarcated 225
dendritic 234
descriptive diagnosis 222
desmin 81, 184
desmoplasia 158f, 169, 170, 231
desmoplastic reaction 116
DFS(direct fast scarlet)染色 31
diagnostic criteria 222

diagnostic pathology report 222
DIAIH(drug induced autoimmune hepatitis) 131
Diff-Quik®染色 165
distal extrahepatic bile duct cancer 157
double check 4, 8, 222
d-PAS 37t
drug induced hepatic disorder 131
Dutcher 小体 194
dysgeusia 113
dyskeratosis 233
dysplasia 47, 50, 51, 162, 229
dysplastic nodule 146

E

EB(Epstein-Barr)ウイルス 129, 139
——, 染色法 37t
EBER(Epstein-Barr virus-encoded small nuclear early region) 37t, 200
eccentric nuclei 237
ectopic tissue 230
Edmondson 分類 143
EGFR 35f
elastica Masson 染色 29
emperipolesis 133
EMR(endoscopic mucosal resection) 195, 218
endocrine cell carcinoma 124
endocrine cell micronest 70
endophytic growth 226
Entamoeba histolytica 108
eosinophilic granuloma 64
eosinophilic 227
epidermization 46
epithelioid cell granuloma 227
ER 37t
ERCP 22
ESD(endoscopic submucosal dissection) 218
EUS-FNA(endoscopic ultrasound-fine needle aspiration) 218
Evans 分類 177
EVG(elastica van Gieson)染色 29, 37t, 53, 126
exophytic growth 226
expansive growth 226

F

Farrar DA 159
features 222
fibromuscular obliteration 114
fibrosis 136
fibrous obliterative cholangitis 136

FISH(fluorescence *in situ* hybridization) 191t
fixation 220
FNH(focal nodular hyperplasia) 147
foamy histiocytes 155
focally enhanced gastritis 71
Fontana-Masson 染色 31
formalin 7, 11, 205, 220
formalin-fixed paraffin-embedded (FFPE) tissue specimens 219
formation of front 232
frozen section 219
fundic gland polyp 63

G

gallbladder cancer 158
gangliocytic paraganglioma 160, 162
gastric adenoma 72
gastric area 57
gastric carcinoma 74
gastric fibroma 64
gastric ulcer 66
gastritis cystica polyposa 63
G-banding 191f
Gefrierschnitt 219
GEL(granulocytic epithelial lesion) 180
geographical 234
Giemsa 染色 9, 32, 33f, 37t
GIST(gastrointestinal stromal tumor) 62, 81, 87
glandular structure/pattern 233
Glotzer 107
glycogenic acanthosis 46
goblet cell-rich type 110
grading 131
gradual epithelial maturation 231
Gram 染色 32, 37t
granular 227
granulation tissue 96, 227
granuloma 96, 227
granulomatous gastritis 71
Grimelius 染色 31, 37t
Grocott 染色 32, 37t
gross findings 221
grossing examination 220
GVHD(graft-versus-host disease) 71, 87, 139

H

H. pylori(*Helicobacter pylori*) 37t, 56, 63, 67, 68
H. pylori 既/現感染胃粘膜 68
hamartoma 230
hamartomatous polyp 112

Harold Jeghers   111
HCC（hepatocellular carcinoma）
　　　　　　　　　　　　　140, 149
HE（hematoxylin-eosin）染色　3, 221
HE 標本　207
head invasion   120
hemangioma   148
hepatoblastoma   145
hepatocellular adenoma   146
hepatoid carcinoma   173
HepPar1   37t
HER2   35f
heterotopic tissue   230
histologic findings   222
histological grade   229
histolysis   109
HMB45   37t
HNF1 α 不活化型, 肝細胞腺腫　146
horizontal section   224
HPF（high power field）   213
hyaline body   229
hyaline globules   187, 229
hyalinized   229
hyalinous   229
hypercellular   236
hyperchromasia   232
hyperkeratosis   233
hyperplasia   229
hyperplastic nodule   110
hyperplastic polyp   62, 110

I

IDC   171f
IDCP（idiopathic duct-centric
　pancreatitis）   180
IFP（inflammatory fibroid polyp）
　　　　　　　　　　　　63, 64, 114
IgA 血管炎　91
IgG   37t
IgG4   37t
IgG4 関連 AIH　136
IgG4 関連硬化性胆管炎　136
IgG4 関連疾患　136, 179
IgG4 関連胆管炎　154
ill-circumscribed   225
inadequate material for diagnosis   222
inclusion cell   237
infarction   229
inflammation   136
inflammatory cell infiltration   227
inflammatory HCA, 肝細胞腺腫　146
insufficient material   23
　── for diagnosis   222
insufficient/inadequate material   24
insulinoma   174
interface hepatitis   126, 129

intraductal neoplasms   181
IOPN（intraductal oncocytic papillary
　neoplasm）   181
intraepithelial neoplasia   230
intrahepatic cholangiocarcinoma   143
invasion   116
invasive ductal carcinoma   170
invasive front   232
invasive growth   226
IPMA   181
IPMC   181
IPMN（intraductal papillary mucinous
　neoplasm）
　　　　　163, 164, 167, 171f, 181, 223
IPNB（intraductal papillary neoplasm of
　the bile duct）   144, 157, **163**, 164
irregular border   225
ischemia-reperfusion injury   137
ischemic colitis   106
ischemic lesion due to idiopathic
　mesenteric phlebosclerosis   107
ISH（*in situ* hybridization）   3, 5, 221
islet cell tumor   173
isolated cells   237
ITPN（intraductal tubulopapillary
　neoplasms）   182

J

jagged border 225
Johannes Laurentius Augustinus Peutz
　　　　　　　　　　　　　　　111
juvenile polyp   111

K

Kerckring ヒダ　243f
Ki-67   37t, 52, 198t
Ki-67 抗体　116
Ki-67 標識率　81, 90
Ki-67 陽性細胞密集域　72
KIT（*c-kit*）   37t, 81
Klebsiella oxytoca   108
Kossa 鍍銀法　32
KRAS/NRAS 遺伝子　5
K-ras   183

L

Langerhans 島　248
Langhans 型多核巨細胞　93t, 96
late-onset hepatic failure   131
late-onset acute rejection   137
LCA（leukocyte common antigen）
　　　　　　　　　　　　　37t, 198t
LEL（lymphoepithelial lesion）
　　　　　　　　　　　　　198t, 236

Leonard Wolsey Cronkhite Jr   112
light chain restriction   195
linitis plastica 型胃癌　75f
liver cell adenoma   146
liver cell carcinoma   140
liver cirrhosis   137
liver damage after hematopoietic cell
　transplantation   139
liver damage after orthotopic liver
　transplantation   137
lobulated   225
localized colitis cystica profunda   113
LPSP（lymphoplasmacytic sclerosing
　pancreatitis）   180
LST（laterally spreading tumor）   119
Lugol's iodine   40
Lugol-voiding lesion   47
luteinized cell   184, 185
lymph follicular cholecystitis   156
lymphatic invasion   232
lymphoepithelial lesion   199
lymphoid cuff   83
lymphoid tissue hyperplasia   194
lymphoplasmacytic   154

M

macrocystic   224
macrocystic SCN   185
macroscopic examination   220
macroscopic findings   221
macular   227
malignant neoplasm   230
MALT リンパ腫　81, 190, **194**
　──, 鑑別　198t
　── と印環細胞癌の鑑別　199
　── とリンパ球浸潤癌の鑑別　199
MANEC（mixed adenoneuroendocrine
　carcinoma）   161
mass   224
Masson trichrome 染色　28
Matteoni 分類　136, 137t
MCN（mucinous cystic neoplasm）
　　　　　　　　　145, 171f, 183, 225
MDB（Mallory-Denk 小体）　136
medullary   236
medullary carcinoma   173
Melan A   37t, 201f
metaplasia   229
metaplastic polyp   110
metastatic neoplasms   178
metastatic tumors   145
microcystic   225
micropapillary pattern/feature   235
microscopic findings   222
microtome   221
microvesicular type   110

MiNEN(mixed neuroendocrine-non-neuroendocrine neoplasm) 173
minimally invasive 182
misplacement 112, 116
mitotic index 232
monomorphic 230
monotonous 230
most likely 24
MSM(Men who have Sex with Men) 108
MUC 37t
MUC2 117
MUC5AC 117
MUC5AC 陽性胃型粘液 110
MUC6 186
mucinous 227, 233
mucin-poor type 110
muconodule 123
mucosal bridge 103f
mucosal prolapse syndrome 113
multifocal 57
multiple lymphomatous polyposis 91
myeloid sarcoma 201
myxoid 223
myxomatous 223

N

NAFLD(non-alcoholic fatty liver disease) 136
naked nucleus 237
NASH(non-alcoholic steatohepatitis) 136
NC 比 237
NEC(neuroendocrine carcinoma) 161, 171f, 173t, 175
necrosis 228
negative biopsy 6
NEN(neuroendocrine neoplasms) 160
NET(neuroendocrine tumor) 161, 171f, 173t
neurilemmoma 81
neurogenic tumor 81
neutral buffered formalin 220
Nile blue 染色 30
no evidence of 24
nodule 224
"nodule-in-nodule" appearance 140
non-invasive carcinoma 230
nuclear molding 237
nucleocytoplasmic ratio 237

O

oblique line 51
obstructive colitis 107
OCT コンパウンド 9, 19, 219

Oddi 筋 160, 243f
oil red O 染色 30
onion-skin lesion 134
onion-skin fibrosis 136
orcein 染色 29
organoid pattern 161, 174, 233
ovarian-type stroma 145, 183

P

p53 35f, 37t, 52
p63 37t
pair cell 237
palisading pattern 234
PAM(periodic acid methenamine-silver)染色 29
pancreatoblastoma 177
pancytokeratin 36
PanIN(pancreatic intraepithelial neoplasia)分類 175
PanNEC(pancreatic neuroendocrine carcinoma) 173
PanNENs(pancreatic neuroendocrine neoplasms) 173
PanNET(pancreatic neuroendocrine tumor) 173
Papanicolaou classification 223
Papanicolaou 染色 9, 32, 33f, 221
papillary 227
papillary cluster 236
papillary structure/pattern 234
papillitis 157
papillomatosis 162
parakeratosis 233
paranomic view 224
parietal cell protrusion 63
PAS(periodic acid-Schiff)反応/染色 30, 32, 37t, 109, 126
PAS-Alb 37t
pattern-less pattern 234
PBC(primary biliary cholangitis) 130f, 132, **133**
PBC 病期分類 134
PCR 法(polymerase chain reaction) 191t
PEC(perivascular epithelioid cell) 148
PEComa 148
pedunculated 226
pericellular fibrosis 135, 136f
perihilar bile duct cancer 157
perineural invasion 232
perinuclear halo 237
perivenular fibrosis 135
permanent section 219
PgR 37t
phlegmon 236
piecemeal necrosis 126, 130f

PJ(Peutz-Jeghers)症候群 87, 111
――に随伴するポリープ 90, 111
PJ 型ポリープ 111
PL(神経叢浸潤) 183
plasma cell rich-rejection 138
pleomorphism 230
polyp 226
polypoid lesion 65, 226
poorly differentiated carcinoma 231
portal triad 247f
primary biliary cholangitis 133
primary biliary cirrhosis 133
probably 24
proliferative cell zone 232
protruded lesion 226
PSC(primary sclerosing cholangitis) 132, 134, 153, 157
pseudoinvasion 116
pseudopapillary 187
pseudopapillary structure/pattern 235
pseudopolyp 226
pseudorosette formation 234
pT1a-EP(M1) 52
pT1a-LPM(M2) 52
pT1a-MM(M3) 52
pT1b 52
PTCD 22
punched out zonal necrosis 132
purulent 227

R

RAI(rejection activity index) 138
RAS 遺伝子 5
reactive change 238
reactive epithelium 238
reactive mesothelial cells 238
rectal tonsil 195
regenerative atypia 229
request form for pathological/cytological examination 218
resorcin-fuchsin 染色 29
retention polyp 111
RLH(reactive lymphoreticular hyperplasia) 195
Rokitansky-Aschoff 洞 155, 157f, 247f
rosette formation 234
Russell 小体 194

S

S100 37t
sagittal section 224
scattered 236
Schwann 細胞様細胞 162
schwannoma 81
scirrhous 236

scirrhous type 141
SCJ(squamocolumnar junction ;
  SC-junction)
                              43f, 240f
sclerosing 154
SCN(serous cystic neoplasm)
                 171f, 185, 224, 225
see comments 24
see description 24
see note 24
serous 227
serrated 235
sessile 226
sheet-like 236
sign out 222
signet-ring cell 199
single cells 237
skip 病変 92t
smooth muscle tumor 81
solid 224
solid and cystic tumor 186
solid serous adenoma 178, 185
solitary ulcer of the rectum 113
sphincter of Oddi 160, 243f
spiculated 225
SPN(solid-pseudopapillary neoplasm)
                 171f, 176, 186, 235
sporadic serrated polyps 111
spotty necrosis 129
sprouting 232
squamoid nests 177
SSA/P(sessile serrated adenoma/
  polyp) 111
staging 131
stain 221
staining 221
stalk invasion 120
steatosis 136
stellate 225
stellate border 225
stomal polypoid hypertrophic gastritis
                              63
storiform pattern 233

stratified differentiation 231
Sudan Ⅲ 染色 30
Sudan black B 染色 30
suggestive of 24
superinfection 108
suppurative 227
surgical pathology report 222
surgical specimen 218
surgically resected specimen 218
suspicious of 24
Sydney System 68
synaptophysin 37t

T

T 細胞性リンパ腫 90, 91, 190
T/NK 細胞性 198t
thumb-printing 106
tingible body macrophage 193
tissue cassette 220
tissue cutting/dissection 220, 221
tissue embedding 220
TNM-UICC 153
trabecular structure/pattern 234
(traditional)serrated adenoma of the
  colon and rectum 116
transverse section 224
trypsin 37t
tumor 224
tumor diathesis 236

U

UICC/AJCC 第 8 版 173
UICC/AJCC 分類 157
ulcerative colitis 96, 102, 157
unstained area by Lugol's iodine 47
Updated Sydney System 223

V

van Gieson 染色 28, 29
vascular invasion 232

Vater 乳頭部 243f
Vater 乳頭部癌 160
Vater 乳頭部腺腫 163
velvet-like 227
velvety 227
verrucous 227
very well differentiated
  adenocarcinoma 84
VHL(von Hippel-Lindau)病 175, 185
Victoria blue 染色 29
 ──── ・HE 重染色 53
villous 235
vimentin 35f, 37t
viral hepatitis 129
viscous 227
VOD(veno-occlusive disease) 139
von Recklinghausen 病 160

W

Warthin-Starry 染色 32, 37t
well differentiated carcinoma 231
well-circumscribed 225
WHO 分類 170
 ────, 消化器腫瘍の 208
 ────, 膵神経内分泌腫瘍の 173
WHO 腫瘍分類ブック 223
whole-mount view 224
Wilma Jeanne Canada 112
Wilson 病 129

X

xanthocytes 155, 156
xanthogranulomatous cholecystitis
                              156

Z

Ziehl-Neelsen 染色 32
zonal necrosis 129
zymogen 顆粒 248

著者紹介

福嶋敬宜(ふくしま・のりよし)
自治医科大学教授・病理学／同附属病院部長・病理診断部・病理診断科

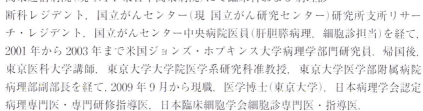

宮崎県生まれ．1990年宮崎医科大学(現 宮崎大学医学部)卒業後，関東逓信病院(現 NTT東日本関東病院)にて臨床科および病理診断科レジデント，国立がんセンター(現 国立がん研究センター)研究所支所リサーチ・レジデント，国立がんセンター中央病院医員(肝胆膵病理，細胞診担当)を経て，2001年から2003年まで米国ジョンズ・ホプキンス大学病理学部門研究員．帰国後，東京医科大学講師，東京大学大学院医学系研究科准教授，東京大学医学部附属病院病理部副部長を経て，2009年9月から現職．医学博士(東京大学)．日本病理学会認定病理専門医・専門研修指導医，日本臨床細胞学会細胞診専門医・指導医．

チームワークとネットワークで患者のための病理診断学を実践していくことを目標としています．趣味は休日の「本屋ぶらり」とさまざまな異分野コミュニケーション．

二村 聡(にむら・さとし)
福岡大学医学部准教授・病理学講座

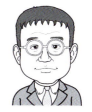

福岡県生まれ．1995年久留米大学医学部医学科卒業後，直ちに東京慈恵会医科大学第一病理学教室に入局．翌年開設された同附属病院病理部の診療医員を経て，2000年から国立がんセンター(現 国立がん研究センター)中央病院病理検査室にて消化管および血液腫瘍の外科病理診断に専従し，2004年からは福岡大学医学部病理学講座・同附属病院病理部にて外科病理診断と学生教育に従事し，現在に至る．医学博士，日本病理学会認定病理専門医．

これからも臨床家の声が聞こえる場所で外科病理診断に携わることができますように．これがわたしの願いです．

病理診断関連用語一覧（五十音順，解説は，本文参照）

AFIP Armed Forces Institute of Pathology **分冊** → 223 頁

in situ ハイブリダイゼーション *in situ* hybridization → 221 頁

NC 比 nucleocytoplasmic ratio → 237 頁

Updated Sydney System → 223 頁

WHO 腫瘍分類ブック → 223 頁

悪性腫瘍 malignant neoplasm → 230 頁

アポトーシス apoptosis → 229 頁

胃炎の京都分類 → 223 頁

鋳型核 nuclear molding → 237 頁

異形成 dysplasia → 229 頁

異型性 atypia → 229 頁

異(常)角化 dyskeratosis → 233 頁

異所性 heterotopic, ectopic **組織** → 230 頁

陰窩炎 cryptitis → 235 頁

陰窩膿瘍 crypt abscess → 235 頁

壊死 necrosis → 228 頁

炎症細胞浸潤 inflammatory cell infiltration → 227 頁

オルガノイド・パターン organoid pattern → 233 頁

外向性発育 exophytic growth → 226 頁

過角化 hyperkeratosis → 233 頁

核間距離 → 237 頁

核周囲明暈 perinuclear halo → 237 頁

核分裂指数 mitotic index → 232 頁

過形成 hyperplasia → 229 頁

過誤腫 hamartoma → 230 頁

化生 metaplasia → 229 頁

顆粒状 granular → 227 頁

癌取扱い規約 → 223 頁

記述的診断 descriptive diagnosis → 222 頁

基底膜 basement membrane → 231 頁

偽乳頭状構築 pseudopapillary structure/pattern → 235 頁

偽ポリープ pseudopolyp → 226 頁

境界病変 borderline lesion → 230 頁

境界不整 irregular/stellate/spiculated/jagged border → 225 頁

境界不明瞭 ill-circumscribed, defined, demarcated → 225 頁

境界明瞭 well-circumscribed, defined, demarcated → 225 頁

鋸歯状 serrated → 235 頁

偽ロゼット形成 pseudorosette formation → 234 頁

均一性 monotonous → 230 頁

クラスター cluster **状/形成** → 236 頁

グループ分類 → 223 頁

クロマチン増量/濃染 hyperchromasia → 232 頁

血管侵襲 vascular invasion → 232 頁

検体不良/不適 insufficient/inadequate material for diagnosis → 222 頁

好塩基性 basophilic → 227 頁

好酸性 eosinophilic → 227 頁

高分化(型)癌 well differentiated carcinoma → 231 頁

孤立性細胞 isolated cells → 237 頁

再生異型 regenerative atypia → 229 頁

細胞結合性 cohesiveness, cohesive → 236 頁

細胞診標本 cytology specimen → 218 頁

細胞分化 cell differentiation → 231 頁

細胞胞巣 cell nest → 233 頁

細胞密度 cellularity → 232 頁

サインアウト sign out → 222 頁

柵状配列 palisading pattern → 234 頁

索状配列 trabecular structure/pattern → 234 頁

錯角化 parakeratosis → 233 頁

散在性 scattered → 237 頁

シート状/平面的細胞集団 sheet-like → 236 頁

自家(自己)融解 autolysis → 229 頁

矢状断 sagittal section → 224 頁

充実性 solid → 224 頁

絨毛状 villous → 235 頁

樹枝状 arborizing, arborescent, dendritic → 234 頁

手術摘出検体 surgically resected specimen, surgical specimen → 218 頁

術中迅速病理標本 → 219 頁

腫瘍性背景 tumor diathesis → 236 頁

腫瘤 tumor, mass, nodule → 224 頁

漿液性 serous → 227 頁

硝子化 hyalinous, hyalinized **組織** → 229 頁

小嚢胞性 microcystic → 225 頁

上皮内癌 carcinoma *in situ* → 230 頁

上皮内腫瘍性病変，上皮内新生物 intraepithelial neoplasia → 230 頁

新犬山分類 → 223 頁

浸潤性発育 invasive growth → 226 頁

浸潤先進部 invasive front, advancing margin → 232 頁

診断基準 diagnostic criteria → 222 頁

水平断 transverse/horizontal section → 224 頁

髄様 medullary → 236 頁

スキルス/硬様 scirrhous → 236 頁

生検 biopsy → 218 頁

星芒状 stellate, spiculated, asteroid → 225 頁

セルブロック cell block **標本** → 218 頁

前額断/冠状断 coronal section → 224 頁

腺管様構築，腺管配列 glandular structure/pattern → 233 頁

染色 stain, staining → 221 頁

簇出 sprouting, tumor budding → 232 頁

増殖細胞帯 proliferative cell zone → 232 頁

層状分化 stratified differentiation → 231 頁

組織異型度 histological grade → 229 頁

組織/細胞化学 histo-/cyto-chemistry **染色** → 221 頁